KB018314

만성염증을
치유하는

한 접시
건강법

만성염증을 치유하는

한 접시
건강법

불포화지방은
좀 더 먹자!

하루 물 7잔으로
독소 배출!

접시의 반을
채소와 과일로
차지하게 할 것!

거친 통곡물이
염증을 낮춘다!

배송 거리가 짧을수록
영양소는 보존되고
잔류 농약은 줄어든다!

육류 외에
다양한 단백질
선택할 것!

이경미 지음

판미동

추천의 말

평생을 무대에 올라 바이올린을 연주하는 음악인으로서, 좋은 연주와 무대는 악기만이 아니라 평소 건강한 몸과 마음을 잘 유지해야 가능하다는 것을 알고 있다. 어떤 음식이 좋고 나쁘다는 정보는 넘쳐도 지금 당장 한 끼 식사를 어떻게 해야 할지는 막막한데, 이 책은 수많은 건강과 영양에 대한 책들과는 차별화된 가이드를 제시한다. 특히 3부의 마인드풀 식사를 통해 식사하면서도 스스로를 성찰하는 시간을 가질 수 있다는 내용이 와닿는다. 소중한 나 자신을 위해 한 끼 식사를 하더라도 건강하면서도 맛있게, 그리고 우아하게 먹고자 한다.

정경화(바이올리니스트)

평생 많은 환자분들을 진료하면서 가장 많이 받은 질문이 음식이나 건강식품에 관한 것이었다. 하지만 환자마다 질환도 다르고 각자의 상태나 생활 습관 등에서 많은 차이가 있어 본인에게 알맞은 식이 요법을 알려 준다는 것이 참으로 어렵다.

내분비내과 의사로서 대사 증후군, 당뇨병, 고혈압, 고지혈증, 비만은 물론 갱년기 장애, 골다공증 등 너무나 많은 질환 치료에 식이 요법과 생활 습관이 중요하다는 것을 접했고, 환자분들에게 이를 알려 주기 위해 노력해 왔다. 많은 교육과 책도 만들어 보았고, 뷔페 교육도 시행하였다.

이경미 교수의 『한 접시 건강법』를 접하면서 그렇게 어렵게만 느껴졌던 환자분들은 물론 건강한 모든 분들에게도 도움이 되는 진정한 푸드테라피를 경험하였다. 한 접시의 건강은 평생의 건강이다. 본인에게 가장 알맞은 식이 요법을 위해 이 아름다운 책을 한번 읽어 보기를 진심으로 추천한다.

박원근(내분비내과 교수, 당뇨병 교육 지도 전문의)

암을 포함하여 많은 질병이 만성염증과 밀접한 관련이 있다고 알려져 있다. 그러므로 식이습관의 변화를 유도하여 질병의 초기 단계라 할 수 있는 만성염증의 치료와 예방의 길잡이가 되는 이 책은 매우 흥미롭고 유익하다. 더욱이 스트레스를 강조하고, 무엇을 먹을까보다 어떻게 먹느냐가 중요하다는 이 책의 명제는, 어떤 음식이 좋고 나쁘다는 식의 논리를 벗어나 시사하는 바가 크다. 치료보다는 예방이 중요하고, 약물에 의한 치료보다 음식을 통한 건강관리가 더 중요하다는 점을 일깨워 주는 책이다. 무엇보다 필자가 경험한 사례를 통해 이해를 돕고 실생활에서 적응할 수 있도록 한 점이 돋보인다.

이상인(소화기내과 교수, 前 대한소화기학회 이사장)

머리말

안녕하세요. '음식으로 치유를 돕는 의사' 이경미입니다.

저는 스스로를 사람들의 건강을 디자인하여 삶을 바꿀 수 있도록 도와주는 의사라고 소개합니다.

질병은 오랫동안 몸과 마음의 균형이 깨져서 나타난 결과이기 때문에, 질병을 치유하고 건강해지려면 그 균형을 되찾는 것이 필요합니다. 그러기 위해서는 먹는 음식을 관리하면서 스스로의 마음을 살피고 근본적으로 생활 습관을 개선해야 하는데요, 결국 우리의 삶이 바뀌어야 합니다.

그래서 푸드테라피 클리닉의 진료 과목은 세상 어느 병원에서도 다루고 있지 않은 '푸드테라피'와 '마음 관리'입니다. 클리닉의 처방전에는 식품과 마음 관리, 운동, 음악, 책 등이 모두 약처럼 사용됩니다. 당연히 의사이니 약이나 주사도 처방하지만 다양한 요소들을 함께 약처럼 사용하는 거죠. 그중에서도 특히 음식에 집중합니다. 서양 의학의 아버지 히포크라테스의 말처럼 "음식이 약이 되고 약이 음식이 되게" 하여 개인의 자연 치유력을 높이고 질병을 예방하며 치유를 돕는 것을 목표로 합니다.

고혈압과 당뇨병으로 오랜 기간 약을 복용하던 분들이 건강한 식습관으로 바꾼 후 약을 줄이는 놀라운 광경을 봅니다. 환자분과 함께 따라온 남편이나 아내도 덩달아 건강해졌다며 감사 인사를 건넵니다.

암 환자분들은 암 치료 후에도 수년간 정기적으로 검사를 받으며 암 재발 여부를 체크해야 합니다. 결과가 나오기만을 막연히 기다려야 하는 두렵고도 지치기 쉬운 이 과정을 저는 환자 스스로 노력하는 적극적인 시간으로 만들어 줍니다. 다음 검사에서 좀 더 좋은 결과를 얻으려면, 자신에게 맞지 않는 식품과 보충해야 하는 식품을 알고 실천해야 한다고 독려하면서요.

건선이나 루프스 같은 자가 면역 질환 진단을 받은 환자분들은 처음에는 난치병이라는 얘기를 듣고 걱정이 많아집니다. 하지만 식이가 그 질병에 큰 영향을 준다는 것을 깨달은 뒤에는 희망을 갖고 열심히 식단을 바꿉니다. 그리고 몇 개월 후 검사 수치가 예전보다 좋아졌다며 저에게 달려와 함께 기뻐하고 축하합니다.

비만과 당뇨병이 많은 중국이나 몽골, 러시아 환자분들은요, 자신의 나라로 돌아간 뒤에도 착실히 먹거리를 바꾸고는 좀 더 날씬해져서 돌아와 저에게 아낌없는 칭찬을 받습니다.

이렇게 생활 습관과 영양 상태를 바꾸는 과정이 클리닉 현장에서 놀라운 결과들을 만들어 내고 있습니다.

언제까지 의사에게, 그리고 병원과 약에 의존해서 살아가실 건가요?

여러 가지 질병으로 약을 복용하고 있지만 약을 줄이고 좀 더 자연적인 방법으로 관리하고 싶으신가요?

무엇보다 내 몸에 대해 알고 스스로 관리하고 싶으신가요?

특별히 병은 없지만 앞으로 병에 걸리지 않고 건강하게 살기 위해 무엇을 해야 할지 궁금하신가요?

클리닉에 오신 분들과의 첫 만남 때 제가 드리는 질문들입니다.

병원을 제집 드나들듯 수시로 다니던 환자분은 언제까지 의사에게 의존해서 살아가실 거냐는 질문에 머리가 명해졌었다고 합니다. 다양한 이유로 이 책을 접하게 된 여러분들에게 저는 자신의 상태를 좀 더 잘 이해하고, 스스로 생활 속에서 건강을 관리하고 질병을 치유할 수 있도록 도움을 드리고 싶습니다. 최종적으로 이 책을 덮을 즈음에는 스스로의 건강 관리에 대해 좀 더 자신감을 갖고 실천하실 수 있게 될 것입니다.

누구나 질병이 발생한 후 약을 먹기보다는 사전에 병을 예방하고 좀 더 활기찬 삶을 살아가기 원합니다. 그렇게 병을 예방하고 건강을 키워 가는 데에는 엄청난 비결이 있는 것이 아닙니다. 생활 속에서 활동량을 늘리고 하루 한 끼라도 건강한 식사를 실천하는 것이 있을 뿐입니다. 결국 매일매일 스스로 내리는 삶의 선택이 건강과 질병을 결정하게 됩니다.

그렇게 하기 위해 '무엇을 먹느냐'가 아니라 '어떻게 먹어야 하는지'를 올바르게 알아야 합니다. 그리고 작은 것부터 하나씩 실천해야 합니다. 아는 것은 실천이 따르지 않으면 아무 소용이 없습니다.

제가 이 책에 공유하는 힐링 스토리들은 진료 현장과 대학원 교육 과정 중의 사례들을 기록한 것들입니다. 함께 공유했으면 하는 통찰의 문구들을 책 중간마다 수록하였고, 3부에서 소개할 일주일 동안 식사를 살펴보고 하루 기분을 살펴보는 프로젝트인 '내 몸의 소리에 귀 기울이는 일주일'을 힐링 스토리로 챕터마다 수록하였습니다. 개인의 사생활이나 정보가 드러나지 않도록 가명을 사용하고 내용은 재구성하였습니다.

직접 체험한 힐링 스토리를 통해 식습관과 몸의 관계에 대한 이해를 돕고, 항염증 식사를 일상 속에서 어떻게 적용하는지 좀 더 생생하게 공유하려고 했습니다. 백문이 불여일견이라고, 먹거리와 건강에 대한 정보가 넘치는 현대 사회에서, 다른 사람들은 어떻게 먹고 어떻게 살아가는지를 보는 것이 어떠한 이론보다 서로에게 큰 도움과 격려, 공감을 가져오리라 확신하기 때문입니다. 다른 사람들에게 도움이 되길 바라는 마음에 자신의 생생한 이야기를 공유해 주신 분들께 진심으로 감사드립니다.

마지막으로 10여 년 전부터, 새로운 일에 도전하는 저에게 아낌없는 격려를 보내 주시고 이끌어 주신 난문소 아트힐링센터의 배성욱 박사님과 새로운 의학의 멘토인 애리조나대학교 통합의학센터(Arizona Center for Integrative Medicine) 앤드루 와일(Andrew Weil, M.D.) 박사님께 진심으로 존경과 감사의 말씀을 드립니다.

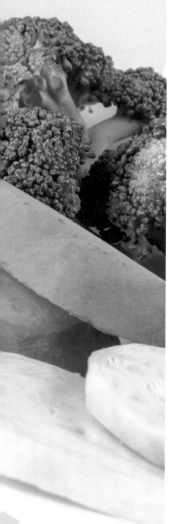

차례

1부

당신이 아픈 진짜 이유,
만성염증

2부

면역력을 깨우는
한 접시 건강법

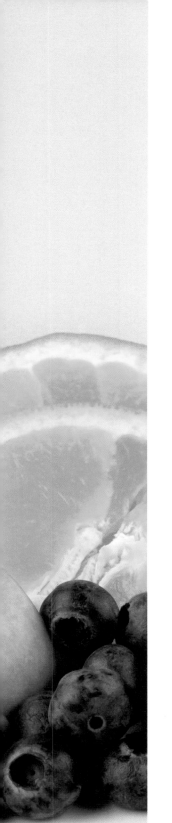

3부

항염증 효과를 두 배로!
마인드풀 식사법

당신이 아픈 진짜 이유,
만성염증

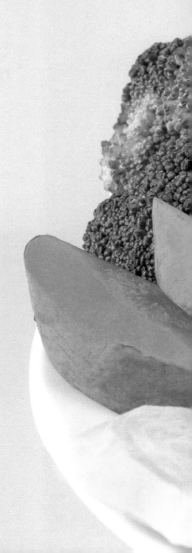

"미래의 의사는 약을 주는 것이 아니라
환자 스스로 자신의 체질과 음식,
병의 원인과 예방을 살펴보도록 지도해 줄 것이다."

토머스 에디슨(1847~1931)

▷ 만성염증과 다양한 질환과의 관계를 이해합니다.

▷ 자신의 항염증 식사 점수를 체크해 봅니다.

▷ 나를 괴롭히는 불편한 증상들이
내 몸이 보내는 고마운 신호라는 것을 깨닫습니다.

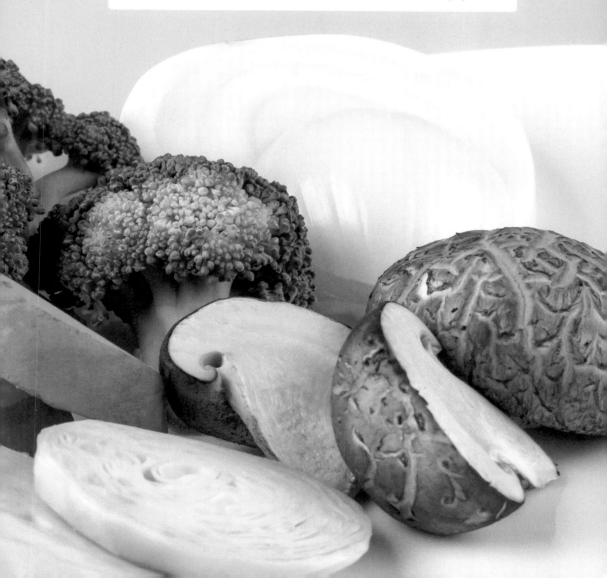

1.
이유 없이 아프다면
만성염증 때문입니다

건강하다는 것은 무엇일까요?

건강이라는 개념도 시대와 문화에 따라 달라지는 것 같습니다. 예전에는 병이 없으면 건강하다고 안심했습니다. 그런데 최근에는 단지 병이 없는 정도가 아니라 좀 더 적극적으로 자신의 몸과 마음의 균형을 잘 유지해서 삶을 풍부하고 행복하게, 그리고 아름답게 누리는 데 대한 관심이 점점 커지고 있어요. 질병을 발견하고 치료하는 데에서 한 발 더 나아가, 병을 미리 예방하고 몸과 마음의 기능을 최적의 상태로 만들어 결국 삶의 질을 높이고 싶어 하기 때문이죠.

세계보건기구(WHO)에서는 건강을 '신체적(physical), 정신적(mental), 사회적(social), 심지어 영적(spiritual)으로 조화를 이룬 상태'라고 정의를 내렸는데요, 반대로 병은 이러한 조화와 균형이 깨어졌을 때를 말합니다. 똑같이 병에 걸리더라도 어떤 사람은 오랫동안 병을 앓고 어떤 사람은 빨리 원래의 컨디션으로 돌아오는데, 이렇게 조화와 균형을 되찾는 회복력이 좋은 상태가 바로 건강한 상태일 것입니다. 사람들은 병에 잘 걸리지 않거나 회복이 잘될 때 흔히 '면역력'이 좋다고 표현하지요.

이렇게 우리 몸이 스스로 회복하는 과정이 바로 '급성염증(Acute inflammation)'이고, 이는 자연스러운 면역 과정 중 하나입니다. 그런데 이 회복 과정에 문제가 생겨 완전히 회복되지 않고 지연되는 상태를 '만성염증(Chronic inflammation)'이라고 합니다. 이처럼 만성염증 상태가 지속되면 우리 몸에 여러 가지 증상과 병이 발생하는데, 둘 다 똑같은 염증이지만 우리 몸에 미치는 영향은 매우 다릅니다.

'회복 시스템의 오류'라고 할 수 있는 만성염증에 대해 정확히 알고, 이 시스템을 정상화하기 위해 어떻게 먹고 어떻게 생활해야 하는지를 실천한다면, 면역력을 높여 균형과 건강을 회복할 수 있습니다. 그 과정에서 중요한 것이 바로 음식입니다. 이제 영양의 관점이 아니라 염증의 관점에서 음식을 살펴보세요. 만성염증을 일으키는 음식과 만성염증을 줄이는 음식이 어떤 차이가 있는지를 알고, 매일매일 여러분의 음식 선택에 적극적으로 활용하시기 바랍니다.

이 책의 1부에서는 만성염증이 어떻게 만성 질환들을 일으키는지, 만성염증의 원인이 무엇인지 살펴보겠습니다. 2부에서는 만성염증을 줄이기 위해 한 끼 식사를 어떻게 구성해야 하는지 어떠한 조리법이 염증을 줄이는지 구체적으로 들여다볼 거예요. 마지막으로 3부는 만성염증을 줄이기 위해 소화력을 높이는 전략을 알려 드리는 동시에 앞서 배운 것들을 실제 식단과 실생활에 적용하여 실천할 수 있도록 구성하였습니다.

착한 염증 vs. 나쁜 염증

열이 나거나 아플 때 그 증상들이 빨리 사라지기를 원하시나요?

열이 나면 해열제, 아프면 진통제, 소화가 안 되면 소화제…… 몸이 불편하면 우리는 병원이나 약국을 찾습니다. 하지만 이런 불편한 증상들의 배후에 우리 몸이 스스로 낫기 위한 과정이 있다면 어떨까요?

염증(炎症, Inflammation)은 우리 몸이 스스로 치유하는 과정입니다. 어렵게 느껴지는 용어 때문에 편하게 다가오진 않지만, 동양이나 서양이나 동일하게 불(炎, Inflame)을 매개로 우리 몸의 현상을 표현하려 했다는 점이 인상적입니다. 빨갛게 부어 열이 나고 아픈 증상이 나타나기 때문이겠죠.

누구나 넘어지거나 무언가에 베어서 상처가 난 경험이 한 번쯤은 있습니다. 그때를 한번 떠올려 보세요.

처음에는 상처 부위가 빨갛게 부어 살짝 아프기도 하고 따뜻하게 열감도 있습니다. 상처 주변 혈관이 확장되고 혈액 순환이 활발해져 피부가 붉게 변하는 것이죠. 상처 부위로 우리 몸의 면역 세포들을 빨리 이동시켜 이물질이나 세균을 잡아먹도록 하기 위해서입니다. 이때 면역 세포들이 히스타민(Histamine), 브라디키닌(Bradykinin) 같은 물질들을 분비해서 붓기도 하고 아프기도 합니다. 또한 세균을 공격하기 위한 활성산소가 세균이나 이물질만이 아니라 우리 몸의 정상 조직에까지 피해를 줍니다. 우리는 아파서 불편하다고 느끼지만, 실은 면역 세포들이 병원균과 싸우고 우리 몸을 낫게 하기 위해 열심히 일하는 과정에서 어쩔 수 없이 겪게 되는 과정이지요.

이것이 바로 급성염증, 즉 '착한 염증'입니다. 급성염증은 우리 몸의 정상적인 회복 과정이며, 치유에 꼭 필요합니다. '착하다', '나쁘다'라는 용어가 과학적인 용어는 아니지만, 급성염증과 만성염증이 우리 몸에 미치는 영향의 차이를 이해하는 데 도움이 되는 것 같아서 여기서는 이 용어를 쓰도록 하겠습니다.

그런데 어떤 이유에서인지 급성염증을 일으키는 병원균이나 이물질이 완전히 제거되지 않는 경우가 있습니다. 면역 기능에 오류가 생겨, 면역 세포가 적군이 아닌 우리 몸의 정상 세포를 공격하는 자가 면역 반응으로 염증이 몇 달, 몇 년에 걸쳐 지속되는 경우도 있고요.

이렇게 되면 염증은 치유 회복의 과정이 아니라, 우리 몸의 정상 조직이 손상되는 만성염증, '나쁜 염증' 상태가 됩니다.

만성염증은 급성염증과 달리 저절로 낫지 않습니다. 이름 그대로 만성적으로 오랫동안 지지부진하게 계속 진행되지요. 어떤 특정 부위에서 반응이 나타나는 게 아니라, 어딘지 모르게 애매한 증상으로 몸의 이곳저곳에서 나타나기도 하고요. 여러 증상이 산발적으로 동시에 나타나거나 심지어는 뚜렷한 증상이 나타나지 않을 수도 있어서, 모르고 지내다가는 큰 병을 키울 수 있는 겁니다.

이렇게 우리 몸이 만성염증 상태가 되면, 원인 모를 두통부터 여기저기 관절이 쑤시는 근골격계 통증까지, 사람에 따라 매우 다양한 증상이 나타날 수 있습니다.

다음에 정리해 놓은 표를 보면 급성염증과 만성염증을 좀 더 쉽게 구분할 수 있을 거예요.

급성염증 vs. 만성염증

	급성염증	만성염증
원인	세균, 바이러스	몸이나 마음에 스트레스를 일으키는 모든 요소
범위	세균이 침투한 특정 부위 한 곳	전신, 광범위
증상	부종, 발적, 열, 통증	없거나 애매모호함
기간	3~4주 이내	수년에서 수십 년

만성염증 깊이 알기

염증은 일종의 면역 반응입니다. 면역은 바이러스든 외부 이물질이든 우리 몸에 원래 있지 않았던 것들을 제거하기 위한 우리 몸의 방어 시스템인데요, 면역 반응을 유발한 원인이 완전히 제거되어 문제가 해결되는 과정이 급성염증이고, 방어 시스템이 시원치 않아서 문제가 해결되지 않은 채 지속되는 상태가 만성염증이라고 할 수 있습니다.

만성염증을 이해하기 위해서 면역 반응이 무엇인지 좀 더 자세히 알아볼까요?

이해를 돕기 위해 예를 한번 들어 보겠습니다. 전쟁에서 소수 인원으로 다수의 적군을 초토화시키는 영화 장면을 떠올려 보세요. 일대일 각개 전투로 적군을 상대한다면 아군의 피해가 너무 크겠죠? 그보다는 먼저 수류탄을 던져서 무차별적으로 적군에 피해를 준 다음, 어느 정도 숫자가 줄어든 적군 한 명 한 명을 각개 전투로 공격하는 것이 더욱 효과적일 것입니다. 이러한 전략으로 아군의 피해를 최대한 줄이면서 적은 수의 아군으로 많은 수의 적군에 대응할 수 있게 됩니다.

면역 반응의 과정도 이와 비슷해서 아주 효율적이고 똑똑합니다. 우선 '비특이적인 면역(Non-specific Immunity)'이라고 해서, 대식세포(마크로파지Macrophage)가 무차별적으로 외부 이물질들(바이러스, 세균이나 우리 몸에 원래 있지 않았던 화학 물질 등)을 먹어 치웁니다. 먼저 수류탄을 던져서 적을 대량 살상하는 것과 같은 역할을 하는 거죠.

그 과정에서 나오는 화약 연기, 탄창과 같은 부산물들이 바로 염증 관련 물질들이라고 할 수 있습니다. 그 대표적인 것이 바로 활성산소입니다. 활성산소는 세균의 세포막과 유전자(DNA)에 손상을 주어 세균을 죽이는데, 반응성이 너무 강하다 보니 우리 몸의 정상 조직까지 손상시키게 됩니다.

이러한 염증 관련 물질들은 우리 몸의 전체 면역계에 신체의 특정 부위에서 염증 반응이 일어나고 있다고 알려 주는 신호가 됩니다. 이 물질들이 일종의 S.O.S 신호가 되어 여기저기에 있던 면역 세포 아군들이 전쟁터로 몰려들게 되는 거죠. 후방 병력에 지원을 요청하는 셈인데요, 이 신호에 따라 면역 반응을 총괄 지휘하는 림프구인 T세포, 특이 항체를 가진 림프구인 B세포가 염증 부위로 몰려와 각개 전투를 시작하게 됩니다. 항체는 염증 반응을 일으키는 원인 물질에 꼭 들어맞는 일대일 맞춤형 탄환과 비슷하여, 이러한 면역 반응을 '특이적인 면역(Specific Immunity)'이라고 합니다.

이러한 면역 반응 과정에 대식세포, 중성구, 림프구, 플라스마 세포 등 다양한 면역 관련 세포들이 총동원되고, 이 세포들이 여러 가지 세포 신호 전달 물질(사이토카인 Cytokine, 세포와 세포 사이의 커뮤니케이션을 담당하는 단백 물질)들을 분비합니다. 이러한 물질들을 혈액에서 측정해서 염증 여부를 파악하는 데 활용하는데, 이를 염증 지표라고 합니다.

염증 과정과 관련된 사이토카인에는 수많은 종류가 있지만 현재 확인된 것은 극히 일부라고 할 수 있습니다. 15가지의 인터루킨(Interlukin, IL), 2가지의 인터페론(Interferon), 2가지의 종양괴사인자(Tumor Necrosis Factor, TNF) 정도가 현재까지 밝혀진 물질들입니다.

이유 없이 아프면 만성염증을 의심하라

만성염증은 오랜 시간 전신에 애매모호한 면역 반응이 약하게 지속되기 때문에 증상도 모호합니다. 다음과 같이 다양한 증상들이 나타날 수 있습니다.

- 통증
- 지속적인 피로와 불면증
- 우울, 불안과 같은 기분 변화
- 변비, 설사, 속 쓰림과 같은 위장관 증상
- 체중 증가
- 회복이 잘 안 되고 자주 반복되는 감기, 부비동염, 방광염, 질염 등의 감염성 질환

이렇게 다양한 증상들이 만성염증과 관련될 수 있어 다른 원인들과 구분하기가 어렵습니다. 그러다 보니 증상만으로 진단하지도 않고, 정확한 진단법도 현재까지는 확립되어 있지 않습니다.

그나마 시도해 볼 수 있는 검사로는 C반응성단백질(hsCRP, high sensitivity C-reactive protein)과 섬유소원(Fibrinogen)과 같이 전신의 염증 정도를 반영하는 염증 지표 측정이 있습니다. 비교적 비싸지 않으면서 어디서나 쉽게 할 수 있는 검사지만, 급성염증일 때에도 수치가 올라갈 수 있기 때문에 그 지표만으로 만성염증 여부를 확실히 판단하기는 어렵습니다. 검사 수치만으로 만성염증을 진단할 수 없고, 증상과 검사 수치를 함께 고려해서 판단해야 하는 거지요.

최근에는 건강검진에서도 C반응성단백질이나 섬유소원 등을 측정하는

경우가 많아서 이 수치들의 의미에 대한 문의가 종종 들어옵니다. 이러한 지표들이 증가할 경우 체내 만성염증을 의심해 볼 수 있는데, 특히 비만, 고혈압이나 당뇨가 있는 환자분이라면 체내 염증이 강력하게 의심되고, 혈관 건강도 안 좋을 수 있습니다. 저는 그런 그분들께는 좀 더 적극적으로 건강 관리를 해야 한다고 조언을 해 줍니다.

그 외에도 세포들 사이의 신호 전달을 담당하는 사이토카인인 종양괴사인자(TNF-α), 인터루킨-6, 인터루킨-8, 인터루킨-1β와 같은 단백질을 측정하는 것도 가능합니다.

이러한 사이토카인은 면역 세포로부터 분비되는 단백질로, 세포의 특정 수용체와 결합해서 신호 전달을 합니다. 인터루킨은 백혈구에서 분비되어 면역계 조절 기능에 관여하는 사이토카인이고, 종양괴사인자는 세포의 사멸, 즉 아포토시스(Apoptosis)와 관련되어 붙여진 이름입니다.

하지만 이러한 물질들은 C반응성단백질이나 섬유소원에 비해 검사에 비용이 많이 들고 정확도가 떨어지기 때문에 일상적인 진료에는 활용되지 않고 주로 염증과 관련된 연구에서 측정됩니다.

만성염증이
고혈압, 비만, 당뇨, 아토피, 암, 치매를 유발한다?

앞서 얘기했듯이 만성염증은 조용히 진행됩니다. 그래서 발견하고 진단 내리기가 쉽지 않은 반면, 다양한 만성 질환들로 진행되어 건강과 수명에 영향을 주기 때문에 그 중요성은 나날이 증가하고 있습니다.

몇 가지 대표적인 질환만 거론해 볼까요? 비만, 대사 증후군과 당뇨 등의 대사성 질환, 고혈압, 심근경색 등의 심혈관 질환, 아토피나 건선 등의 피부 면역 질환, 자가 면역 질환의 일종인 루프스와 류머티즘 질환, 심지어 암이나 알츠하이머병과 같은 퇴행성 뇌신경 질환, 우울과 같은 마음의 병까지, 우리가 많이 들어 본 대부분의 질환들이 결국은 만성염증과 관련되어 있답니다.

상황이 이렇다 보니 만성염증을 진단하고 치료만 할 수 있다면 다양한 질환들을 쉽게 예방할 수 있겠다는 생각을 언뜻 하게 되지요. 하지만 안타깝게도 증상이 모호하고 특이적인 검사도 확립되어 있지 않다는 한계 때문에 아직까지 만성염증은 의학적으로 진단을 내리는 질환은 아닙니다. 현재 만성염증을 치료하는 다양한 시도들이 연구되고 있으니, 미래에는 정확히 진단 내리고 치료하는 시대가 열리길 기대해 볼 수는 있겠지만요.

현재로서는 만성염증이 여러 다양한 질환이 발생하기 전에 나타난다는 점을 이해하는 게 중요합니다. 특별히 진단받은 질병이 없는데도 원인을 알 수 없는 통증, 반복되는 감염 같은 증상이 지속되거나 체내 염증 지표가 증가되어 있다면 만성염증을 의심해 보세요.

특히 만성염증은 현대 사회에 시사하는 바가 큽니다. 현대인들은 물, 토양, 공기 오염으로 악화된 환경 속에서 살면서, 칼로리는 높고 비타민, 미네랄 등

현대인의 질병은 만성염증에서 시작된다

만성염증성 질환

염증성 장 질환
류머티즘 관절염
만성 폐쇄성 폐 질환
건선, 전립선염

암

신경계 질환

알츠하이머병
파킨슨병, 간질
치매, 우울증

심혈관 질환

고혈압, 동맥경화
뇌졸중, 심부전
협심증, 심근경색

만성염증

노화

대사 질환

당뇨병, 대사증후군
비만, 고지질혈증

만성피로

피부

주름, 셀룰라이트
아토피, 여드름

근골격 질환

골다공증
근디스트로피

의 미량영양소는 적은 불균형한 식사를 하고, 또 온종일 앉아서 생활하거나 집 안팎에서 상당한 스트레스를 받고 있기 때문입니다. 이로 인해 여기저기 알 수 없는 증상과 통증을 호소하는 사람들이 점점 늘어나고 있지만, 정작 걱정이 되어 건강검진을 받아 보면 딱히 문제가 없는 경우들이 많죠. 이런 상황에서 염두에 두어야 할 것이 바로 만성염증이랍니다.

이런 경우 질병을 예방한다는 관점에서 만성적인 염증을 의심해 보고, 이 책에서 앞으로 살펴볼 항염증 식사와 생활 습관을 실천해 보세요. 동맥경화, 비만, 당뇨, 피부 질환, 암…… 이렇게 병명은 다양하지만 그 공통된 시작점은 만성염증이니까요. 왼쪽 그림과 같이 다양한 병의 가면 뒤에 있는 원래 얼굴은 만성염증이라고 할 수 있지요. 하지만 거꾸로 생각해 보면, 만성염증만 미리 잘 관리한다면 다양한 현대인의 만성 질환을 예방할 기회의 시간이라고 볼 수도 있습니다.

1. 만성염증과 동맥경화증

혈액과 혈관은 우리의 생명 활동에 핵심적이고 중요한 역할을 합니다.

이해를 돕기 위해 예를 한번 들어보겠습니다. 국가와 도시의 기능을 위해 가장 먼저 하는 작업이 무엇인지 생각해 보세요. 바로 도로, 교통망을 만드는 것입니다. 도로가 연결되지 않으면 사람과 사람이 만나기도 어렵고, 물건을 만드는 데 필요한 원료를 공급하거나, 상품을 필요로 하는 곳에 전달할 수가 없겠지요.

교통과 순환이 도시 기능에서 가장 기본이며 핵심적이라 할 수 있는데, 이는 우리 몸의 생명 활동에 있어서도 마찬가지입니다. 세포가 살아가는 데 필요한 산소와 영양소를 운반하고 여러 활동 후 쌓이는 세포 노폐물을 수거해 가는 혈액과, 그러한 혈액을 세포 하나하나에 전달해 주는 혈관이 가장 핵심적인 역할을 합니다. 우리 몸에 어디 하나 중요하지 않은 곳이 없겠지만, 특히 그중에서도 생명 활동과 유지에 없어서는 안 되는 뇌와 심장으로 가는 혈관이 가장 중요하지요.

이렇게 중요한 역할을 하는 혈관의 건강이 오늘날 위협을 받고 있습니다. 현대인들에게 너무 흔하고, 또 증상도 없다 보니 어쩌면 대수롭지 않게 생각하기 쉬운 비만, 당뇨, 고혈압, 고지혈증 등의 질환들이, 혈관을 좁혀 순환을 방해하는 동맥경화증과 결국 관련되기 때문입니다. 동맥경화증은 말 그대로 혈관이 딱딱해지고 좁아지는 상태입니다. 수도관 내부가 녹이 슬고 좁아져 막히는 것과 비슷하고요. 도로가 막혀서 정체되는 것과도 유사합니다. 이렇게 되면 혈액 순환이 원활하지 않게 되고, 그 정도가 심할 경우 심장 혈관이 막히면 협심증이나 심장마비가, 뇌로 가는 혈관이 막히면 뇌졸중이 오게 됩니다.

이러한 질환들의 시작은 바로 수도관 내부에 녹이 스는 것과 유사한 '혈관 내벽에 염증'이 생겼기 때문입니다. 혈관 내벽에 염증이 생기면 염증과 관련된 대식세포와 같은 백혈구들이 활성화되어, 인터루킨이나 종양괴사인자, 활성산소와 같은 염증 관련 물질들이 증가하고, 이 염증 물질들로 인해 혈관 내벽이 손상되고 주위 조직으로 염증이 퍼지는 초기 과정이 일어납니다. 이때 혈관이 터지는 것을 예방하기 위해 콜레스테롤이 들러붙어 혈관의 손상 부위에 죽 같은 덩어리가 만들어지는데요, 이 과정이 점점 진행되면서 혈관이 딱딱해지고 좁아지는 동맥경화증이 됩니다.

오늘날 만성염증과 동맥경화증, 심혈관 건강에 대해서 연구가 굉장히 많이 진행되었는데, 수많은 연구들에서 C반응성단백질이 높을 경우 심혈관 질환 발생률이 높아지는 결과가 나타났습니다. **염증 과정을 반영하는 지표인 C반응성단백질이 높아졌다는 것은 동맥경화증에서부터 혈관 질환이 발생하는 일련의 과정이 일종의 염증 과정임을 보여 주고 있는 것이죠.**

혈관의 염증과 식이와의 관련성을 보여 주는 재미있는 연구도 있습니다. 정상적인 상태에서는 혈관 안을 감싸고 있는 내피세포에는 백혈구가 달라붙지 않게 되어 있어서, 혈액 속 적혈구, 백혈구, 혈소판과 같은 혈구 세포들이 자유롭게 혈관 안을 이동할 수 있습니다. 그런데 토끼에게 풀이 아닌 가공식품이나 육식 위주로 먹이를 주었을 때, 혈관 내피세포 표면에 백혈구가 달라붙게 하는 결합 단백(VCAM-1, Vascular Cell Adhesion Molecule)이 나타나는 현상을 관찰할 수 있습니다. 식품의 종류에 따라 혈관 내벽의 상태가 변하고, 이에 따라 염증 반응이 일어나는 것을 보여 주는 실험이지요.

이처럼 염증과 동맥경화증의 관련성이 너무나 명확하다 보니, 이미 진료 현장에서는 협심증이나 심근경색과 같은 심장 질환의 발생을 예측하거나 치료 효과에 대해 평가하는 지표로 C반응성단백질을 활용하고 있습니다. 혈액 검사에서 C반응성단백질과 같은 염증 지표들이 증가되면, 협심증이나 심근경색 등을 앓고 있는 환자들뿐만 아니라 심지어 현재 건강한 사람일지라도 미래에 심혈관 질환이 발생할 가능성이 더 큽니다. 따라서 특별한 증상과 진단받은 질환이 없더라도 건강검진에서 그 수치가 계속 높게 나오는 분들은 심혈관 질환 예방에 더욱 힘써야겠습니다.

2. 만성염증과 비만, 당뇨

비만은 소비 에너지보다 섭취 에너지가 많아 잉여 칼로리가 체내에 쌓이게 되는 상태입니다. 비만은 만성염증을 유발하고, 이로 인해 결국 인슐린에 대한 세포의 반응이 느려지는 '인슐린 저항성'을 초래합니다. 인슐린은 세포 안으로 포도당이나 지방산, 아미노산과 같은 영양소를 집어넣어 주는 역할을 하는 호르몬인데요, 이 인슐린 호르몬에 대한 세포막의 반응도가 떨어지는 것을 두고 '인슐린 저항성'이라고 합니다. 그러니까 인슐린이 세포의 문을 열어 영양소를 넣어 주는 호르몬인데, 세포막에서 호르몬의 신호를 잘못 읽고 문을 열어 주지 않으니, 혈액 속에 당과 지질은 넘치는데 정작 세포는 굶고 있는 상태가 되는 거죠. 반면 혈액 속의 당과 지질이 쓰이지 못하고 정체되어 고혈당과 고중성지방혈증, 혈압 상승을 특징으로 하는 대사 증후군, 더 나아가 당뇨로 진행되게 됩니다.

반응성이 떨어진 세포막 문을 열기 위해 췌장에서 인슐린이 더 많이 분비되기 때문에, 인슐린 저항성이 있는 사람들의 혈액에서는 인슐린 수치가 높은 고인슐린혈증이 관찰됩니다. 이 과정이 오랜 시간 지속되면 인슐린을 쥐어짜 내던 췌장이 더 이상 버티지 못하고 인슐린을 만들어 내지 못하게 됩니다. 이러한 경우가 외부에서 인슐린 주사를 맞아야 하는 당뇨 말기 환자입니다.

그 과정에 대해 좀 더 자세히 살펴볼까요?

우리 몸의 상태는 두부 자르듯 건강과 질병이 명확하게 구분되는 것이 아니라, 다음 그림처럼 스펙트럼으로 나타납니다. 체중이 늘어나면 혈당이 높아지고, 결국 콜레스테롤도 높아지고 혈압도 올라갑니다. 이렇게 비만, 고혈당, 고지질혈증, 혈압 등이 함께 오는 것을 대사 증후군이라고 하는데, 최종적으로 우리 몸 곳곳에 산소와 영양분을 공급하는 혈관을 망가뜨리기 때문에 심

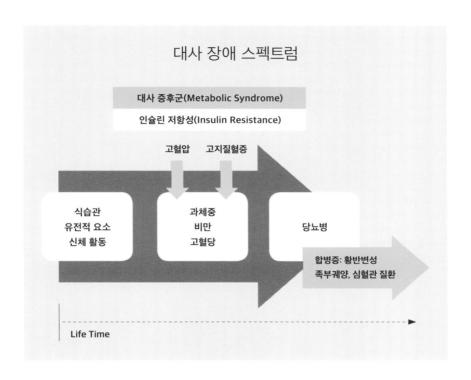

대사 장애 스펙트럼

대사 증후군(Metabolic Syndrome)

인슐린 저항성(Insulin Resistance)

고혈압   고지질혈증

식습관
유전적 요소
신체 활동

과체중
비만
고혈당

당뇨병

합병증: 황반변성
족부궤양, 심혈관 질환

Life Time

혈관 질환의 중대한 위험 요소가 됩니다.

　　대사 증후군이란 여러 가지 대사적인 문제가 한꺼번에 나타난다고 해서 붙여진 이름인데, '인슐린 저항성'이라는 공통적인 원인을 가지고 있습니다. 그래서 저는 환자분들에게 고혈압, 당뇨, 고지혈증은 한 가족이라고 설명합니다. '인슐린 저항성'이라는 같은 뿌리에서 나온 한 가족이라고 말이죠. 인슐린 저항성을 미리 치료하지 않으면 결국 앞서거니 뒤서거니 순서만 다를 뿐 결국에는 모두 함께 나타나게 되기 때문입니다. 그래서 당뇨 환자가 시간이 흘러 고혈압약을 먹게 되고, 고혈압 환자가 당뇨약을 먹게 되는 것을 주변에서 볼 수 있었을 거예요. **이렇게 복합적인 양상으로 나타나기 때문에 고혈압 환자는 고혈압만 치료하고 당뇨병 환자는 당뇨병만 치료하는 것이 아니라, 심혈관 질환 예방**

비만의 합병증

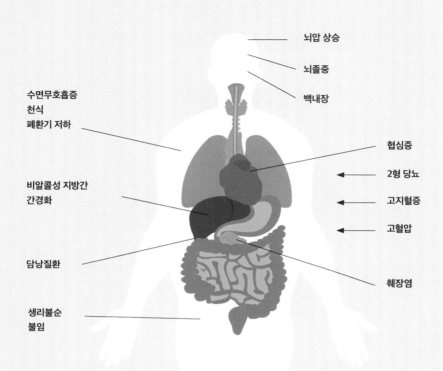
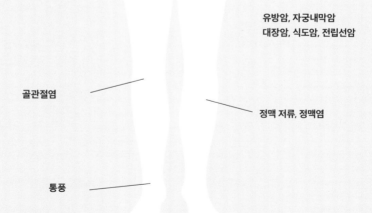

뇌압 상승

뇌졸중

백내장

수면무호흡증
천식
폐환기 저하

협심증

2형 당뇨

고지혈증

고혈압

비알콜성 지방간
간경화

담낭질환

췌장염

생리불순
불임

유방암, 자궁내막암
대장암, 식도암, 전립선암

골관절염

정맥 저류, 정맥염

통풍

차원에서 종합적으로 관리해야 합니다.

이러한 인슐린 저항성은 만성염증과 관련이 깊은데, 비만한 사람에서 만성염증이 어떻게 인슐린 저항성을 높이는지 한번 살펴볼게요. 비만한 사람의 지방에는 비특이적인 면역을 담당하는 대식세포가 침투해 있는 걸 발견할 수 있습니다. 이 면역 세포들에서 종양괴사인자와 인터루킨-6를 포함한 염증 관련 사이토카인들이 분비되어 전신에 영향을 줍니다. 인터루킨-6는 간에 신호를 전달해 염증 지표인 C반응성단백질을 만들도록 하고, 종양괴사인자는 인슐린의 신호 전달 과정에 영향을 미쳐 세포가 인슐린에 민감하게 반응하는 것을 방해하는데요, 바로 인슐린 저항성을 높이는 것이죠.

흥미로운 것은 체중을 줄이면 지방의 대식세포 수가 줄어들고, 염증 관련 물질의 유전자 발현이 줄어든다는 것입니다. 즉 체중을 줄이면 만성염증이 줄어든다는 말이지요. 체질량 지수(Body Mass Index)와 염증 유발 사이토카인의 상관관계를 보고하는 논문들을 보면, 체중이 많이 나갈수록 염증이 증가한다는 것을 알 수 있습니다.

또한 비만은 에너지 균형을 맞춰 주는 뇌 중추인 뇌하수체의 염증도 유발합니다. 지방 조직에서 분비되는 호르몬인 렙틴은 뇌하수체에 배가 부르다는 신호로 작용해, 식욕을 조절하여 음식 섭취를 줄이고 에너지 균형을 조절하는 역할을 합니다. 그런데 비만 상태에서 뇌하수체에 염증이 생기면 이러한 렙틴에 대한 반응성이 떨어져, 배가 부른데 그것을 느끼기 어렵게 되지요. 결국 우리 몸에 내재한 에너지 균형 조절 시스템을 망가뜨리는 악순환 상태가 되는 겁니다.

허리둘레가 굵을수록 내장 지방량이 증가하는 복부비만을 의심할 수 있고, 체내 염증 수치도 증가합니다. 그리고 염증 수치가 높아질수록 대사 증후군과 당뇨 등 심혈관 질환의 원인이 되는 인슐린 저항성이 생깁니다. 하지만 반대로 몸의 지방이 줄어들면 염증 지표가 감소합니다.

비만은 이렇게 만성적으로 내부 면역시스템을 활성화시켜 지방 조직의 만성염증을 일으키고, 결국 인슐린 저항성, 대사증후군, 당뇨로 귀결된다고 할 수 있어요. '닭이 먼저냐, 달걀이 먼저냐.'처럼 비만과 만성염증은 서로 앞서거니 뒤서거니 서로에게 영향을 줍니다.

3. 만성염증과 피부 질환

피부는 세균과 같은 미생물이나 화학 물질 등 다양한 외부 환경으로부터 우리 몸의 내부를 보호하는 최전선의 방어벽입니다. 그렇기 때문에 외부 이물질에 대한 피부의 면역 반응은 우리 몸을 보호하기 위해 매우 중요해요. 이 면역 반응의 오류로 인해 만성염증성 피부 질환이 생기거든요.

피부 표면의 상피 세포와 피부 구조를 유지해 주는 기질 세포, 면역 세포는 상호 작용(cross-talk)하며 피부의 면역 반응을 조절해 효과적으로 우리 몸을 보호하고 항상성을 유지합니다. 더불어 피부 표면에 사는 미생물들이 피부의 상피 세포, 면역 세포와 상호 작용하며 함께 면역 상태에 영향을 주지요. 그 상호 작용의 균형이 깨졌을 때 염증의 과정을 거쳐 건선과 같은 염증성 피부 질환이 발생하는 거랍니다.

4. 만성염증과 암

암은 정상적인 세포가 돌연변이가 된 후 제멋대로 증식하는 병입니다.

모든 생명체는 태어나고 자라서 죽는 사이클을 가지는데, 우리 몸을 이루는 하나하나의 세포 역시 각각 하나의 생명체로서 태어나고 성숙, 분화된 후 일정한 시기가 되면 사멸하는 내부 프로그램을 갖고 있어요. 이러한 세포의 자연스러운 죽음을 아포토시스라고 하지요. 그런데 이와 달리 암은 모든 세포를 관할하는 개체(사람)의 입장과 상관없이 모든 영양분을 뺏어 혼자만 무한 증식합니다. 결국 자기만 살겠다고 자신이 살고 있는 개체를 파괴하는 이기적인 세포라고 할 수 있습니다.

염증이 지속되면서 쏟아져 나온 활성산소가 정상 세포의 유전자(DNA)와 세포막, 세포 안의 단백질과 지질 성분을 손상시키는 과정에서 새로운 돌연변이 세포들이 만들어지는데, 이것이 바로 암세포입니다. 이 과정에서 종양괴사인자와 인터루킨-6와 같은 다양한 염증 관련 물질들이 분비되어 암세포가 자라는 데 필수적인 신생 혈관들이 만들어지지요. 암세포들에게 영양분과 산소가 원활하게 공급하는 것을 도와 암세포가 성장하기 좋은 조건을 만들어 주는 겁니다.

이렇게 암 발생에 염증이 관여한다는 사실을 처음으로 발견한 것은 세균학의 아버지 루돌프 비르효였습니다. 1863년 비르효가 암세포 조직을 현미경으로 보다가 염증 세포인 백혈구 세포들이 함께 있는 것을 관찰하여 암 발생과 염증의 관련성을 제시하였죠. 이후, 오랜 세월 동안 감염 또는 만성염증이 있는 조직에서 암세포가 만들어진다는 것을 보여 주는 데이터들이 쌓여 왔는데, 암의 약 25% 정도가 만성염증 또는 감염과 관련되어 있다고 합니다. 만성적인 저강도의 염증은 췌장암, 식도암, 위암, 간암, 담낭암 등과 같은 다양한 암 발생과 관련 있습니다.

만성염증(감염)과 관련된 암의 종류를 다음 표에 정리해 놓았으니 한번 살펴보세요.

만성염증(감염)과 관련된 암의 종류

염증 상태		암
만성 췌장염		췌장암
만성 전립선염		전립선암
미세먼지나 흡연으로 인한 폐의 만성염증		폐암
자궁내막염		자궁내막암
골반염		난소암
바렛식도염		식도암
만성 위염(주로 헬리코박터균 감염과 관련)		위암
B형, C형 바이러스성 간염		간암
갑상선염		갑상선 유두암
만성 담낭염		담낭암

ref. Kundu et al. Inflammation:Gearing the journey to cancer. Mutation Research 659(2008) 15-30

이처럼 만성염증은 정상 세포가 암세포로 변하는 과정, 암세포의 성장과 변이, 암의 재발 등에 모두 관여하기 때문에, 이를 예방하기 위해서는 만성염증의 예방과 치유가 매우 중요합니다.

5. 만성염증과 치매

치매는 기억력이 나빠져 새로운 지식이나 기술을 습득하기 어려워지는 것으로, 인지 기능에 문제가 생기는 뇌 질환입니다. 대표적으로 알츠하이머 치매와 중풍과 같이 뇌혈관이 막히거나 터져서 발생하는 혈관성 치매를 들 수 있지요. 조기 발견과 치료로 완치율이 높아진 암에 비해, 치매는 현재에도 딱히 치료제가 없기 때문에 오늘날 치매는 현대인들이 암보다 더 두려워하는 질환이 되었습니다.

그래서 치매의 전 단계인 경도 인지 기능 저하나 알츠하이머 치매, 혈관성 치매와 관련된 위험 요소로 만성염증의 중요성도 점점 부각되고 있어요. 혈액 순환이 안 되어 손상된 뇌세포, 뇌신경염과 같은 신경의 염증, 베타 아밀로이드라는 비정상 단백질 등이 축적되면, 면역 세포들은 이러한 비정상적인 성분들을 제거하기 위해 활동을 시작합니다. 이 과정에서 다양한 염증 관련 물질들이 분비되면서 염증 반응이 일어나 뇌의 기능을 떨어뜨립니다.

예전에는 뇌세포 외부에 '베타 아밀로이드'라는 독성 단백질이 쌓여 플라크가 생기고, 이로 인해 뇌 기능이 망가진다고 알려져 있었습니다. 그러나 최근에는 베타 아밀로이드가 치매를 일으키는 원인이라기보다는 거꾸로 만성적인 신경 염증으로 인해 만들어진 결과물이라고 이해되기 시작했어요. 면역조직학적 염색을 통해 비정상 단백질로 이루어진 플라크를 검사해 보면, 다양한 면역 관련 인자들이 섞여 있는 것을 관찰할 수 있기 때문이지요. 초기에 비정상 단백질이 형성된 후, 이 이물질을 제거하기 위한 염증 반응과 산화 스트레스로 인해 이러한 단백질이 점점 늘어나 플라크를 형성하게 된다는 것입니다.

또한 대규모 인구 집단을 관찰하는 역학 연구에서 염증과 인지 기능과의 관계를 확인할 수 있었는데, 혈액에 염증 지표인 인터루킨-6가 높을수록 인지 기능은 더 저하되었습니다. 나아가 영국인 5,083명을 추적 관찰한 대규모 코호트 연구에서는 붉은 육류, 햄과 소시지 같은 가공육류, 튀긴 음식을 즐겨 먹고 통곡류를 덜 먹는 경우, 즉 염증을 유발하는 식사를 하는 사람들에게서 인터루킨-6 수치가 높고 인지 기능 중에서 추론 능력의 저하가 더 뚜렷하게 나타났습니다. 어떻게 먹느냐에 따라 염증이 많아지고 뇌 기능이 저하되는 것을 보여 주는 연구로, 매일매일의 식사를 개선하면 염증을 줄이고 인지 기능을 향상시킬 수도 있다는 놀라운 가능성을 보여 줍니다.

만성염증은 치매 초기부터 최종 단계까지 전반에 걸쳐 영향을 미치고, 치매의 진행을 더 가속화시킵니다. 그래서 치매 예방과 치료에서 만성염증 측면에서의 접근이 점점 중요해지고 있지요. 앞서 만성염증이 치매와 관련되어 있다는 것을 보여 주는 연구 결과들은 우리에게 거꾸로 희망을 보여 줍니다. 붉은 육류나 가공육류와 같이 염증을 유발하는 식사를 할 경우에 인지 기능이 더 떨어졌다는 연구 결과에서 볼 수 있듯이, 어떻게 먹느냐가 뇌의 기능에 영향을 주기 때문입니다. 치매 또한 무조건 두려워하기보다는 이 책에서 다룰 염증을 줄이는 항염증 식사를 통해 예방할 수 있습니다.

6. 만성염증과 우울

우울과 같은 심리적인 상태도 만성염증과 관련 있다는 연구 결과들이 점점 늘어나고 있습니다. 우울증 환자들의 혈액과 뇌척수액 검사를 보면 인터루킨-6나 종양괴사인자, C반응성단백질과 같은 여러 가지 염증 지표들이 증가되어 있습니다. 또한 대규모 인구를 추적한 역학 연구로 3,000명 이상을 추적 관찰한 화이트홀 2차 연구를 보면, C반응성단백질과 인터루킨-6 수치가 높은 사람들에게서 12년 후 우울증이 더 많이 발생했어요. 이것은 염증 지표가 증가한 사람들에게서 미래에 우울증이 더 많이 발생할 수 있다는 놀라운 사실을 보여 주죠. 그리고 영국 에이징 추적 연구에서는 C반응성단백질이 3mg/L보다 클 경우 우울증 증상이 더 많이 발생하였는데요, 이러한 대규모 역학 연구들의 결과는 신체적인 만성염증이 우울증과 같은 정서적 질환을 유발할 수 있음을 보여 줍니다.

이러한 관련성은 만성염증 반응 경로와 뇌의 신경망 사이에 크로스톡, 즉 상호 작용이 일어나고 이로 인해 우울증이 발생하는 것으로 설명되고 있습니다. 또한 염증 사이토카인은 면역계와 뇌 사이의 직접적인 커뮤니케이션을 담당해서, 우울증이 있는 사람들에게서 C반응성단백질과 염증 사이토카인 인터루킨-1, 인터루킨-6, 인터루킨-8과 종양괴사인자 등이 증가된 것을 볼 수 있어요. 앞에서 살펴봤듯이 C반응성단백질은 심장 질환의 예측 인자여서 이러한 결과는 우울증을 앓고 있는 사람들에서 심혈관 질환이 많이 발생하는 이유를 설명해 줍니다.

통상적으로 여러 가지 약물치료에도 불구하고 3분의 1 정도의 우울증 환자들은 치료에 실패하는데요, 이처럼 약물치료에 잘 반응하지 않는 경우는 만성염증으로 인한 면역 반응 관련 요소가 크다는 가능성이 제기되고 있습니다. 이러한 우울증 치료의 새로운 방향에 대해서는 현재 학계에서도 계속 논의가 진행되는 중이에요.

약으로는 만성염증을 막을 수 없다

지금까지 현대인들의 다양한 질환의 뿌리가 만성염증이라는 것을 살펴보았습니다. 여기서 우리는 만성염증이 발생하지 않게 하거나 이미 발생한 염증을 줄여 주면, 여러 질환을 예방하고 치유하는 데 도움이 될 거라는 생각을 자연스럽게 해 볼 수 있습니다.

소염제나 스테로이드제 같은 항염증제를 먹으면 어떤지에 대한 질문도 많이 받습니다. 실제 염증 반응 자체가 너무 심해서 우리 몸의 정상적인 세포에 피해를 주는 정도가 클 때, 예를 들어 건선이나 심한 아토피 경우에는 증상 자체를 줄이기 위해 부작용이 있더라도 스테로이드제를 사용할 수 있습니다. 하지만 이러한 약들은 대부분 부작용이 굉장히 큰데요, 소염제나 항염증제를 계속 복용하면 위궤양이나 위출혈이 생기거나 심장에 무리가 갈 수 있습니다. 스테로이드와 같은 염증을 줄이는 약을 장기간 사용하면 비만과 당뇨 같은 대사적인 문제가 생기기도 합니다. 따라서 만성염증을 예방하거나 치유하기 위해 소염제나 항염증제를 상용하는 것은 빈대 잡다가 초가삼간 태우는 것과 같다고 볼 수 있어요.

　바이러스나 다른 독성 이물질 등으로 생긴 염증은 약을 통해 무조건 억제하는 것이 능사가 아닙니다. 앞서 이야기한 것처럼, 급성염증 반응 자체가 몸에 침투한 해로운 것들을 퇴치하는 정상 면역 반응이기 때문입니다. 무분별하게 진통 소염제를 자주 먹는 것은 타고 있는 장작에 물을 붓는 것과 같아요. 자연스럽게 일어나는 염증 반응까지 억제하기 때문에 장작이 완전히 타지 못한 채 연기만 나게 되는 것과 유사하죠. 이런 경우 강한 염증 반응에 의한 통증은 일시적으로 줄어들겠지만 저강도의 만성염증은 지속됩니다. 통증이 말끔하게 사라지지 않고 찌뿌드드하게 남고, 붓는 증세, 피로한 증세 등이 나타날 수 있습니다.

　통증과 열감, 설사나 가래 등의 증상이 불편하다고 해서 무조건 약으로 억제해서는 안 됩니다. 결국 염증을 일으킨 근본적 원인을 해소하지 못하게 되기 때문이에요. 그런 유사한 상황이 자주 반복되다 보면 우리 몸이 충분한 면역 염증 반응을 일으키지 못하게 될 수도 있습니다. 결국 염증 자체를 억제하는 약물을 먹기보다는 염증을 줄이는 생활 습관, 특히 먹거리를 통해 염증을 예방하고 치유하는 것이 답이라 할 수 있습니다.

2.
내 몸에 있지 않았던
물질들이 만성염증을 일으킵니다

1장에서 살펴본 것처럼 염증은 우리 몸 안에 원래 있지 않았던 것들을 제거해서 치유하기 위한 면역 반응입니다. 특히 만성염증은 이 과정이 완전히 마무리되지 않고 지속되어 오히려 우리 몸에 피해를 주게 되는 상황이지요. 세균이나 바이러스, 미세먼지나 환경호르몬과 같은 환경 오염물질, 돌연변이 세포, 노후한 조직 등 자신의 정상 조직이 아닌 것들은 모두 면역 반응을 유발하여 만성염증을 일으킬 수 있습니다.

이번 장에서는 염증을 일으키는 대표적인 원인들에 대해서 살펴보도록 하겠습니다.

우리 몸으로 들어오는 환경오염 물질

숨 쉬는 공기나 먹거리를 통해 미세먼지와 중금속과 같은 환경오염 물질들이 우리 몸에 들어오면, 당연히 이를 제거하기 위해 몸의 방어시스템인 면역 세포들이 작동합니다. 이 과정에서 면역 세포들이 만들어 내는 활성산소로 인해 정상적인 세포들도 손상되어 만성염증으로 진행되죠.

먼 옛날 서양 의학의 아버지인 히포크라테스는 건강을 위해 물, 흙과 공기, 즉 환경의 중요성을 이미 이야기했습니다. 2000여 년 전에 미래를 정확히 예측했다고 할까요? 역설적이게도 이 오래된 지혜가 현대인들이 다시금 새겨두어야 할 건강법이 되지 않을까 합니다. 살충제, 제초제, 유기용매, 중금속, 플라스틱, 미세먼지와 같은 환경오염 물질들이 우리 몸에 만성적인 염증을 일으켜, 결국 몸과 마음의 다양한 증상과 질병을 유발하는 원인이 된다는 사실이 하나씩 밝혀지고 있기 때문입니다.

1. 황사와 미세먼지

특히 봄의 불청객이 되어 버린 황사, 미세먼지로 대표되는 대기 오염은 2012년 전 세계적으로 370만 명의 조기 사망 원인이 되었을 정도로 건강에 큰 영향을 미치는 환경 문제입니다. 세계보건기구의 발표에 따르면 대기 오염으로 인한 조기 사망의 80%는 허혈성 심질환과 뇌졸중 등의 심혈관 질환, 14%는 만성폐쇄성폐질환(COPD)이나 급성 폐렴, 나머지 6%는 폐암과 관련됩니다. 2013년에는 세계보건기구 산하 국제암연구소에서 대기 오염이 인간에게 암을 일으키는 발암물질이며, 미세먼지의 입자 크기(PM)가 작을수록 암(특히 폐암)의 발생률 증가와 긴밀하게 관련된다고 결론지었습니다.

쥐를 대상으로 한 동물 실험에서, PM 2.5 미만의 작은 입자 크기의 미세먼지에 노출되면 전신적인 산화스트레스와 만성염증을 일으켜 동맥경화증, 협심증, 심근경색과 같은 심혈관 질환이 발생하는 것을 확인할 수 있었습니다. 역시 미세먼지 입자의 크기가 작을수록 건강에 미치는 영향은 더 컸고요.

사람을 대상으로 미세먼지가 염증에 미치는 영향을 확인한 최근의 논문도 있습니다. 살고 있는 지역마다 미세먼지 정도가 다르기 때문에 독일의 다양한 지역에서 거주지별로 균등하게 총 2,279명의 사람들을 모집했습니다. 참가자들의 거주 지역에 따라 미세먼지 노출량을 추정하여, 초미세 입자에서부터 PM 2.5까지 다양한 크기의 미세먼지 노출량과 혈중 염증 수치와의 상관관계를 통계적으로 분석했는데요. 그 결과 초미세 입자에 대해 노출이 많을수록 C반응성단백질이 3.6% 증가하는 것을 관찰할 수 있었고, 특히 여성과 마른 사람에게서 미세먼지가 건강에 미치는 영향이 크다는 것을 알 수 있었습니다. 이러한 연구 결과들을 통해 미세먼지가 체내 염증과 심혈관 질환과 관련성이 커 건강을 위협할 수 있으며, 특히 여성과 체구가 작은 사람들이 영향을 많이 받기 때문에 각별히 주의해야 한다는 것을 생각해 볼 수 있습니다.

2. 수은 카드뮴 등의 중금속

중금속은 비소, 안티몬, 납, 수은, 카드뮴과 같이 비중 4 이상의 무거운 금속 원소를 말합니다.

중금속은 오염된 토양과 바다에서 채취한 채소나 과일, 어패류 등의 식품을 통해 우리의 몸속으로 들어옵니다. 그래서 중금속에 의한 환경오염을 막는 것이 가장 중요하고, 더불어 식품 선택에 유의해 중금속에 대한 노출을 최대한 줄여야 합니다.

대표적으로 문제가 되고 있는 수은은 어패류 섭취를 통해 주로 노출이 됩니다. 특히 영향을 받기 쉬운 임신 중인 여성과 가임기 여성, 모유 수유 중인 여성, 어린이의 경우에는 어패류 섭취 권고안이 구체적으로 제시되어 있을 정도지요. 우리나라 식약처에서는 미국 식약청(FDA)의 권고안을 받아들여 임산부와 임신을 계획 중인 여성은 일주일에 340g(일반 참치 캔 2개 조금 넘는 양) 이상 생선 섭취를 하지 않도록 당부하고 있으며, 최근에는 점점 더 그 기준이 낮아지는 추세입니다. 미국 소비자 단체인 컨슈머리서치에서는 임산부의 경우 아예 참치를 먹지 말라고 권고할 정도예요. 참치와 같은 큰 생선보다는 작은 생선을 섭취하는 것이 중금속 노출을 줄이는 데 유리하고요.

중금속은 미량일지라도 일단 체내에 축적되면 잘 배설되지 않고 우리 몸 속의 단백질에 쌓여 오랜 시간에 걸쳐 서서히 부작용을 보입니다. 어떠한 증상을 나타내는 데 수십 년이 걸리기 때문에 건강에 미치는 영향이 간과되기 쉽죠. 하지만 중금속은 신장 기능을 약화시키거나 원인 모를 두통을 유발하고 관절염 등 각종 통증, 심지어 암까지 유발할 정도로 건강에 영향을 줍니다. 특히 신경계에 영향을 주어 간질, 정신 지체, 발달 저하, 기억력과 주의집중력 저하 등의 문제들을 일으킬 수 있다고 보고되고 있어요. 그렇기 때문에 최대한 중금속 노출을 줄이고 몸에 내재된 해독 시스템이 활발하게 작동할 수 있도록 평소 생활 습관과 식습관의 점검과 개선이 필요합니다.

그 밖에도 담배에 들어 있는 카드뮴도 심각한 문제입니다. 담배 한 개비를 피우면 2ug의 카드뮴이 체내로 들어오는데, 하루 한 갑의 담배를 피우면 평균 노출량의 두 배의 카드뮴에 노출됩니다. 금연이 만성염증을 예방하는 데 매우 중요하다는 것은 두말할 필요가 없겠지요.

3. 환경호르몬

환경호르몬(Environmental Hormone)은 내분비교란물질(Endocrine Disruptors)이라고도 합니다. 정상적인 호르몬이 우리 몸에서 만들어지거나 작용하는 것을 방해해서 내분비 기능과 생식 작용에 영향을 주는 화학 물질이란 뜻이지요. 비만과 당뇨 등의 대사 질환, 호르몬 교란으로 생기는 난임, 신경계 작용에 영향을 미쳐 생기는 집중력 장애 등 다양한 질환과의 관련성이 점차 알려지고 있습니다.

이러한 환경독성물질은 체내 면역 시스템을 교란해 염증 반응을 촉진합니다. 대표적인 물질로는 비스페놀 A, 아트라진, 프탈레이트 등이 있지요. 실내 공기가 오염되거나 플라스틱 제품을 자주 사용하면 우리 몸에서 이러한 환경호르몬의 수치가 높아질 위험이 있는데요, 다음 쪽에 나오는 체크리스트를 활용해 자신이 환경호르몬에 어느 정도 노출이 되는지 가늠해 보세요. 환경호르몬은 인체 내에 들어와 지방 세포에 저장되어 오랜 시간에 걸쳐 건강에 영향을 주기 때문에, 이런 물질에 노출이 되지 않도록 하는 게 가장 효과적인 대안입니다. 일상에서의 생활 습관을 점검하고 바꿔 나가야 한다는 것이죠.

특히 환경 독성 물질들은 호르몬과 관련된 내분비계, 신경계, 피부 등에 주로 영향을 줍니다. 월경이 불규칙하거나 심한 월경통, 피부 건선이나 피부 두드러기와 같은 증상이 있는데 딱히 원인을 찾기 어렵다면 한번 의심해 볼 필요가 있지요. 그런 경우에 환경호르몬 검사를 해 보면 자일렌이나 프탈레이트와 같은 환경호르몬 수치 증가가 종종 확인됩니다.

그중 프탈레이트가 높게 검출된 한 30대 여성의 습관을 살펴보니, 하루에 3잔 이상 테이크아웃 잔에 뜨거운 커피를 마시더군요. 그래서 먼저 머그잔이나 개인 텀블러를 사용하도록 하고, 비닐과 플라스틱 제품에 노출되는 빈도를 줄이기 위해 생활 습관을 바꾸도록 했습니다. 그리고 음식으로는 독성물질 배출을 돕는 식이섬유와, 간의 해독 작용에 도움을 주는 양파, 파, 마늘과 같은 황화합물 함유 식품을 섭취하게 하고, 2리터 이상 물을 많이 마시도록 하는 등 식습관도 변화시켰습니다.

나는 얼마나 환경호르몬에
노출되어 있을까?

나의 생활 습관을 돌아봅시다	YES	NO
컵라면을 자주 먹는다		
보온된 상태의 캔 음료를 마신다		
햄, 소시지, 통조림, 냉동식품 등 가공식품을 자주 먹는다		
알록달록하고 향기 나는 휴지를 사용한다		
환기를 하는 대신 방향제나 공기청정제를 사용한다		
거실에 항상 카펫을 깔아 둔다		
가구나 벽지, 바닥재를 자주 바꾸는 편이다		
살충퇴치용 스프레이를 자주 뿌리고, 집안 곳곳에 살충제를 둔다		
1회용 비닐, 테이크아웃 잔, 헤어젤, 욕실 커튼 등 플라스틱 제품을 많이 사용한다		

생각보다 너무 단순한가요? 단순한 것이 진리라는 말처럼 어떤 복잡한 치료보다 이렇게 생활 습관과 식습관을 변화시키는 것이 가장 기본입니다. 물론 이러한 기본을 얼마나 실천하고 생활 속 습관으로 만드느냐가 가장 중요하겠죠.

무심코 먹은 진통제, 소염제, 항생제가 혹시?

이런저런 약을 자주 마음대로 복용하는 분들이 많습니다. 특히 통증을 줄이는 진통제, 염증을 줄이는 소염제가 많이 사용됩니다. 진통제와 소염제는 일시적으로 급성염증을 줄여 염증 반응과 함께 나타나는 통증을 줄이는 데는 효과적일 수 있습니다. 그런데 앞에서 이야기했듯이, 불편한 증상을 일으키는 염증이 실은 우리 몸이 자연스럽게 치유되는 면역 과정이라는 사실을 잊지는 않으셨겠죠? 이러한 자연스러운 과정을 약으로 자주 억지로 막게 되면 면역 반응이 완전히 마무리되지 않은 채 지지부진하게 지속되는 만성염증으로 변화되어 병을 더 키울 수 있습니다.

항생제도 우리 장 안의 미생물들의 균형을 깨트려 장내 환경을 악화시킴으로써 결국 염증 반응을 증가시킬 수 있어요. 우리 장내에는 면역 물질을 분비하고 장 점막을 건강하게 유지하여 외부로부터 우리 몸을 보호하는 미생물 균총이 서식하고 있는데, 항생제를 복용하면 유해균만이 아니라 유익균까지 함께 타격을 받습니다. 우리의 면역력에 도움을 주는 이로운 미생물들까지도 함께 초토화되는 거지요.

그 외에도 대부분의 약물들이 합성 화학 성분으로 이루어져 있을 뿐만 아

병원 처방약으로 인해
결핍되는 영양소

처방약		부족해지는 영양소
고혈압약	라식스, 씨아자이드 등 이뇨제 계열약	칼슘, 마그네슘, 아연, 칼륨 코엔자임 Q10, 인
당뇨약	바이구아나이드	코엔자임 Q10, 비타민 E
심장약	디곡신, 니트로글세린	칼슘, 마그네슘, 인
위염약	타가멧, 잔탁	비타민 B12, 엽산, 비타민 D
콜레스테롤약	로바스타틴, 메바코	코엔자임 Q10, 오메가-3
통풍약	콜치신	베타카로틴, 비타민 B12 칼슘, 칼륨, 인
결핵약	아이소나이아지드	비타민 B3, B6, D
폐경기 처방약	프레마린	비타민 B6, 마그네슘, 엽산
항암약		거의 모든 영양소
항염진통제	아스피린	비타민 C, 엽산, 철분, 칼륨
	애드빌	엽산
항염증약	테그레톨	비타민 D, 엽산, 비오틴
	발프로익산	엽산, 카르니틴
	프레드니손	비타민 A, C, D, B12, 엽산, 아연, 칼슘 크로미움, 칼륨, 마그네슘, 셀레늄
	나프록센	엽산

니라, 영양제 또한 불순물을 함유한 제품이 있습니다. 우리 몸에 들어왔을 때 이물질로서 염증 반응을 일으키는 원인이 될 수 있다는 거지요. 이를 꼭 기억하고 무분별하게 약에 의존하는 습관을 주의해야 합니다.

무엇이든 득(得)과 실(失)이 있어요. 증상이 심할 때는 급한 불을 끄기 위해 약을 복용하는 것이 '득'이 되지만, 무분별하게 약을 상용하는 것은 근본적인 원인에 대한 해결 없이 우리 몸에 만성염증을 일으켜 '실'이 더 큽니다.

또한 만성질환으로 인해 복용해야 하는 약들은 필수적인 약이긴 하지만, 이로 인해 왼쪽 표와 같이 만성적으로 미량 영양소가 부족해질 수 있어요. 이러한 만성적인 미량 영양소 결핍이 우리 몸의 기능을 떨어뜨리고 염증을 일으킬 수 있기 때문에, 약을 장기적으로 복용하는 경우에는 특히 더 영양 균형에 유의해야 하지요. 대표적으로 고지혈증 약제인 스타틴 성분을 복용할 경우 '코엔자임 Q10'이라는, 세포의 에너지 대사에 필수적인 영양소가 결핍됩니다. 이로 인해 근육 통증 등이 생길 수가 있어 공식적으로 학계에서는 고지혈증 약을 복용하는 환자의 경우 코엔자임 Q10을 보충하도록 권합니다.

이처럼 약이 우리 몸에 줄 수 있는 득과 실을 기억하고 임의로 먹지 않는 것만으로도, 내 건강을 위한 중요한 실천이 된다는 사실을 꼭 명심하세요.

운동 부족만큼 지나친 운동도 금물

운동도 자신의 상태에 맞게 해야 합니다. 몸을 안 쓰는 것 못지않게 갑자기 너무 과도하게 몸을 많이 쓰는 것 또한 만성염증의 측면에서는 좋지 않기 때문이죠. 이게 무슨 말이냐고요? 자신에게 익숙하지 않은 과도한 운동을 갑자기 하거나 무리하게 오랜 시간 하면, 근육뿐만 아니라 근육과 뼈를 연결시켜 주는 인대와 같은 결합 조직까지 손상을 주어 오히려 염증이 유발된다는 얘기입니다.

운동 후 일정 시간이 지난 후에 뻐근하게 근육통이 있으면 미세한 염증이 생긴 거랍니다. 평소에 운동을 하지 않다가 갑자기 마라톤을 뛰었던 사람에게 문제가 생기는 경우를 가끔 들어 보셨을 거예요. 최소 하루 20분 자신에게 적절한 정도의 규칙적인 운동을 하는 것, 그리고 운동 전후 스트레칭을 통해 몸을 서서히 준비시키는 것이 염증 측면에서 중요합니다.

규칙적으로 운동을 하면 염증 관련 지표들의 수치가 좋아집니다. 반면, 준비 없이 갑자기 마라톤을 뛰는 것처럼 고강도의 운동을 하면 염증 지표가 정상보다 100배 이상 증가하지요. 격렬한 고강도의 운동을 하면 오히려 운동이 스트레스로 작용해, 인체에서 스트레스 호르몬이 나오고 체내 활성산소가 발생하여 염증 반응이 증가하기 때문입니다. 이와는 달리 저-중강도의 운동을 하면 C반응성단백질이나 인터루킨-6와 같은 염증 지표가 감소하고 염증이 줄어들어 면역 기능이 향상됩니다. '걷기'가 좋은 운동인 이유입니다.

스트레스도 만성염증을 일으킨다

우리 몸의 뇌와 신경, 호르몬과 면역은 연결되어 있어 서로 영향을 줍니다. 스트레스를 받으면 스트레스 호르몬이 분비되어 면역 세포의 활동을 저하시켜 면역력을 떨어뜨리는데, 이러한 상황에서는 활발한 면역 반응에 의한 적절한 치유 반응이 일어나지 못해 만성적인 염증 상태가 되기 쉽습니다.

스트레스와 염증의 관련성에 대한 연구를 한번 살펴볼까요? 27명의 대학생들에게 어려운 시험을 풀게 하여 일종의 심리적인 스트레스를 준 후, 시험 전후 염증과 관련된 사이토카인의 변화를 측정하였습니다. 그 결과 시험 문제를 풀고 난 후를 시험 전과 비교했을 때, 종양괴사인자와 인터루킨과 같은 염증 지표들이 증가하는 것을 관찰할 수 있었는데요. 이 연구는 심리적인 스트레스가 인체 생리에 영향을 미쳐 염증 관련 단백질을 증가시킬 수 있다는 사실을 보여 줍니다. 스트레스가 우리 마음뿐만 아니라 몸에도 광범위하게 영향을 미친다는 것을 알 수 있죠.

그렇다면 스트레스가 무엇인지, 그리고 어떻게 우리 몸에 영향을 미치는지 좀 더 자세히 짚고 넘어가도록 하겠습니다.

스트레스는 우리 몸의 균형을 깨는 원인이 생겼을 때, 다시 균형을 맞추기 위한 인체의 반응이라고 볼 수 있어요. 우리 몸은 '항상성'이라고 해서 항상 일정한 범위 안에서 균형을 이루도록 되어 있습니다. 예를 들어, 체온이 36.5도보다 올라가면 우리 몸은 땀을 내 체온을 낮추고, 체온이 떨어지면 근육을 수축시켜 열을 내 체온을 일정하게 유지시키지요. 가만히 있는 것 같지만 뇌에서는 우리 몸의 체온, 심박동, 호흡 등 살아가는 데 필수적인 요소들을 24시간, 365일 하루도 쉬지 않고 신호를 감지하고 일정하게 조절하여 맞춰 주고 있습니다. 이러한 균형을 깨는 어떠한 자극이든 스트레스로 작용해 신경계와 호르몬계가 작동하게 됩니다.

스트레스는 우리 몸의 자율신경계와 큰 관련이 있습니다. 팔을 올리거나 걸을 때 내 마음에 따라 팔이나 다리가 움직이도록 하는 것은 체성신경계를 통해 이루어집니다. 이와 달리 심박동, 체온, 호흡 등과 같은 생명 유지에 필수적인 활동이 내 의지와 상관없이 저절로 이루어지도록 조절하는 신경계를 자율신경계라고 하는데, 우리가 깜빡 잊거나 잠을 잔다고 이러한 필수적인 활동이 이루어지지 않게 되면 큰일이 나지 않을까요? 자율신경계가 잘 작동해야, 잠자고 있을 때에도 심장이 뛰고 호흡이 이루어지고 체온이 유지되어 생명체가 살아갈 수 있습니다.

이러한 자율신경계는 다시 교감신경계와 부교감신경계로 나뉩니다. 교감신경계는 수축과 흥분을, 부교감신경계는 이와 반대로 이완과 안정을 담당합니다. 우리 몸은 상황에 따라 두 기능이 모두 필요해요. 어떤 게 좋고 나쁜 게 아니라 상황에 맞춰 두 신경계가 적절하게 반응하며 균형을 이루는 것이 중요하다는 것입니다. 적절히 균형을 이루지 못하면 그 무엇보다도 건강에 큰 영향을 끼치게 되지요.

스트레스를 받으면 교감신경계가 흥분해, 심장 박동과 호흡이 빨라지고 혈관이 수축하여 혈압이 올라갑니다. 반대로 소화 기능은 억제되고요. 코티졸이라는 스트레스 호르몬이 분비되어 혈당은 올라가고 면역 기능이 억제되는데, 이 호르몬은 감정에도 영향을 미쳐 우리를 불안하고 우울하게 합니다.

적당히 스트레스를 받으면, 우리 몸의 조절 기능에 의해 심장 박동이나 호흡, 혈압 등이 다시 회복됩니다. 하지만 회복될 틈도 없이 지속해서 스트레스를 받으면 어떻게 될까요? 만성적인 스트레스 상황에서는 혈압이 지속적으로 올라가 고혈압이 됩니다. 혈당이 올라가 당뇨병이 되고요. 면역 기능이 억제되어 잔병치레가 많아지고, 기분도 우울해지겠죠. 또한 소화 기능과 면역 기능이 떨어지면 암세포 제거력도 감소하고, 결국 암이 발생할 가능성이 커집니다.

암 발생이 증가하는 것은 다음과 같은 이유 때문입니다. 우리는 누구나 암세포를 갖고 있어요. 평소 음식을 먹고 소화하는 과정에서도 활성산소가 만들어지는데, 이 활성산소가 정상 세포의 염색체에 상처를 입혀 돌연변이를 만들어 내기 때문이죠. 보통 암세포가 1cm 정도의 덩어리로 커지려면 족히 5~10년은 걸리는데, 우리 몸의 면역 세포들이 이 암세포들을 제거하여 커지지 않을 뿐입니다. 하지만 만성적인 스트레스로 면역력이 저하되면 면역 세포들이 암세포를 제거하지 못해 당연히 암 발생률이 높아지겠죠.

이렇게 신체적인 요소만이 아니라 심리적인 요소 또한 만성염증을 유발한다는 사실을 알고, 심리적인 균형을 유지할 수 있도록 잘 보살펴야겠습니다.

정제 곡물, 설탕, 트랜스지방은 강력한 '생체 이물'

우리가 먹는 식품도 몸 안에 염증을 유발하거나 염증을 줄일 수 있습니다. 정제 곡물, 설탕을 먹을 때 유의해야 하고, 식품 속에 들어 있는 트랜스지방과 잔류 농약을 특히 잘 살펴보아야 합니다.

1. 정제 곡물과 설탕

껍질을 벗기고 가공 과정을 거친 정제 곡물이나 설탕을 섭취하면, 우리 몸의 혈당은 급격히 올라갑니다. 이에 반응해서 혈당을 낮추기 위해 인슐린 분비도 증가하고요. 결과적으로 앞서 설명해 드렸듯이 심혈관 질환의 원인이 되는 만성염증을 일으키고 인슐린 저항성을 높이는 겁니다.

최근에 탄수화물 섭취를 줄이는 다이어트법이 유행하면서 많이들 놓치는 부분이 있는데요. 여기서 중요한 것은 탄수화물을 안 먹는 것이 아니라, 탄수화물의 종류에 따라 내 몸의 염증 상태에 미치는 영향이 다르니, 어떤 종류의 탄수화물을 선택해야 하는지를 이해하고 골라 먹어야 한다는 것입니다. 이를 위해 '당지수'와 '당부하'라는 개념을 먼저 알아야 합니다.

당지수(GI, Glycemic Index)는 식품의 탄수화물 성분을 섭취했을 때 얼마나 빨리 식후 혈당을 높이는가를 측정한 개념입니다. 그리고 당부하(GL, Glycemic Load)는 당지수에서 한 발 더 나아간 개념이죠. 식품을 먹었을 때 얼마나 빨리 탄수화물이 포도당으로 변화해 혈당을 올리는지뿐만 아니라, 식품의 탄수화물 함유량을 측정하여 혈당과 췌장의 인슐린 분비에 미치는 영향을 좀 더 정확하게 종합적으로 보여 주니까요. 당지수와 당부하의 개념에서 보았을 때 정제 탄수화물은 고당지수, 고당부하 식품입니다. 즉 우리 몸의 혈당을 급속히 올린다는 얘기죠. 각각에 해당하는 다양한 식품들, 그리고 그것을 식사에 응용하는 방법에 대해서는 2부에서 자세히 다루도록 하겠습니다.

당부하의 정도가 염증에 미치는 영향은 아직 명확히 밝혀지진 않았지만, 최근엔 당부하가 높은 식품으로 인해 혈당이 급속이 증가하면 염증도 증가한다는 것을 보여 주는 연구 결과가 속속 나오고 있습니다. 사람과 동물을 대상으로 한 연구를 살펴보면, 혈당이 높을 경우 활성산소 발생이 증가하고, 결과적으로 지방의 산화와 동맥경화증이 유발됩니다. 당뇨병 환자뿐만 아니라 정상인도 혈당이 높아지면 유사하게 활성산소가 생성되고 염증 반응이 일어나지요. 이 과정에는 종양괴사인자-α라는 염증 사이토카인이 주요 역할을 하는 것으로 보입니다.

그리고 대규모의 인구 집단을 대상으로 한 여성건강연구(Women's Health Study) 데이터를 분석했더니, 당부하가 높은 정제 탄수화물을 섭취했을 때, 염증의 지표이자 심혈관 질환 위험 증가와 관련된 C반응성단백질이 유의미하게 증가하는 것을 확인할 수 있었습니다. 이러한 현상은 체질량 지수가 높은 경우에 더 두드러졌는데요, 즉 **체중이 많이 나가는 사람이 정제 탄수화물**

을 섭취할 경우 염증이 더 많이 발생한다는 것을 알 수 있습니다.

유럽에서 이루어진 대규모 연구에서는 당뇨병 발생 전에 염증 지표인 인터루킨-1, 인터루킨-6 수치가 증가한 것을 보여 주었습니다. 당뇨병으로 진단되기 전에 만성적인 염증이 먼저 나타난다는 것을 보여 주는 연구로, 당뇨병 예방을 위해 평소의 염증 관리가 얼마나 중요한지를 알 수 있지요. 또한 다양한 연구들에서 고당부하 식품과 다양한 암과의 관련성을 제시하고 있습니다. 고당부하 식품 섭취는 위암, 대장암 등 소화기계 암 발생과 관련성이 있고, 자궁내막암, 췌장암의 발생률도 살짝 증가시킬 수 있습니다.

2. 트랜스지방

트랜스지방은 인공적으로 만들어진 지방입니다. 식물성 기름을 수소와 화학반응을 일으켜 고체 상태의 지방으로 만든 것이죠.

만성염증을 줄이는 식품 선택법 중 가장 중요한 요소 한 가지를 꼽으라면, 트랜스지방을 먹지 않는 것이라고 할 정도로 트랜스지방은 만성염증과 관련성이 매우 높습니다. 미국에서 1976년부터 121,700명의 어마어마한 수의 간호사를 등록해서 구축한 NHS(Nurse Health Study) 코호트를 분석한 연구에서 트랜스지방 섭취량과 체내 염증 지표와의 관련성을 살펴보았습니다. 이 연구에서 트랜스지방 섭취가 많을 경우 C반응성단백질과 인터루킨-6와 같은 염증 지표 수치가 증가하는 것을 관찰할 수 있었는데, 이는 트랜스지방 섭취와 체내 염증과의 관계를 객관적으로 보여 줍니다. 트랜스지방에 대해서는 2부에서 매우 자세히 다루도록 하겠습니다.

3. 잔류 농약

농약은 농산물을 벌레들로부터 보호하기 위해 사용되며, 유기인제제가 많이 쓰입니다. 과일, 채소, 곡물, 올리브, 카놀라와 같은 식품뿐만 아니라 꽃과 면, 풀과 같이 비식품에도 농약이 사용되는데, 특히 유기인제제인 말라치온(Malathion)과 클로르피리포스(Chlorpyrifos)가 모든 과일, 채소와 곡물에 사용됩니다. 그리고 육류나 유제품에서는 잔류 농약이 발견되진 않지만, 가축의 먹이로 쓰이는 곡물이나 사료에 농약이 사용된다는 사실을 잊어서는 안 되겠죠.

농약이 건강에 미치는 영향에 대한 기존 연구들은 대부분 농부와 같이 직업적으로 농약에 노출되는 사람들을 대상으로 이루어졌습니다. 그래서 보통 사람들이 농약에 노출되는 가장 흔한 경로인 음식 섭취에 대한 연구는 많지 않아요. 그중에서도 대표성이 있는 한 연구에서는 8세에서 15세 사이 아이들의 소변에서 유기인제제 농약 대사물 수치가 높게 나타날 때 주의력저하 과다행동장애가 증가하는 것을 볼 수 있었습니다. 잔류 농약이 많은 식품을 섭취했을 때 아이들의 주의력 등에 영향을 줄 수 있다는 것을 보여 주죠.

특히 영아, 성장기 어린이, 임신하거나 모유 수유 중인 여성, 가임기 여성들이 농약으로 인한 건강 문제가 발생할 수 있는 위험군입니다. 잔류 농약이 많은 식품에는 사과, 셀러리, 파프리카, 복숭아, 딸기, 포도, 시금치, 오이, 블루베리와 감자, 케일 등이 있으니, 특히 이러한 식품들은 친환경 식품으로 구입하는 것이 현명한 선택이에요.

또 다른 연구에서는 유기농산물이 아닌 일반적인 식품을 먹은 어린이들의 소변에서 유기인제제 농약의 대사물 수치가 높았습니다. 그러나 유기농산물로 바꿔서 먹이자 소변으로 측정한 농약 대사물 수치가 바로 떨어지는 것을 확인할 수 있었죠. 이러한 연구 결과를 보면, 특히 어린이들의 경우 가능하다면 유기농산물을 먹는 것이 농약에 대한 노출을 줄이는 효과적인 방법임을 알 수 있습니다. 하지만 유기농산물은 가격이 너무 비싸죠. 그래서 좀 더 경제적인 방법은 농약을 많이 사용하는 식품은 유기농산물로 구입하고, 농약을 많이 사용하지 않는 식품은 일반적인 식품으로 구입하는 거예요. 농약을 많이 사용하는 식품과 그렇지 않은 식품의 분류는 2부 10장 '염증을 줄이는 조리법'에서 다룰 것입니다. 그 식품들을 확인해 보고 거기에 나온 세척법을 활용해서 잔류 농약을 최대한 제거하도록 하세요.

내 몸에 있지 않았던 물질들이 만성염증을 일으킨다

정리하자면, 가공식품의 식품 첨가물이나 트랜스지방, 그리고 농산물의 잔류 농약, 축산물의 항생제나 호르몬, 생선의 중금속 등 내 몸에 원래 있지 않았던 것들이 몸속에 들어오면 이에 대한 대응 과정으로 면역 반응이 일어나 활성산소가 발생하고, 이로 인해 정상 세포까지 상처를 입어 면역 반응이 지속되는 상태가 됩니다. 이러한 상태가 바로 만성염증이지요.

이처럼 우리가 먹는 것과 만성염증 사이에는 큰 관련성이 있습니다. 이 책에서는 일상 속 먹거리와 만성염증과의 관계를 중점적으로 다루고자 합니다. 더 나아가 만성염증을 예방하고 치유하는 항염증 식사법을 기준으로 식품 선택에서부터 조리, 소화와 흡수를 높이는 법에 이르기까지 일상생활 속에서 실천할 수 있는 구체적인 방법에 대해 집중적으로 다루도록 하겠습니다.

3.
항염증 식사법이
만성염증을 치유합니다

지금까지 여러 질환의 배후에 있는 만성염증을 일으키는 원인들에 대해 살펴봤습니다. 만성염증은 약이 아니라 생활 속 작은 실천을 통해 예방하거나 치유할 수 있다는 것도 알게 되었죠. 그렇다면 만성염증을 줄이고 예방하기 위해서 우리는 구체적으로 어떤 생활 습관을 가져야 할까요?

만성염증을 줄이는 생활 습관
줄이고, 걷고, 숨 쉬자

1. 체중이 아닌 체지방을 줄이자

앞에서 살펴봤듯이 우리 몸속 잉여 칼로리인 지방이 많아지면 나쁜 염증이 급격하게 늘어납니다. 우리 몸의 면역 세포가 지방 세포를 이물질로 인식해서 공격하는 일종의 자가 면역 반응 때문이지요. 비만인 사람들의 지방 조직에는 대식세포와 같은 면역 세포들이 늘어나 있고, 혈액 속에는 종양괴사인자나 인터루킨과 같은 염증지표들이 증가하는 것을 볼 수 있는데, 이러한 염증 반응을 대변해 줍니다. 지방 중에서도 특히 내장 지방은 고지혈증, 고혈당, 동맥경화증 발생과 매우 관련성이 높은데요, 그래서 단순히 체중을 줄이는 것이 아니라 정확히는 체지방, 체지방 중에서도 내장 지방을 태워야 합니다.

내장 지방량은 허리둘레를 통해 추측할 수 있어요. 허리둘레가 여성은 85cm(33.5인치), 남성은 90cm(35.4인치) 이상이면 복부 비만으로 판단합니다. 복부 비만은 복부에, 엄밀히 말하면 아래 그림에서 보듯이 밖에서 보이지는 않지만 복강 안 내장 주변으로 지방이 곳곳에 많이 끼어서 겉으로 허리둘레가 늘어난 것처럼 보이는 상태입니다. 즉 복부 비만이 있으면 내장 지방이 많다고 생각해 볼 수 있지요. 그렇기 때문에 다른 부위보다 복부 비만이 있을 때 대사 증후군, 당뇨, 심혈관 질환과 같은 다양한 성인 만성 질환의 발생률이 훨씬 높아집니다. 그래서 허리를 날씬하게 하는 것이 옷맵시만이 아니라 건강을 위해서도 매우 중요한 일이랍니다.

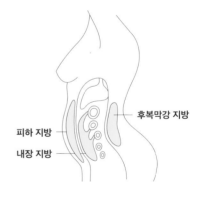

316명의 60세 이상 과체중 또는 비만 환자에서 식사와 운동을 통해 체지방을 줄였을 때 혈중 C반응성단백질과 인터루킨-6, 종양괴사인자 등의 염증 지표들이 감소하는 것을 볼 수 있었습니다. 땀을 흘리는 유산소 운동과 함께 근력 운동을 병행해서 체지방은 줄이고 근육량은 늘리는 것이 만성염증을 예방하는 방법이 됩니다. 근육량이 증가하면 가만히 있어도 열량을 소비해 주는 기초대사량이 늘어나 줄인 체지방을 유지하는 데 도움이 되는 거죠.

제 진료실에서는 언젠가부터 여성 환자분들의 치료 목표를 원피스 입기

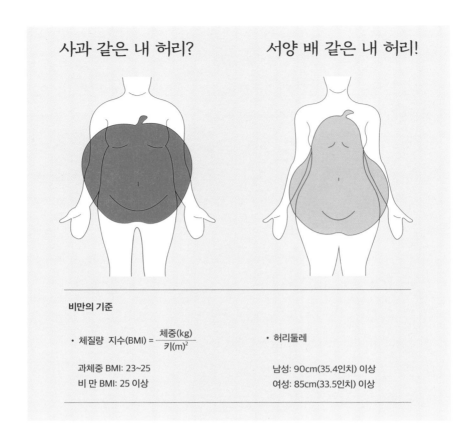

사과 같은 내 허리?　　　　　서양 배 같은 내 허리!

비만의 기준

· 체질량 지수(BMI) = $\dfrac{체중(kg)}{키(m)^2}$

　과체중 BMI: 23~25

　비 만 BMI: 25 이상

· 허리둘레

　남성: 90cm(35.4인치) 이상

　여성: 85cm(33.5인치) 이상

로 정하고 있습니다. 그럴 때면 "어머, 선생님 어떻게 아셨어요? 처녀 적 입었던 원피스 한번 입어 보고 싶었는데……."라며 자신의 마음을 들킨 것에 대한 수줍음과 내심 그랬으면 좋겠다는 기대감 섞인 반응이 되돌아옵니다. "몸무게를 줄이자, 건강을 위해 노력하자."는 말보다 원피스를 입어 보자는 목표만큼 마음에 확 와닿고 동기 부여가 확실히 되는 목표가 없는 듯합니다. 저 또한 50대의 환자에게서 설레는 소녀의 모습을 보는 것이 즐겁고 왠지 마음이 뭉클해집니다.

　운동을 많이 하면 근육 무게가 증가하기 때문에 체중 변화는 별로 없는 경우가 많습니다. 그러니 몸무게보다는 허리선이 들어가는지, 예전보다 바지를 입을 때 허리가 편안한지 등을 체지방 감소의 기준으로 삼아 보세요. 옷맵시도 나고 동기 부여도 되면서 훨씬 재미있게 체지방 줄이기를 할 수 있습니다.

2. 뛰지 말고 걷자 - 하루 20분 저중강도의 규칙적 운동

규칙적인 운동은 염증과 관련된 지표들의 수치를 좋게 만들지만, 갑자기 하는 과도한 운동은 오히려 염증을 일으킵니다. 자신에게 적절한 정도의 운동을 최소 하루 20분 정도 규칙적으로 하는 것이 염증 예방에 효과적이죠.

앞에서 살펴본 것처럼, 갑작스러운 고강도의 운동은 염증 지표를 100배 이상 증가시키는 반면, 꾸준히 하는 저-중강도의 운동은 C반응성단백질이나 인터루킨-6와 같은 염증 지표를 감소시킵니다. 염증의 측면에서는 갑자기 과도한 운동을 하기보다 평소 꾸준히 조금씩 활동량을 늘리는 것이 낫다고 할 수 있지요. 대중교통 이용하기, 엘리베이터 말고 계단 이용하기와 같이 생활 속 움직임을 늘리는 것도 운동만큼 효과적입니다.

염증뿐만 아니라 비만, 고혈압, 당뇨 등 다양한 대사 질환의 기저 원인인 인슐린 저항성을 좋아지게 하는 것도 바로 운동입니다. 운동에 쓰이는 에너지를 만들어 내기 위해 세포가 영양소를 소모할수록 당과 지질과 같은 영양소가 더 필요하기 때문에, 세포는 인슐린 호르몬에 대해 반응도를 높입니다. 혈액 속에 정체되어 있던 영양소가 들어올 수 있도록 인슐린 호르몬에 민감하게 반응해 세포의 문을 더 활짝 열게 되는 거죠.

그렇다면 나에게 맞는 저-중강도의 운동 강도는 어떻게 알 수 있을까요?

운동 강도를 알아보기 위해서는 일반적으로 운동 중 심박수를 측정하는데, 이는 별다른 도구 없이 비교적 간단하고 정확하게 운동 강도를 알아볼 수 있는 좋은 지표입니다. 한번 따라 해 보세요. 운동을 하다가 힘이 든다고 여겨질 때쯤 잠시 동작을 멈추고 안정을 취하면서 심박수를 측정해 봅니다. 손목의 동맥(요골동맥, 엄지손가락 아랫부분 가까이에 있는 팔목 안쪽)이나 목 옆 부위의 동맥(경동맥, 목의 후두 부분 양 측면)에 검지와 중지를 가볍게 대고 맥박을 확인합니다. 10초 동안 맥박이 뛰는 횟수를 센 후 그 맥박 수에 6을 곱해 1분간 심박수를 추정할 수 있습니다. 예를 들어 10초 동안 맥박이 30회 뛰었다면 6을 곱해 180회가 1분 심박수가 됩니다.

이렇게 힘이 들 정도의 상태에서 재는 1분 동안의 심박수를 최대 심박수라고 하는데, 미국스포츠의학회(American college of sports medocine)는 최대 심박수의 40~70% 범위 안에서 심박이 뛸 정도의 운동을 저-중강도 운동으로 제안하고 있습니다. 예를 들어 최대 심박수가 200회인 사람에게는 40~70% 범위인 80~140회 정도로 심박이 뛰는 운동이 저-중강도 운동이라는 것이지요. 염증 예방을 위해서는 자신의 상태에 맞는 저-중강도의 운동을 알아내어 매일 지속적으로 20분~30분 정도 하는 게 가장 좋습니다.

개개인마다 운동 강도가 다를 수 있겠지만, 최대 심박수 측정이 어려울 경우 대략적으로 다음의 분류를 활용해 나에게 알맞은 운동을 선택해 보세요.

강도별 운동 종류

운동 강도(10분 기준)	운동 종류
저강도	산책, 자전거 타기(보통 속도), 스트레칭 체조, 춤, 볼링, 요가, 골프
중등강도	에어로빅, 계단 오르내리기, 팔 굽혀 펴기 자전거 타기(빠른 속도), 스키, 탁구, 테니스, 배드민턴, 배구
고강도	수영, 조깅, 농구, 윗몸 일으키기, 줄넘기

운동하려고 헬스클럽
회원권부터 끊고 있나요?

사람들은 보통 지금부터 운동해야지, 라고 결심하고 나면 일단 헬스클럽부터 가야 한다고 생각합니다. 그런데 만성적인 피로와 면역력 저하 상태에서는 운동을 하기 위한 체력 자체가 안 되는 경우가 많습니다. 대부분 회원권은 끊었지만 손 하나 까딱하기 귀찮다고 하지요.

저는 그럴 때 이렇게 말씀드립니다. 게을러서가 아니라 몸을 움직일 정도의 기운이 나지 않아서라고요. 이럴 때는 무리해서 움직이지 말고 일단 피로감 해소를 위해 휴식을 취하는 게 우선입니다. 운동은 집에서의 활동량을 늘리고 걷기 정도로 시작해도 됩니다.

기초 체력이 안 되는 상태에서 하루 이틀 상대적으로 고강도의 운동을 하고 나서 곧 포기해 버리는 것은 의지력이 없기 때문이 아니니, 괜히 자책하지 마세요. 다른 사람들에게는 괜찮을지 모르지만, 자신의 현재 컨디션에서는 너무나 강도 높은 운동을 하려 했기 때문이라 생각하면 됩니다. 이러한 운동은 염증을 증가시키기 때문에 도움이 되기는커녕 오히려 건강에 해가 되지요.

일단 휴식부터 취하고 서서히 걷기부터 시작하시기 바랍니다.

3. 깊고 느리게 숨 쉬자 - 복식 호흡

앞에서 살펴본 것처럼 스트레스로 인한 교감신경 흥분은 염증을 증가시킵니다. 이와 반대 작용을 하는 부교감신경을 활성화시키는 것이 염증을 줄이는 데 도움이 되지요. 부교감신경과 관련된 미주신경(Vagus Nerve)을 활성화하면 염증 사이토카인인 종양괴사인자가 감소하는 것을 관찰할 수 있어요. 미주신경을 활성화해 몸의 이완을 돕고 염증을 줄이는, 간단하면서도 매우 효과적인 방법이 바로 복식 호흡입니다.

최근에 나온 약 중에 종양괴사인자 억제제(TNF inhibitor)는 염증 관련 사이토카인인 종양괴사인자를 억제해 류머티즘 관절염이나 염증성 장 질환 등 만성염증성 질환에 효능이 있다고 알려져 있습니다. 하지만 자연스러운 염증 과정을 억제하는 약의 기전 때문에 어쩔 수 없이 면역 억제가 일어나, 암이 발생하거나 감염과 같은 부작용이 매우 드물게 있을 수 있으며, 약값 또한 매우 비쌉니다. 그러니 복식 호흡법이 종양괴사인자를 감소시킨다는 연구 결과를 봤을 때, 이렇게 쉽고 유익한 호흡법을 평소에 시도해 보지 않을 이유가 없겠죠? 더구나 공짜잖아요.

이 책 뒤편의 참고 자료에 수록되어 있는 앱을 통해 호흡법을 익힐 수 있습니다. 복식 호흡의 일종으로 '478 호흡법'을 배워 일상에서 활용해 보세요. 들숨, 멈춤, 날숨을 4:7:8의 비율로 호흡하는 방법으로, 애리조나대학교 통합의학센터의 앤드루 와일 박사가 동양적인 호흡법을 과학적으로 정리한 것이랍니다. 숨을 들이마시는 들숨일 때 교감신경이 활성화되고 숨을 내쉬는 날숨일 때 부교감 신경이 항진되는데, 들숨보다 날숨을 길게 해서 부교감 신경을 항진시키는 기법이죠. 부교감 신경을 항진시켜 염증을 낮추고 긴장도를 줄여 불안, 불면 등에도 더불어 도움이 됩니다. 많은 환자분들이 도움이 받고 있고 굉장히 쉬우니 꼭 한번 연습해 보세요.

맛있게 먹고도 건강한 항염증 식사

흔히 어떤 식품을 먹어야 건강에 좋겠냐는 질문을 많이 합니다. 분명한 것은 만병통치약 같은 역할을 하는 한 가지 식품은 없다는 것입니다. 하지만 어떻게 먹는가에 따라서 결과는 아주 많이 다르죠. 식습관은 병을 일으키기도 하고 예방하기도 하며 치료에도 영향을 줍니다. 뻔한 말 같지만, 균형 잡힌 식습관, 즉 음식의 양이 아니라 질을 선택하는 것이 정말 중요합니다.

약이 되는 밥상 1 - 소식(小食)

염증을 줄이고 노화를 방지하는 데 가장 많이 효과가 입증된 식사법은 무엇일까요?

바로 소식(小食), 적게 먹기입니다.

1934년, 칼로리를 적게 섭취했을 때 쥐의 수명이 두 배 이상 증가하는 것을 관찰한 실험 이후 노화 예방에 대한 연구가 촉발되었습니다. 소식, 즉 칼로리 섭취를 줄였을 때 여러 연구에서 공통적으로 노화의 생물학적 속도가 늦춰졌고, 심혈관질환이나 당뇨병 등 만성염증성 질환이 줄어들었죠.

칼로리 제한, 즉 소식은 어류, 설치류, 개를 포함한 다양한 종에서 평균 수명과 최대 수명 모두를 증가시키는 것으로 드러난 몇 안 되는 식이요법 중 하나예요. 인간의 건강에 미치는 영향에 대해서는, 수명이 긴 종의 특성상 아직 완전히 결론이 나지는 않았지만 지금까지의 연구 결과는 긍정적입니다. 인간과 가장 유사한 포유류인 원숭이를 대상으로 한 연구에서, 영양 부족은 없으면서 칼로리는 제한한 식이를 했을 때, 원숭이의 수명이 늘어났을 뿐만 아니라 심혈관 기능, 혈당 조절 등 전반적인 건강에도 유익한 효과가 나타났습니다. 이러한 효과가 왜 발생하는지 그 메커니즘은 아직 완전히 이해되고 있지는 않은데요, 음식물을 먹었을 때 세포에서 대사가 일어나면서 발생하는 반응성 활성산소나 그 외 부산물의 축적이 적기 때문인 것으로 보고 있어요. 또한 잉여 칼로리가 남지 않아 전신 염증을 유발하는 지방 조직이 쌓이지 않는 것도 유익한 영향을 주겠죠. 유의해야 할 점은 소식을 할 경우 칼로리는 줄여도 영양적으로는 부족하지 않아야 건강에 득이 된다는 것입니다.

그러나 칼로리 제한을 실제로 실천하기는 그다지 만만치 않습니다. 무턱대고 음식 섭취량을 줄이는 것이 바로 원푸드 다이어트나 극단적인 초저열량 다이어트인데, 적게 먹으니 살이 빠지지만 몸에 필요한 영양소가 결핍되고 근육까지 소모되어 건강에 좋지 않고 요요로 체중이 더 늘어나지요. 그래서 극단적으로 적게 먹는 것으로 시작하지 말고, 일단 과식과 야식을 줄여 칼로리 과다 섭취를 줄이는 것이 우선입니다. 이후에 평소 먹던 양보다 조금씩 줄여나가는 것으로도 충분합니다.

약이 되는 밥상 2 - 지중해식 식사

세계 곳곳 다양한 식문화가 발달해 있지만, 그중 지중해식 식사가 만성염증과 심혈관 질환 예방과 관련하여 가장 많이 연구가 되었습니다. 지중해식 식사는 채소, 과일, 통곡류, 해산물, 견과류, 저지방 유제품 등이 균형 잡히게 구성된 식사예요. 고혈압, 당뇨와 같은 심혈관 질환 예방에 도움이 되는 식습관으로 권장되고 있고, 유방암이나 대장암 등의 암의 발병률을 낮추는 것으로도 알려져 있답니다.

여러 연구에서 지중해식 식사가 만성염증을 줄일 수 있다는 것이 객관적으로 확인되었습니다. 그중 그리스의 3,000명 이상 남녀를 대상으로 한 연구에서 지중해식 식사를 좀 더 철저히 지킬수록 혈압 및 체질량지수와 C반응성 단백질, 종양괴사인자, 인터루킨과 같은 염증 관련 지표들이 감소하는 것을 볼 수 있었죠.

이탈리아의 172개 센터에서 심근경색증을 가지고 있는 19세에서 90세까지의 남녀 환자 11,323명을 대상으로 한 연구도 주목할 만합니다. 이 연구에서는 참가자들에게 지중해식 식사 구성 요소인 생선, 과일, 생채소나 익힌 채소, 올리브 오일 섭취를 늘리라고 교육하였습니다. 그리고 6개월, 18개월, 42개월마다 이 다섯 가지 식품의 섭취 횟수를 파악하고 통계적으로 사망의 상대적 위험도를 계산했어요. 긴 수명과 연구 기간 등을 고려해서 실제 사망이 아니라 사망의 위험도를 통계적으로 구하는 것이죠. 흥미롭게도 다섯 가지 식품의 섭취를 늘리도록 하는 간단한 교육만으로도, 참가자들의 식품 섭취 행태가 전반적으로 개선되었음을 확인할 수 있었는데, 이는 우리에게도 시사하는 바가 큽니다. 사람들에게 어떻게 먹어야 하는지 교육을 하는 것만으로도, 크진 않더라도 어느 정도 건강이 개선될 수 있다는 것을 보여 주는 연구니까요. 또 이는 제가 이 책을 쓰는 이유기도 합니다.

또한 이 실험에서 다섯 가지 식품 모두 각각의 섭취 횟수를 늘리자, 섭취를 안 하는 경우와 비교해서 사망 위험도가 감소했습니다. 심근경색증 환자들이 생채소를 일주일에 2~3회 섭취할 때 그렇지 않은 사람들과 비교하여 사망 위험도가 약 30% 감소했고, 하루에 한 번 이상 섭취해서 생채소를 더 많이 먹으면 사망 위험도가 약 40%가 감소했습니다. 즉 채소를 많이 먹으면 먹을수록 사망 위험도가 감소했던 것입니다.

그럼 하루에 여러 번 섭취해서 채소 섭취량이 더 늘어나게 하면 어떻게 될까요? 약 60% 이상 사망 위험도가 감소한다는 것을 예측할 수 있었습니다. 생채소 외에 익힌 채소, 생선, 과일도 모두 유사한 결과를 보였습니다. 다섯 가지 식품에 대한 섭취 빈도가 가장 적은 군과 비교하니, 건강한 식품 섭취를 많이 한 사람들의 사망 위험도가 약 50% 정도 감소하는 결과를 보여 주었습니다. 건강한 식품을 많이 섭취하면 사망 위험의 가능성도 절반으로 줄어든다는 것입니다.

약이 되는 밥상 3 - 항염증식사

특정 영양소나 식품이 아니라, 과학적인 연구 결과들을 기반으로 염증을 줄이는 식품을 선택하여 한 끼 식사를 구성할 때 우리 몸의 염증이 줄어들 수 있습니다. 이것을 '항염증식사'라고 합니다.

"맛있게 먹고도 건강할 수 있다!"

항염증식사를 통해 제가 얘기하고자 하는 것은 바로 이것입니다.

언젠가부터 먹는다는 것이 '즐겁고 맛있게 먹는' 가장 기본적인 측면에서 멀어져, 일상적으로 지속하기 어려운 규칙을 신념처럼 지켜야 하는 고뇌의 과정이 된 것 같습니다. 영양 균형과 건강은 무시한 채 칼로리와 체중 변화만을 따지는 해괴한 다이어트법들이 유행하는 요즘이지요. 하지만 굳이 어렵게 극단적인 방법을 따르지 않아도, 식사 때마다 조금 다른 선택을 한다면 맛있고

즐겁게 먹으면서도 건강할 수 있습니다. 매스컴에서 다양한 식사법들과 식품이 유행처럼 소개될 때, 만성염증의 관점에서 이를 스스로 평가한 후 합리적인 판단을 하셨으면 합니다. 내 몸을 가지고 함부로 실험을 할 수는 없는 노릇이지요.

이제 본격적으로 항염증 식사의 구성 요소에 대해 살펴보기 전에 마지막으로 당부할 점은, 건강 기능 식품은 식품을 대신할 수 없다는 것입니다.

영양제를 한주먹 복용하는 50대 여성과 30대 남성이 저를 찾아온 적이 있습니다. 광고도 많이 접하고 해외여행을 다녀온 지인들에게 선물로 받기도 하고 해외 직구로 쉽게 구입할 수 있다 보니, 영양제가 하나둘 늘어서 거의 한주먹을 드시고 있었는데요. 왜 그렇게 많이 먹는지 이유를 보면 그 대답도 다양합니다. 그중에서 이분들은 최근 식품 안전성 문제를 다루는 뉴스가 많이 나오면서, 음식보다 영양제가 더 안전하고 확실하다고 생각해서 영양제를 밥처럼 드시는 분들이었습니다. 또한 비타민 A와 D 등 몸에 축적되는 지용성 비타민이나 고용량이 되면 부작용이 있을 수 있는 미네랄류와 아미노산류, 호르몬이 섞인 영양제를 몇 년째 복용하면서, 오히려 위장 장애와 간 기능 저하 등 부작용으로 저를 찾아오는 경우도 있었습니다. 이럴 때 제가 하는 일은 영양제는 꼭 필요한 것만으로 최소화하고, 나머지는 되도록 식품으로 바꾸도록 돕는 것입니다. 처음 만났을 때 20알 정도의 영양제를 드시며 A4 용지에 빼곡히 영양제 리스트를 작성해 집착에 가까운 모습을 보이셨던 분이, 영양제를 최소한으로 줄이고 건강 불안증에서 조금씩 벗어나기도 했습니다.

영양제가 음식보다 효과가 크다고 생각하기 쉽지만, 주의할 점은 항산화 효과가 있다고 알려진 물질들 대부분이 시험관 실험이나 동물 실험에서 확인되었을 뿐이라는 겁니다. 세포나 동물 실험에서 효과가 있었다고 해도 사람에게

가장 좋은 영양제는 식품입니다

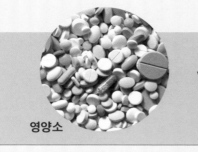 VS.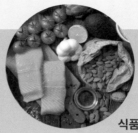

영양소	식품
칼슘	케일, 두유, 참깨, 아몬드, 두부, 브로콜리, 요거트, 우유
엽산	통곡, 시금치, 브로콜리 완두콩, 아보카도, 오렌지 주스
마그네슘	콩류, 씨앗류, 두부, 시금치, 우유 호박, 해바라기씨, 연어
철분	콩류, 붉은 육류, 호박씨, 시금치, 감자(껍질째)
칼륨	오렌지, 바나나, 토마토, 감자, 수박 시금치, 콩류, 생선, 말린 과일
안토시아닌	빨간 사과, 빨간 피망, 체리, 가지, 매실, 레드 와인
카로티노이드	당근, 호박, 빨간 피망, 노란 피망 살구, 복숭아, 시금치, 고구마
인돌	양배추, 브로콜리, 케일, 콜리플라워
루테인-제아잔틴	사과, 아보카도, 브로콜리, 당근 샐러리, 완두콩, 케일, 파슬리, 시금치
오메가-3 지방산	고등어, 연어, 청어, 호두, 대두, 아마씨
식이섬유	수용성: 사과, 배, 오트밀 불용성: 통곡, 옥수수, 미강
비오틴	달걀, 생선, 간, 오트밀, 헤이즐넛 땅콩버터, 호두, 요구르트
라이코펜	토마토, 수박
플라보노이드	녹차, 아보카도, 버섯, 케일, 콩 아스파라거스, 와인, 양파, 사과

도 마찬가지로 효과가 있다고 충분히 증명된 것은 극히 일부에 지나지 않지요.

　또한 음식에서 효과가 있다고 알려진 영양소 성분을 고농도로 만든 것이 영양제이지만, 반드시 식품을 먹을 때와 같은 결과를 얻지는 않습니다. 예를 들어 비타민 A나 D는 부족할 때 건강에 문제를 일으키지만 과잉 섭취해도 독성을 일으킵니다. 당근에 풍부한 베타카로틴이란 성분은 항암 효과가 높고 눈 건강에 좋다고 알려져 있는데, 식품으로 섭취했을 때에는 폐암 예방 효과가 있지만, 흡연자가 영양제 형태로 따로 섭취하면 오히려 폐암 발생률을 높일 수 있어요. 그런 이유로 뉴스에서 영양제 성분에 대해 어떤 때는 효과 있다고 했다가 몇 달 후에는 효과가 없다고 결과가 뒤집어지는 해프닝이 발생하게 되죠.

　더구나 영양제는, 어느 정도를 복용해야 효과가 나타나는지 아직 잘 알지 못합니다. 인체에 대한 효과를 증명하려면 수십 년간 경과를 관찰해야 해서 검증하기가 어렵기 때문이지요.

　하지만 특정 성분을 고용량으로 만든 영양제가 아니라 여러 다양한 성분이 조화롭게 구성된 식품 그 자체를 먹는다면, 과잉 섭취할 일이 거의 없고 영양 성분 외에도 다양한 효과를 얻을 수 있어요. 젓가락과 같은 도구를 사용해서 음식물을 입에 넣고, 이로 씹고 소화하는 과정에서 식품의 영양 성분 섭취는 물론, 우리 몸의 다양한 기능을 항진시키고 유지시키는 역할도 하고요. 또 개별 성분으로 구성된 영양제와 달리 채소와 과일에는 항산화, 항염증 작용을 하는 비타민, 미네랄, 식이섬유, 여러 가지 파이토케미컬이 이상적으로 조합되어 있으니, 되도록 자연식품 자체로 섭취하는 게 좋지요. 영양제는 식품 자체로 섭취하기 어렵거나 질병이 있어 소화 흡수가 잘 안 될 때 보조적으로 선택하시면 됩니다.

항염증 식사 자가진단 체크리스트

일주일간 자신의 식생활은 대체로 어떤지 다음 문항에 각각 체크해 보고 평가해 봅니다	해당 칸에 ○ 표시		
	일주일에 ( )일 지킨다		
규칙적인 시간에 식사를 한다	1~2	3~5	6~7
아침 식사는 꼭 먹는다	1~2	3~5	6~7
식사량은 언제나 적당히 한다(과식하지 않는다)	1~2	3~5	6~7
즐거운 마음으로 천천히 식사를 한다(15분 이상/회)	1~2	3~5	6~7
음료수가 아닌 깨끗한 물을 충분히 마신다	1~2	3~5	6~7
지방이 없는 건강한 단백질(콩, 두부, 껍질을 벗긴 가금류, 생선)을 섭취한다	1~2	3~5	6~7
건강한 탄수화물(현미, 잡곡, 견과류)을 섭취한다	1~2	3~5	6~7
건강한 지방(견과류, 올리브유, 들기름, 연어, 등 푸른 생선)을 섭취한다	1~2	3~5	6~7
다양한 색깔의 제철 채소(해조류 포함)와 과일을 섭취한다	1~2	3~5	6~7
청국장, 낫또, 요거트 등 다양한 발효 식품을 섭취한다	1~2	3~5	6~7
간식으로 가공식품이 아니라 과일, 견과류 같은 자연식품을 적당량 섭취한다	1~2	3~5	6~7
거의 매일 외식을 한다	예	가끔	아니오
매일 가공식품(라면, 과자 등)이나 패스트푸드(햄버거, 피자 등)를 먹는다	예	가끔	아니오
매일 동물성 기름이나 가공육류(햄, 소시지 등)를 먹는다	예	가끔	아니오
매일 짠 음식(젓갈, 장아찌 등)이나 화학조미료를 섭취한다	예	가끔	아니오
매일 단 음식(설탕, 음료수 등)을 섭취한다	예	가끔	아니오
매일 카페인이 든 음료(커피, 차 등)를 하루 3잔 이상 마신다	예	가끔	아니오
매일 과음 및 잦은 음주를 즐긴다	예	가끔	아니오
매일 담배를 피운다	예	가끔	아니오
규칙적인 운동을 거의 하지 않는다	예	가끔	아니오
체크한 칸의 개수를 괄호 안에 쓰고, 해당되는 점수들을 모두 더하면 총점이 나옵니다	( )×1	( )×3	( )×5
	점	점	점
<총점> 당신의 '항염증 식사' 점수는?	총 점입니다		
<평가> 당신의 '항염증 식사' 점수는?	□ 20~49점 나쁜 편입니다		
	□ 50~79점 보통입니다		
	□ 80~100점 좋은 편입니다		

지금 당신의 식사는 어떻습니까?

왼쪽에 나오는 테스트를 통해 일주일간의 식사를 대략적으로 평가해서 자신의 항염증 식사 점수를 체크해 보세요.

이 항염증 식사 자가진단 체크리스트는 건강 식습관 관련 보건복지부 설문과 애리조나대학교 통합의학센터 앤드루 와일 박사의 항염증 식사 피라미드를 한국적 상황에 맞게 재구성한 설문입니다. 식습관을 평가하는 방법이야 다양하겠지만 스스로 전체적인 식습관을 비교적 간단히 평가할 수 있어서 제가 선호하는 방식인데요. 변화를 위한 첫 번째 과정으로 현재 상태를 정확히 평가해 보시길 권합니다. 그리고 몇 주, 또는 몇 달의 간격을 두고 반복 체크하면서 식습관 변화를 스스로 평가하는 데 활용할 수도 있습니다. 잘 이해 안 되는 항목이 있다면 항염증 식사의 구성 요소들 각각에 대해 자세히 다룬 2부의 내용들을 참고해도 좋습니다.

이 체크리스트의 20개의 항목은 항염증 식사 및 생활 습관에서 중요한 요소들로 구성되어 있습니다. 의외인 것은 어떤 식품을 먹느냐보다 어떻게 먹느냐에 대한 질문들이 체크리스트의 앞쪽에 많이 배치되어 있다는 것입니다. 그만큼 중요하다는 것이죠.

흔히들 무엇을 먹어야 되느냐는 질문으로 개별 식품에 중점을 두기 쉽지만, 실제 환자들을 진료하다 보면 무엇을 먹느냐보다 어떻게(규칙적으로 골고루) 먹느냐가 건강의 측면에서 더 중요하다는 것을 경험하게 됩니다. 그래서 항염증 식사에 있어 규칙적인 식사가 매우 중요하지요. 특히 아침 식사를 제대로 먹지 않으면 하루의 식사 패턴이 무너지게 되고 점심 식사의 폭식, 달달한 간식 섭취 등 여러 가지 문제들이 동반됩니다. 결국 과다 칼로리 섭취로 염증을 일으키는 체지방이 증가하게 됩니다.

천천히 식사하는 것도 항염증 식사를 평가할 때 중요합니다. 실제로 제 환자 중 한 분은 천천히 식사하는 것만으로 5kg 이상을 줄이신 분이 계셨는데요. 천천히 먹게 되면 다음과 같은 장점이 있습니다.

음식을 먹고 위가 채워진 후 뇌에 포만감 신호가 전달되는 데는 어느 정도의 시간이 필요한데, 급하게 먹을 경우 포만감 신호가 전달되기 전에 이미 많은 양을 먹게 됩니다. 반대로 천천히 먹으면 포만감 신호가 충분히 전달되어 적절한 양을 먹어도 배가 부르게 되고, 포만감 신호가 전달된 뒤에는 음식이 많이 당기지 않게 되죠. 즉 천천히 먹으면 과식을 피하게 되고, 과식을 안 하면 음식물을 소화하는 데 에너지가 덜 쓰이게 되니, 당연히 덜 피곤합니다. 또한 섭취한 칼로리가 줄어들면 대사 과정에서 발생하는 활성산소와 다양한 부산물들이 적게 만들어지고 산화 스트레스가 줄어들어 체내 염증이 감소합니다.

항염증식사 체크리스트 해석과 액션 플랜

항염증 식사 점수가 보통이거나 나쁜 편인가요? 어떤 항목에서 점수가 많이 감점되었는지 한번 살펴보세요. 보통 많이들 놀라는 경우는 식품 하나하나를 어떻게 먹을지에만 신경 쓰다가 '아침 식사를 한다', '천천히 먹는다', '단 음식을 먹지 않는다'와 같이 전반적인 식습관이 항염증 식사에서 중요한 요소이고 이로 인해 점수가 나빠졌다는 것을 발견하게 될 때입니다.

자취를 하는 학생 K씨의 항염증 식사 점수는 42점이었습니다. 나쁜 식습관의 범주에 해당하고 만성염증을 일으킬 수 있는 점수였는데, 이 학생은 예전에 식사에 거의 신경 쓰지 않고 외식만 하던 때가 있었다고 해요. 그때 결핵을 앓았고 얼마 뒤 흉부 엑스레이상의 석회화로 그 흔적이 발견되었죠. 불규칙한 식사와 영양 불균형으로 인한 면역력 저하가 가장 큰 원인이었던 겁니다.

반면 남편이 당뇨병을 앓아 함께 건강식을 실천하던 중년 여성분은 항염증 식사 점수가 94점이었습니다. 이분은 평소 감기가 잘 걸리지 않고 피곤하더라도 금방 회복된다고 합니다. 노력해서 식사를 개선한 후 남편의 혈당 수치도 많이 좋아졌다고 하고요.

이처럼 항염증 식사 점수가 높다는 것은 전반적인 식습관이 건강하다는 것을 의미합니다. 즉 섭취 식품의 종류가 좋고, 식사를 규칙적으로 하고 있으며, 가공식품을 적게 먹고 있다는 것이지요. 점수가 보통이거나 낮은 경우에는 실망하기보다는 점수가 낮은 항목들을 살펴보고 그 특정 항목을 개선할 수 있도록 노력하면 됩니다. 이때 주의할 점은 점수가 낮은 항목 모두를 한꺼번에 바꾸려면 실천하기가 쉽지 않다는 것인데요, 여러 항목 중에서 가장 간편하고 쉽게 바꿀 수 있으면서 전체 식습관 변화에 미치는 영향이 큰 항목을 찾아내는 것이 도움이 됩니다.

예를 들어, 과식이나 간식 섭취를 많이 하고 아침을 안 먹는 습관이 있는 경우에는, 조금이라도 아침 식사를 하는 습관을 들이면 오전 시간 배고픔이 줄어들어 간식 섭취가 줄고, 점심에 과식이나 폭식이 줄어 도움이 많이 됩니다. 아침을 따로 준비하기 어렵다면, 바나나나 고구마, 달걀 등 준비하기도 쉽고 가지고 다니기도 쉬운 식품들이나 선식 등을 활용하여 자신의 생활 패턴에 맞는 방법을 찾아 시도해 보세요. 그러면 한 가지 변화만으로도 몸의 변화가 매우 크다는 것을 발견하게 됩니다. 지금까지 아주 많은 사람들이 이러한 방법으로 몸의 변화를 가져왔으니, 거창하고 어려운 방법을 힘겹게 하지 마시고 한 번 시도해 보시기 바랍니다.

항염증 식사로 영양 리모델링을!

이제 식품은 배고픔을 채우는 칼로리의 개념에서 대사 조절 기능과 염증 조절을 통해 질병을 예방하고 치유하는 치료적인 개념으로 진화해야 합니다. 항염증 식사를 통해 질병을 예방하고 더 활기차고 건강한 삶을 스스로 만들어 갈 수 있습니다.

푸드테라피의 원리

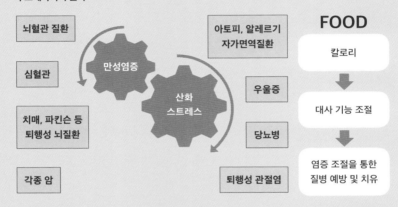

이해를 돕기 위해 우리 몸에 대해 좀 더 알아볼까요?

우리 몸은 60조 개의 세포로 이루어져 있습니다. 또 60%가 수분으로 이루어져 있지요. 이렇게 대부분을 차지하고 있는 수분 속에 60조 개의 세포가 둥둥 떠 있는 상태가 우리 몸이라고 한번 상상해 보세요. 항염증 식사에서 물을 마시는 것이 중요하다고 강조하는 이유를 알 수 있겠죠? 우리 몸의 원활한 기능을 위해 가장 기본적인 것이 충분한 수분 섭취입니다.

우리 몸을 구성하는 세포들은 우리 몸의 뼈와 근육을 구성하고, 걷고 말하는 데 필요한 에너지를 만들고, 기분과 관련된 신경전달물질을 만들어 내며 다양한 기능을 수행합니다. 그런데 이렇게 우리 몸의 기능을 좌우하는 세포들이 3개월 후, 6개월 후, 1년 후에도 같은 세포일까요?

아닙니다!

적혈구는 4개월, 대장 세포는 3~4일, 소장 세포는 일주일, 피부 세포는 2~4주의 라이프 사이클을 가지며 새로 교체됩니다. 이는 1년 전 나의 몸을 구성하고 있었던 세포들이 1년 후인 지금 나에게 하나도 남아 있지 않으며, 모두 새로운 세포로 바뀌어 있다는 놀라운 사실을 알려 줍니다. 그렇다면 새로운 세포로 교체될 때 세포를 구성하는 성분들은 어디에서 오는 걸까요?

바로 우리가 매일매일 먹는 음식으로부터 옵니다. 광합성을 해서 스스로 영양분을 만들어 내는 식물을 제외하고 자연에 있는 모든 존재들은 외부에 있는 음식물을 섭취해야만 하지요. 오늘 내가 어떤 음식을 먹느냐에 따라 며칠, 몇 주, 몇 달 후의 내 몸 세포의 성분이 결정됩니다. 염증을 유발하는 음식을 먹느냐, 염증을 줄이는 음식을 먹느냐에 따라 이후의 세포 건강이 결정되는 것이죠.

이러한 과학적인 이유로 내가 먹는 것이 바로 '나!'인 것입니다. 오늘 내가 먹는 음식이 내일의 나를 만듭니다. 그래서 저는 식사를 바꾸어 질병을 예방하고 건강을 지키는 과정을 '영양 리모델링(Nutrition Remodeling)'이라고 합니다.

자, 지금부터 오늘 나의 음식을 항염증 식사로 구성하는 영양 리모델링을 통해 우리 몸의 세포 하나하나를 건강하게 바꾸어 볼까요?

2부

면역력을 깨우는
한 접시 건강법

"음식으로 치유할 수 없는 병은 의술로도 못 고친다.
음식이 약이 되게 하고, 약이 음식이 되게 하라."

히포크라테스(B.C. 460~B.C. 377)

▷ 만성염증을 일으키는 식품 대신
만성염증을 줄이는 식품을 선택할 수 있습니다.

▷ 만성염증을 줄이는 조리법을 선택할 수 있습니다.

▷ 항염증 식사를 통해 건강을 지키고 질병을 예방합니다.

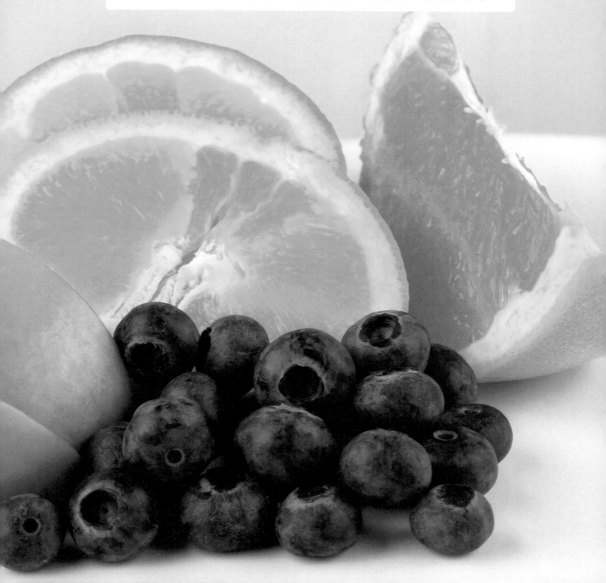

4.
만병통치약 같은 식품 NO
약이 되는 밥상 YES!

건강과 장수를 담보해 주는 특정 식품을 찾으려는 인류의 열망은 어제오늘의 일이 아닌 것 같습니다. 먼 옛날 진시황의 불로초 이야기부터 현재 우리 주변의 신문, TV, 지하철과 잡지의 광고들에 이르기까지 온통 '이것만 먹으면 당신은 젊어지고 건강해진다.'는 문구들이 넘쳐 나니까요. 이러한 문구는 그동안의 몸의 문제를 순식간에 리셋하고 간편하게 건강을 가져다줄 무언가가 필요한 바쁜 사람들의 마음을 파고듭니다.

가장 효과적인 마케팅이 사람들의 두려움과 불안을 건드는 것이라면, 유독 건강과 관련해서는 이 전략이 잘 통하는 것 같습니다. 그동안의 습관 때문에 그다지 건강에 대한 자신감은 없고 병에 걸리지 않을까 걱정이 많은 틈 사이에 두려움 기반의 마케팅이 자리를 잡습니다. 특히 통계청 자료를 보면 백세 인생으로 평균 수명은 길어졌는데 건강 수명은 그대로여서, 결국 병에 걸린 채로 살아가는 시간이 길어진 지금의 상황이 그러한 두려움을 더 키우는 것 같습니다. 조금만 생각해 보면 말도 안 되는 고가의 식품, 건강 기능 식품들이 큰 인기를 끌며 '묻지 마 판매'가 되는 것이 오늘날의 실정입니다.

제가 자신 있게 분명히 말씀드릴 수 있는 것은 '만병통치약 같은 역할을 하는 한 가지 식품은 없다.'는 것입니다. 왜냐하면 건강과 질병의 상태는 오랜 시간에 걸쳐 순간순간 나 자신이 선택한 결과이기 때문입니다.

그렇다고 답이 없는 것은 아닙니다. 지금까지 우리 자신의 선택을 살펴보고, 그동안 건강하지 않았다면 그 선택을 바꾸는 것이 답입니다. 다행히도 앞에서 살펴본 항염증 식사를 통해서 다양한 질환의 원인이 되는 만성염증을 줄여 질병을 예방하고 더 건강하게 할 수 있습니다. 항염증 식사를 기준으로 자신의 식생활을 점검하고 매 순간 선택을 바꾸어 나가면, 어느새 건강은 우리의 삶에 녹아 있게 될 것입니다.

'무엇을 먹을까'에서 '무엇을 먹지 말까'로

선택이 바뀌려면 어떻게 해야 할까요? 우리의 질문이 변화되어야 합니다.

흔히 "뭘 먹어야 하나요?"라는 질문을 많이 하는데 이제는 무슨 특별한 식품을 먹을 것인지 물어서는 안 됩니다. 무엇을 먹을 것인가가 아니라, 다양한 만성 질환의 원인인 만성염증을 줄이기 위해 무엇을 먹지 않아야 하는지, 어떻게 먹어야 하는지에 대한 질문으로 바뀌어야 합니다. 질문이 바뀌면 선택이 바뀌고, 하루하루의 다른 선택으로 결국 우리의 삶과 건강이 바뀌기 때문이죠. 저는 진료실에서, 그리고 강연할 때 늘 이 점을 강조합니다. 이제 이 책을 덮는 순간, 우리의 질문이 바뀌는 것만으로도 아주 큰 변화를 이루게 될 것입니다.

1부에서 만성염증이란 무엇인지 살펴보았다면, 2부에서는 좀 더 구체적으로 만성염증을 줄이기 위한 '한 접시 건강법'에 대해 알아보겠습니다.

1일 1식, 1일 2식…
도대체 하루에 몇 번 식사해야 할까요?

저탄수화물식, 고지방다이어트처럼 특정 영양 성분을 적게 먹거나 반대로 과하게 먹는 극단적인 식사법이 매년 등장합니다. 1일 1식처럼 식사 횟수를 비정상적으로 줄이는 식사법들도 방송에 나올 때면 큰 이슈를 일으키며 우리 밥상을 휩쓸고 지나가지요.

매스컴의 선정주의가 대중들의 건강과 다이어트에 대한 걱정, 관심과 만나 폭발적인 반응을 일으킵니다. 결국 우리의 몸은 그때마다 실험 대상이 되어 혹사당하는 것은 아닐까요?

고령화 사회가 되고 삶의 수준이 높아질수록 건강에 대한 관심도 점점 커지고 있습니다. 시청률을 중시하는 방송 특성상 기본 시청률을 보장해 주는 건강 프로그램만큼 매력적인 분야가 없다고 합니다. 여기저기 비슷한 주제로 의학 예능이 유행하는 현상도 이와 무관하지 않지요. 그러다 보니 점점 더 화제를 불러 모을 수 있도록 미디어에 극단적인 내용이 차고 넘칠 수밖에 없습니다.

그런데 문제는 방송에 나오는 순간, 그 자체로 객관적이고 믿을 만한 내용으로 인식되기 때문에 대중에게 미치는 영향력이 매우 크다는 것입니다. 매체 종류에 따른 신뢰도를 보면 소비자들은 TV 방송을 통해 얻은 정보에 대해 무조건 신뢰하는 경향이 있습니다.

하지만 유행하는 컬러와 스타일을 다 갖춰 입어도 촌스러운 사람이 있듯이, 매년 유행처럼 화제가 되는 식사법과 다이어트법이 누구에게나 다 맞는 것은 아닙니다. 아니, 안 맞는 경우가 더 많습니다. 우리 몸은 내 의지에 따라 자유자재로 고유의 대사와 생리 반응을 선택할 수 없기 때문입니다.

우리 몸은 오랜 세월 하루 세끼를 먹는 것에 맞춰져 있습니다. 극단적으로 한 끼만 먹을 경우 위와 장의 운동, 호르몬 분비를 비롯한 몸의 균형이 깨질 수 있습니다. 세계 3대 장수촌 중 하나인 그루지야의 장수하는 사람들은 1일 4식, 즉 하루에 식사를 네 번 합니다. 하루 식사량을 아침 25%, 오전 간식 15%, 점심 40%, 저녁 20% 정도로 나누어 네 끼를 먹지만, 절대로 과식하지는 않습니다.

식사 시간도 중요한데 특히 아침 식사는 꼭 먹는 것이 좋습니다. 아침 식사를 거르면 하루를 시작하는 에너지가 부족해집니다. 그래서 배가 고파 간식을 먹거나 점심에 폭식과 과식을 하게 되고, 그 이후의 식사에까지 영향을 줍니다. **아침 식사가 하루 전체 식사의 균형을 잡아 주는 역할을 하는 겁니다.**

체중 감량을 하려는 사람들이 흔히 하는 실수가 식사 횟수를 줄이는 것, 그중에서도 아침 식사를 거르려고 하는 겁니다. 저는 이런 분들에게 오히려 안 먹던 아침을 권장하여 식사 횟수를 늘리도록 합니다. 다이어트에서 핵심은 식사를 줄이는 게 아니라 우리 몸의 혈당과 인슐린을 일정하게 유지하는 것이기 때문입니다. 이를 위해서는 폭식과 과식을 하지 않도록 식사를 규칙적으로 하는 것, 특히 아침을 먹는 규칙적인 식사가 필수적입니다. 하루 식사는 일반적으로 아침은 잘 먹고, 점심은 배불리 먹고, 저녁은 적게 먹어야 합니다. 2부의 힐링 스토리를 보면 실제 많은 사람들이 아침을 먹게 되면서 폭식과 야식을 덜 하게 되고 체중이 감소했다는 사실을 확인할 수 있습니다.

매스컴에 대대적으로 특별한 건강 비법이라고 소개가 된다면, 상업적인 것과 연결된 것은 아닌지 한번 따져 보는 습관이 필요합니다. 내 몸과 건강을 위해 좀 더 깐깐해져야겠습니다.

항염증 식사 한 접시 구성 핵심 요약

　진료실에서 환자분들을 보면 식품 하나하나에 대한 정보는 너무 잘 알지만, 막상 한 끼 밥상을 어떻게 구성해야 하는지에 대해서는 막막해합니다. 그 중에는 자신의 지식을 드러내고 싶어 안달인 분들도 있지요. 그분들은 식품을 구성하는 영양소뿐만이 아니라 건강 기능 식품의 특수 성분과 용량까지 줄줄이 꿰고 있는데요, 본인이 먹고 있는 영양제 성분을 노트 한 가득 자세히 기록해 가져오기도 합니다.

　겉으로는 아는 것이 많아 보이나, 정작 알아야 하는 것은 모르거나 어떤 것을 선택해야 하는 상황에서 판단을 제대로 못하는 사람을 '헛똑똑이'라고 하지요. 이처럼 머릿속에서 알고 있더라도 단편적인 조각난 정보만으로는 건강 밥상을 실천하기가 의외로 쉽지 않습니다. 그렇다 보니 밥상을 바꿔 보려는 시도는 결국 실패할 수밖에 없고, 매년 건강 정보는 점점 넘쳐 나는데 주변에 건강해진 분들을 찾아보기는 힘듭니다. 제가 이 책에서 하고자 하는 것은 여러분들에게 식품에 대한 개별 지식을 전달하는 것이 아니라, 여러분들이 그 지식을 활용해서 실제 스스로의 식생활, 나아가 삶을 변화시킬 수 있도록 함께하는 것입니다.

　그런데 막상 한쪽으로 치우쳐진 상업적인 정보에 흔들리지 않고, 공신력 있는 기관의 권고안들을 바탕으로 건강한 식사를 구성해 보려고 하면 쉽지 않다는 것을 발견하게 됩니다. 기존의 권고안들은 대부분 개별 식품의 열량과 영양소 구성에 초점을 맞추고 있어서 정작 한 끼의 식사를 어떻게 구성해야 하는지, 즉 사람들이 정말로 궁금해하는 것에 대한 답을 해 주지 않기 때문입니다. 더욱이 이 책에서 다루고 있는 항염증의 관점에서 정리된 경우도 찾기가 힘듭니다.

　이러한 이유로 이 책에서는, 항염증 식사를 실천하려면 한 끼 식사를 어떻게 구성해야 하는지 누구나 쉽게 이해할 수 있도록, 과학적인 근거들과 권고안들을 정리하여 '한 접시(One Plate)'로 표현해 보았습니다. 아래 제시하는 그림은 하버드 보건대학원에서 제시한 '헬시 플레이트(Healthy Eating Plate)'의 영양 성분 비율과 미국 애리조나대학교 앤드루 와일 박사의 항염증 피라미드를 참조하여, 한국의 실정에 맞는 항염증 식품으로 재구성한 '항염증 식사 한 접시(Anti-inflammatory Plate)'입니다.

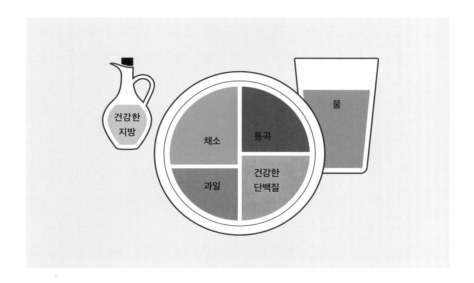

　실제 한 끼 식사를 할 때 이렇게 한 접시 또는 한 상을 준비하면 균형적인 항염증 식사를 할 수 있다는 것을 보여 주어 실생활에서 적용하기 쉬워지도록 했습니다. 항염증 식사의 개념과 원칙에 대해 이 장에서 요약 설명하고, 2부 전반에 걸쳐 염증을 줄이기 위해 어떠한 식품을 선택해야 할지, 어떠한 조리법

을 활용해야 할지 각각에 대해 자세히 다루도록 하겠습니다.

앞서 이야기한 '하버드 헬시 플레이트'에 대해 좀 더 설명한다면, 영양소의 종류와 비율만을 제시하는 기존 권고안들의 단점을 보완하기 위해 하버드 대학교의 영양 전문가들이 모여 '건강 효과'와 영양소의 '질'에 중점을 두어 새롭게 제시한 영양 가이드라인이에요.

똑같은 탄수화물을 먹어도 어떠한 탄수화물을 먹느냐, 즉 탄수화물의 종류와 형태에 따라 건강에 미치는 영향이 다른데요, 하버드 영양 전문가들은 채소, 과일, 현미와 같은 통곡류, 콩 등이 다른 식품들보다 건강한 탄수화물임을 분명히 했습니다.

지방 또한 어떤 종류의 지방이냐가 중요하지요. 기존의 가이드라인에서는 지방의 종류에 상관없이 모든 지방의 섭취를 줄이도록 권하며 지방을 피해야 할 영양소처럼 인식했다면, 하버드 헬시 플레이트에서는 생선이나 견과류 등에 있는 오메가-3 지방과 같은 건강한 지방은 좀 더 섭취하도록 강조합니다. 그동안 억울했던 지방의 명예를 회복시켰다고나 할까요?

단백질 섭취에서도 육류 섭취를 줄이고 콩과 같은 식물성 단백질과 해산물 섭취를 늘리라고 하며 질적인 측면을 강조합니다. 또 비만, 당뇨 등의 생활 습관 질환을 유발하는 주요 원인인 음료수를 마시지 않도록 강조함으로써, 그동안 놓치고 있었던 음료와 건강의 관련성에 대해 새롭게 문제를 제기했다는 점에서 진일보한 영양 가이드라인이라고 할 수 있습니다.

이러한 가이드라인은 고혈압, 당뇨 등 다양한 만성 질환의 원인이 되는 만성염증을 줄이는 식사법 방향과도 일치합니다. 이제 하버드 헬시 플레이트의 식사 구성 비율을 바탕으로 만성염증을 줄이는 식품을 결합하여 항염증 한 끼 식사를 어떻게 구성해야 할지 구체적으로 제시해 보겠습니다.

1. 다양한 색깔의 채소와 과일

한 끼 식사의 절반이 채소와 과일로 구성될 정도니 그 중요성에 대해서는 두말할 필요가 없습니다. 한 가지 주의할 점은 채소의 양이 더 많아야 한다는 것입니다. 과일이 몸에 좋다는 생각에 밥 대신에 드신다는 분들도 더러 있는데, 과일에도 당분이 있어서 장내 미생물 건강을 위해서는 채소를 더 많이 먹는 것이 바람직하지요. 장내 미생물 중 곰팡이들은 당분을 분해해서 살아가는데, 과일을 포함해 초콜릿, 아이스크림과 같이 단 음식을 많이 드시는 분들의 장에는 곰팡이들이 불균형하게 많이 자라나게 되기 때문입니다. 이런 경우 만성적인 피로나 부종, 두통과 같은 다양한 증상들이 나타날 수 있어요.

또 하나 중요한 점은 알록달록, 빨주노초파남보 다양한 색으로 채소와 과일을 먹어야 한다는 것입니다. 다양한 색마다 각기 다른 파이토케미컬(Phytochemical)을 함유하고 있기 때문이죠. '파이토(Phyto)'는 식물이라는 뜻이고 '케미컬(Chemical)'은 화학 물질이란 뜻으로, 파이토케미컬은 '식물이 만들어 낸 생리 활성 물질'이라는 의미가 됩니다. 채소나 과일이 해충과 같은 외부 개체로부터 자신을 보호하기 위해 만드는 일종의 독성 물질로서 강력한 살균 작용을 하는데요, 우리가 이를 섭취했을 때 몸 안에서 비슷한 면역 강화 효과를 누리게 되는 거죠. 이러한 파이토케미컬은 채소와 과일의 겉껍질에 많아 그 색을 결정하기 때문에 다양한 색으로 섭취했을 때 다양한 기능을 하는 파이토케미컬을 골고루 섭취하게 됩니다.(자세한 내용은 2부 후반부에 다루도록 하겠습니다.)

대표적인 파이토케미컬에는 항산화, 항염증 효과가 있는 플라보노이드와 카로티노이드가 있습니다. 이 물질들은 강력한 항산화 작용을 통해서 활성산소가 정상 세포막과 유전자를 손상시켜 돌연변이를 일으키는 것을 줄여 줍니다. 또한 노화를 막고 다양한 퇴행성 질환을 예방하지요. 살짝 데친 짙은 녹색 채소(시금치, 케일 등), 브로콜리, 양배추, 콜리플라워와 같은 십자화과 채소, 당근, 비트, 양파, 해조류 등에 풍부한데요, 다양한 색, 익힌 채소와 생채소 모두 좋고, 가능하다면 유기농을 선택합니다.

과일도 마찬가지로 다양한 색으로 섭취하는데, 되도록 제철 신선한 과일을 선택하는 게 좋습니다. 사과, 배, 라즈베리, 블루베리, 딸기, 오렌지, 자몽, 포도, 매실 등은 열대 과일보다 혈당을 빠르게 올리지 않아 좋은 선택이죠. 특별히 피해야 할 과일이 있지는 않지만 이왕이면 당분이 적고 식이섬유가 많은 과일 종류가 좋겠죠?

과일을 안 먹는 것도 문제지만 과일에 대해 너무 관대한 나머지 과도하게 먹는 경우도 종종 볼 수 있는데, 실제로 어느 정도의 양이 적당한지 많은 분이 궁금해합니다. 이에 대해 간단히 답을 하자면, 하루 세끼를 규칙적으로 챙겨 먹는다고 했을 때 하루에 40~50g의 당분을 과일로 섭취하는 것이 적당하다고 할 수 있습니다. 다만, 과일마다 당분 함량이 다르기 때문에 그 함량을 기준으로 각각의 과일 섭취량도 달라질 필요가 있지요. 자신은 밥을 많이 안 먹는데 살이 찐다고 호소하는 비만한 분들을 살펴보면, 포도 2송이, 바나나 3개, 감 2개 등 한꺼번에 많은 과일을 먹는 분들이 많았습니다. 과일마다 그 적정 분량은 1회 섭취량 기준으로 사과는 3/4쪽, 오렌지는 1개, 귤 1~2개, 포도는 20~25알, 바나나는 1개, 키위 1개, 딸기 10~15알, 블루베리 15~20알, 아보카도 1/2개가 적당합니다.

특히 망고, 파인애플, 파파야 같은 열대 과일은 당분 함량이 높아서 섭취량에 주의해야 합니다. 쌀밥 1/3 공기의 당분 함량인 23g을 기준으로 했을 때, 망고 1개의 당분 함량이 45g(180kcal), 바나나 1개의 당분 함량은 24g(96kcal),

키위 1개의 당분 함량은 12g(48kcal)이라는 것을 참고하시면 됩니다. 망고 1개가 쌀밥 반 공기보다 칼로리가 높고, 바나나 2개를 먹는 것과 맞먹습니다.

마지막으로, 항염증 식사를 위해서는 껍질째 전체를 다 먹는 '홀푸드(Whole Food)'가 더 좋습니다. 껍질에 식이섬유와 파이토케미컬이 풍부하기 때문이죠. 과일과 채소를 껍질째 먹으면 풍부한 식이섬유가 당분 흡수를 느리게 해서 결과적으로 염증을 줄여 줍니다.

양파는 속살보다 껍질에 항산화, 항염증 기능을 하는 쿼세틴 함유량이 더 높습니다. 사과 속살에는 펙틴 성분이 많아 콜레스테롤과 당분을 끌어당겨 배출시켜 고지혈증에 좋고, 겉껍질에는 식이섬유가 많아 변비에 좋으니, 껍질째 함께 먹으면 한 번에 다양한 효과를 얻을 수 있겠지요. 껍질에 영양 성분이 많은 고구마도 깨끗이 씻어 껍질째 먹는 게 좋습니다.

건강한 선택	건강하지 않은 선택
채소류 시금치, 케일, 브로콜리, 양배추 콜리플라워, 당근, 비트, 양파, 해조류	주스 통조림 과일 열대과일 (망고, 파인애플, 파파야)
과일류 사과, 배, 라즈베리, 블루베리 딸기, 오렌지, 자몽, 포도, 매실	

＊갈아서 주스로 마시거나 통조림 과일을 사서 먹으면, 식이섬유는 부족해지고 당분만 과도하게 섭취할 위험성이 있습니다. 모든 영양소를 섭취할 수 있게 되도록 즙이나 주스 형태보다는 블렌더로 갈아서 식이섬유까지 먹거나 홀푸드 형태로 섭취하기 바랍니다.

2. 통곡물

한 접시의 나머지 절반은 통곡과 건강한 단백질로 구성합니다. 통곡은 당지수가 낮고 식이섬유가 풍부한 복합탄수화물입니다. 말 그대로 다양한 종류의 껍질을 벗기지 않은 곡물, 잡곡을 말하는데, 천천히 소화 흡수되기 때문에 혈당을 급격하게 올리지 않아 염증을 유발하지 않습니다. 현미, 보리, 잡곡, 퀴노아, 통밀빵, 통밀 파스타 등이 여기에 해당하죠.

이와 반대로 백미와 흰 빵과 같은 정제된 곡물은 빠르게 소화 흡수되어 혈당을 급격하게 올리니 되도록 먹지 않는 게 좋습니다. 통곡을 소화하기가 쉽지 않다면 발아 현미처럼 발아된 곡물을 선택하면 됩니다.

건강한 선택	건강하지 않은 선택
현미, 발아현미 오분도미, 칠분도미 보리, 잡곡, 퀴노아 통밀빵, 통밀 파스타	백미 흰빵, 도넛, 크로와상, 케이크 파스타

3. 건강한 단백질

건강한 단백질이란 콩과 같은 식물성 단백질과 생선, 호르몬과 항생제를 되도록 사용하지 않고 자연 방목하여 기른 육류, 가금류를 말합니다.

특히 콩은 엽산, 마그네슘, 칼륨과 식이섬유가 풍부하고 혈당을 급격하게 올리지 않습니다. 항산화 기능을 하는 이소플라본을 함유하여 암 예방 효과도 있고요. 하지만 소화가 잘 안 되는 단점이 있으니 가공한 제품을 활용하는 게 좋습니다. 콩의 일부 성분만을 추출한 식품이나 콩고기가 아니라 콩 전체를 활용하여 만들어진 두부, 두유, 청국장, 낫또와 같은 식품을 선택하면 됩니다. 유전자 조작 식품(GMO)을 피하기 위해 식품 표시에서 국산콩으로 만들었는지도 확인해 주시고요.

생선류는 강력한 항염증 작용을 하는 오메가-3 불포화지방이 풍부한 연어, 청어, 고등어 등이 해당됩니다.

반면, 돼지고기, 소고기 같은 붉은 육류와 우유, 치즈와 같은 유제품은 포화지방이 많기 때문에 되도록 섭취량을 줄여야 합니다. 베이컨, 소시지, 햄과 같은 가공육류는 각종 첨가물과 트랜스지방이 많기 때문에 섭취하지 말아야 합니다.

건강한 선택	건강하지 않은 선택
콩 콩으로 만들어진 식품 (두부, 두유, 청국장, 낫또) 연어, 청어, 고등어	베이컨, 소시지, 햄 등 가공육류 돼지고기, 소고기 등 붉은 육류 우유, 치즈 등 유제품 콩고기

4. 건강한 지방

건강한 지방은 올리브유와 같은 단일불포화지방, 오메가-3 지방과 같은 다중불포화지방을 말합니다.

견과류(특히 호두), 아보카도와 헴프씨드, 피스타치오, 해바라기씨, 아마씨와 같은 씨앗류 등이 건강한 지방에 속하는데, 특히 엑스트라 버진 올리브유에는 항산화 기능이 있는 폴리페놀이 풍부하지요. 등 푸른 생선이나 연어, 오메가-3 함유 달걀, 콩으로 만든 식품에서 오메가-3 지방을 보충할 수도 있습니다. 용도에 따라 어떤 기름을 써야 할지 많이들 궁금해하시는데, 샐러드에는 엑스트라 버진 올리브유나 들기름과 같은 건강한 지방을 사용하고, 열을 가하는 요리에는 발연점이 높아 고온에도 변성이 일어나지 않는 포도씨유, 아보카도유를 사용하는 게 좋습니다.

반면 동물성 지방인 버터 섭취량은 줄이고, 마가린이나 여러 가공식품과 패스트푸드 등을 통해 섭취하게 되는 트랜스지방은 가급적 먹지 않도록 해야 합니다.

건강한 선택	건강하지 않은 선택
견과류(호두, 아몬드, 잣) 아보카도, 헴프씨드, 아마씨 등 푸른 생선, 연어 오메가-3 함유 달걀 콩으로 만들어진 식품 엑스트라 버진 올리브유, 포도씨유, 들기름, 아보카도유	가공식품, 패스트푸드를 통해 섭취되는 트랜스지방 (도넛, 팝콘, 쿠키, 빵, 믹스커피) 식물성 유지 마가린, 버터

5. 깨끗한 물

물은 몸의 전체적인 기능에 필수적인 역할을 하니, 하루에 7~8잔 충분히 마셔야 합니다. 되도록 아무 성분이 들어 있지 않은 물을 마시고, 대용품으로는 물 성분이 최대한 많은 음료를 선택하세요. 당이 첨가되지 않은 차, 레몬이 들어 있는 스파클링 워터가 대안이 될 수 있습니다.

건강한 선택	건강하지 않은 선택
물 당이 첨가되지 않은 차 레몬 들어간 스파클링 워터	탄산음료 시럽을 넣은 커피나 음료 스포츠 음료 과일 주스

6. 그 외 발효 식품

몸에 좋은 균으로 식품을 발효시켜 만드는 발효식품은 풍부한 유산균을 함유하여 장 면역을 좋게 하고 염증을 줄여 줍니다. 미생물인 프로바이오틱스(Probiotics)와 미생물의 먹이인 프리바이오틱스(Prebiotics)를 함께 함유하고 있어 장내 미생물 균형에 큰 도움이 되지요. 프로바이오틱스와 프리바이오틱스인 식이섬유를 함께 포함하고 있는 대표적인 식품으로 청국장, 낫또, 김치 등이 있습니다.

시중에 나오는 제품, 특히 요거트에는 당분과 첨가물이 많이 포함되어 있을 수 있으니, 식품 표시를 꼼꼼히 살펴 첨가물과 당분이 적은 제품을 구입하세요. 물론 가능하다면 집에서 직접 간단히 만들어 먹는 방법도 좋습니다.

체중 증가, 생리 불순, 아토피, 변비 등에
시달리는 20대 여성

외할머니가 대장암으로 돌아가셨고 엄마가 유방암에 걸렸었기 때문에 집에서는 내 건강에 대해서 많이 걱정을 한다. 이런 나에게 몸이 보낸 신호들은 여러 가지가 있다. 가장 눈에 띄는 증상은 10kg 정도 늘어난 몸무게와 성인 아토피, 생리불순, 변비 등이다. 불어난 살을 가리기 급급한 나의 모습, 아토피로 환절기마다 입 옆이 찢어지고 검게 착색되어 스트레스 받는 나의 모습, 변비로 더부룩하여 날 서 있는 나의 모습을 매일매일 보았다. 자존감도 낮아지고 스트레스도 늘어나서, 몸의 문제들이 마음과 기분에도 영향을 준다는 것을 깨닫게 되었다.

이처럼 몸은 증상으로 신호를 계속 보내고 있는데, 그동안 나는 그 신호들을 무시하며 내 몸을 정말 무책임하게, 남처럼 대하지 않았는지 반성하게 되었다. 들은 것은 많아 머리로는 잘 알고 있지만, 아직 젊다는 이유로 크게 와 닿지 않아서 그저 무시하고 있었던 것 같다.

나의 일주일 식단을 살펴보면 고기 섭취량이 많다. 또 아침을 거의 먹지 않다 보니 점심쯤에는 허기가 져서 허겁지겁 과식하는 경향이 있다. 운동은 거의 하지 않고, 채소나 과일도 사 먹기 귀찮아서 거의 먹지 않는다.

한 번씩 몸이 아프고 난 후 건강만큼 중요한 것은 세상에 없다고 생각하며 건강 관리에 신경을 써야 하겠다고 다짐한다. 엄마가 유방암으로 투병하는 동안 가족 모두가 힘들었던 시간을 보냈다. 그러니 **건강은 본인의 행복뿐만 아니라 가족의 행복을 위해서라도 꼭 지켜야 한다. 매일매일 건강한 선택으로 생활 습관과 식습관을 변화시켜, 신체적으로 건강해지고, 더 나아가 정신적 건강, 사회적 건강, 영적인 건강이 모두 조화로운 삶을 살 수 있길 희망한다.**

Recommended by Dr. 힐링푸드

암의 가족력이 있고, 본인은 현재 체중 문제, 생리 불순, 아토피, 변비 등의 문제를 갖고 있군요. 말씀하신대로 지금 가지고 있는 증상들은 '나를 좀 살펴봐 줘. 이대로 그냥 두면 이제 병이 될 거야.'라고 우리 자신에게 보내는 몸의 고마운 신호예요. 그러니 지금이라도 내 몸의 바탕을 질병이 발생하기 쉬운 만성염증 상태에서 건강한 상태로 바꾸려고 노력해야 합니다.

몸 안에 불필요한 지방이 많이 쌓여 있는 비만은 만성염증이 지속되는 상태로 볼 수 있습니다. 인슐린 저항성을 높여 혈당이 올라가고, 뇌가 포만감 신호인 렙틴호르몬에 무뎌져 배불리 먹어도 배부르지 않다고 인식하게 되죠. 그렇게 해서 다시 폭식과 과식을 하고, 체중은 더 늘어나며, 염증도 증가하고 음식도 계속 찾게 되는 악순환이 일어나는데요, 생리 불순은 비만으로 인해 호르몬 불균형까지 나타난 것으로 볼 수 있습니다. 또 변비가 있으면 장내 미생물 생태계의 균형이 깨지는데, 이는 아토피와 같은 면역 질환, 비만, 당뇨 등과 같은 대사 질환과 관련되어 있지요.

무엇보다 건강과 행복의 관계에 대한 통찰이 마음에 와 닿습니다. 의지를 가지고 삶의 선택을 바꾸어 가려는 모습에 응원을 보내요. 주의해야 할 점은 한꺼번에 바꾸려 하면 오래 지속하기 힘들어서 금방 포기하게 된다는 겁니다. 핵심적인 두세 가지를 찾아 집중적으로 실천하는 전략이 필요하지요.

무엇보다도 더 늦기 전에 술을 줄이고, 염증을 일으키는 트랜스지방이 많은 가공식품 섭취를 줄여 주세요. 이것만으로도 큰 변화가 생길 수 있습니다.

그 외에 몇 가지를 추가한다면, 식이섬유가 풍부한 식사를 권장합니다. 고기 섭취량이 많은데, 다양한 채소와 버섯 등을 함께 조리해 고기 양을 줄이고, 같은 단백질이라도 포화지방을 함유한 육류보다는 불포화지방을 함유한 생선 등을 선택하세요. 또 허기가 져서 급하게 먹지 않도록 아침을 꼭 챙겨 먹고, 먹을 때는 꼭꼭 씹어서 먹는 습관을 길러야 합니다. 식이섬유를 많이 포함한 자연식품인 채소, 과일, 곡류, 해조류 등을 섭취하면 포만감이 생기는데, 칼로리가 낮아서 배부르게 먹어도 다이어트 효과가 있고, 동시에 변비 해결에도 도움이 되니 일석이조입니다.

5.
흰 쌀밥보다 통곡물이
염증을 낮춥니다

\- 항염증 탄수화물 선택법

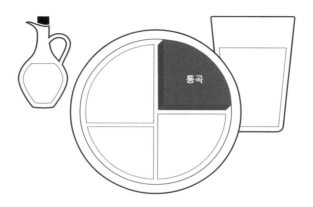

껍질째

통곡물(현미, 발아 현미, 오분도미, 칠분도미, 보리, 잡곡)을 늘리고 정제된 곡물(백미)은 줄인다.

거칠게

거친 음식(통밀빵, 통밀 파스타)이 부드러운 음식 (흰 빵, 도넛, 케이크, 파스타) 보다 혈당을 낮춘다.

글루텐⇩

글루텐이 적은 곡물(쌀, 옥수수, 퀴노아, 감자)이 많은 곡물(밀, 보리, 귀리) 보다 염증을 낮춘다.

하루하루 생각하고 말하고 움직이는 데 필요한 것이 무엇일까요? 바로 에너지입니다. 이 에너지를 얻기 위해 우리는 음식을 먹습니다. 음식을 먹고 잘게 부수는 소화의 과정을 거쳐 소장에서 영양소를 흡수하지요. 그런데 장에서 흡수된 성분들에는 우리 몸에 해로운 물질이 혹시나 있을 수 있어요. 그래서 장에서 흡수한 성분을 나르는 혈액은 대부분 간을 통과해 해독 과정을 거친 후 심장으로 이동합니다. 심장에서는 펌프질을 통해 전신으로 혈액을 보내 우리 몸을 구성하는 하나하나의 세포에 필요한 영양소를 전달하고요. 이때 폐를 통해 들이마신 산소도 함께 전달되는데, 이 산소와 영양소를 이용해 최종적으로 세포가 우리가 필요로 하는 에너지를 만들어 내는 겁니다.

탄수화물, 우리 몸의 주요 에너지 공급원

세포 안에는 에너지 공장인 미토콘드리아가 있습니다. 최종적으로 미토콘드리아에서 만들어 낸 에너지가 우리들이 먹고 움직이고 말하고 생각하는 동력이 되어 주는 거지요. 이때 에너지를 만드는 재료는 우리가 먹은 음식 중 탄수화물을 통해 얻은 포도당, 지방을 통해 얻은 지방산, 단백질을 통해 얻은 아미노산입니다. 그중 에너지를 만드는 데 가장 많이 사용되는 것이 포도당, 즉 탄수화물이죠. 1g의 탄수화물에서 4kcal의 에너지 열량을 얻을 수 있어요. 특히 중요한 뇌세포의 경우 굶어야 하는 기아 상태를 제외하고는 포도당만을 에너지원으로 사용한답니다. 그동안 비만의 주범으로 오해를 받았던 탄수화물이 우리 몸에 얼마나 중요한 역할을 하는지 알 수 있지요.

지방은 1g의 중량에 9kcal의 열량을 담을 수 있어서 가장 효율적으로 에너지를 저장합니다. 옷이나 이불을 압축하면 같은 크기의 옷장에 훨씬 많은 개수를 보관할 수 있는 것처럼, 에너지를 압축해서 저장하는 형태가 지방이지요. 그래서 우리가 쓰고 남은 에너지가 체지방의 형태로 몸에 저장되는데요, 만약 탄수화물이나 단백질 형태로 남은 에너지를 저장한다면 압축이 되지 않았기 때문에 우리 몸은 훨씬 거대해지겠죠?

다시 말해, 탄수화물이든 단백질이든 지방이든 쓰고 남은 에너지는 모두 체지방의 형태로 저장됩니다. 그래서 체지방량을 줄이기 위해 지방을 적게 먹는 것은 잘못된 방법이에요. 지방을 적게 먹는다고 체지방이 적어지는 게 아니라, 어떤 영양소든 사용되지 않고 남은 것은 체지방으로 전환되어 저장되기 때문이죠. 그보다는 남는 에너지, 잉여 칼로리가 생기지 않도록 하는 것이 더 중요합니다.

영양소 중에 나쁜 영양소, 필요 없는 영양소는 없습니다. 탄수화물, 단백질, 지방, 이 세 가지의 영양소는 각각 우리 몸에서 하는 역할이 다르고, 부족하면 몸의 생리 활성과 건강의 측면에서 여러 문제가 생깁니다.

그렇기 때문에 모든 영양소를 골고루 섭취해야 하는데, 단지 여분의 에너지가 몸에 지방으로 저장되지 않도록 적정한 양으로 조절하는 게 중요할 뿐입니다. 이런 점에서 하나의 식품만 먹는 원푸드 다이어트나 고지방 다이어트, 저탄수화물 다이어트처럼 특정 영양소만 줄여서 먹거나 반대로 과도하게 섭취하는 불균형한 다이어트는 과학적으로 맞지 않다는 것을 알 수 있습니다. 먹는 양이 적어져서 단기간에 체중을 줄일 수는 있지만 결국 영양 불균형으로 건강을 해치는 경우가 많으니까요. 심지어 에너지가 부족해 단백질까지 사용하게 되면 근육량이 줄어들어 몇 개월 후에는 더 살이 찌게 됩니다. 흔히 말하는 요요 현상이지요.

"마녀수프 다이어트, 원푸드 다이어트, 초절식 다이어트 등 무리한 다이어트를 한 경험이 있다. 다이어트가 다이어트를 망친다고, 먹은 것이 없어서 순간적으로 체중이 빠지는 효과는 있었지만, 요요 현상으로 오히려 더 살이 찌고 몸매가 망가졌으며, 그 스트레스로 다이어트에 효과가 있다는 약까지 사 먹게 되었다.

균형 잡힌 식단과 운동, 생활 습관 개선으로 해야 할 다이어트를, 그저 쉬운 방법이라는 생각에 약으로 해결하려 했다. 키토산, 가르시니아 등이 포함되어 있어 탄수화물이 지방으로 합성되는 것을 억제한다는 약 말이다.

그러나 탄수화물, 단백질, 지방 모두 우리에게 꼭 필요한 영양소임을 알고는 곧 그만두었다. 어떤 것만 먹는다거나 아니면 어떤 것을 빼고 먹는다는 식의 식단은 영양학적으로 균형적이지 않다. 게다가 약을 먹고 시간이 지나면 결국 다시 살이 찌는 그래프를 보면서 이러한 방법이 옳지 못하다는 것을 깨닫고 과감히 약을 쓰레기통에 버렸다. 이 일은 앞으로 시간이 흐른 뒤에도 잘한 일이라 생각할 것 같다."

－ 김소희(24세, 대학생)

음식을 섭취하는 가장 큰 이유는 에너지를 얻기 위해서입니다. 식사량이나 식품 표시에 몇 칼로리인지를 가장 먼저 표시하고 있는 것을 볼 수 있는데, 연령이나 성별, 활동량에 따라 다르지만 대체로 성인은 하루 2000~2400kcal의 열량을 섭취합니다. 이것은 여러 음식물을 통해 하루 2000kcal의 에너지를 얻을 수 있는 양을 먹으면 우리가 보통의 활동을 하고 살아가는 데 충분하다는 의미죠.

총 2000kcal를 섭취할 때 탄수화물, 단백질, 지방의 비율은 대체로 5:3:2 정도예요.(물론 이 비율은 활동량이나 연령 등에 따라 달라질 수 있어요. 운동을 많이 하거나 성장기 어린이, 청소년의 경우 단백질의 비율이 더 높아지죠.) 이 비율에서도 알 수 있듯이 탄수화물 섭취 비율이 다른 영양소들에 비해 월등히 높습니다. 이렇게 탄수화물은 다른 영양소에 비해 특히 많이 섭취하는 에너지 공급원이고, 또 한 끼 식사에서 차지하는 비중이 크기 때문에, 염증을 줄이는 탄수화물 선택법을 잘 이해하고 실생활에 적용해야 합니다.

통곡, 가공이 덜 된 홀푸드에는 영양소가 살아 있다

'홀푸드'란 가공하지 않은 자연식품을 통째로 먹는 것을 의미합니다.

가공을 할수록 껍질에 있는 식이섬유, 토양에서 온 풍부한 미네랄 등이 떨어져 나갑니다. 현미 껍질에는 식이섬유와 미네랄이, 씨눈에는 필수 지방산과 단백질 등 다양한 영양소가 그대로 살아 있습니다. 여기에다 잡곡이나 콩을 섞으면, 현미밥 한 그릇으로도 탄수화물, 단백질, 지방과 미네랄, 식이섬유 등 다양한 영양소를 한 번에 섭취할 수 있지요. 말 그대로 밥만 잘 먹어도 되는 겁니다.

그렇다면 곡류를 가공, 정제하면 어떻게 될까요?

현미를 가공해 껍질을 벗기는 정도에 따라 다섯 번을 깎아 낸 오분도미, 일곱 번을 깎아 낸 칠분도미가 됩니다. 아홉 번에서 열 번 정도 깎아 내면 껍질과 씨눈이 모두 제거된 백미가 되지요. 일반적으로 우리가 많이 먹는 백미밥은 가공을 여러 번 한 만큼 식이섬유, 단백질, 지방과 미네랄 등이 제거된 채 탄수화물만 제공합니다. 우리 몸의 생리 활성에 중요한 효소의 활동을 도와주는 미량 영양소는 거의 제거되어 결국 칼로리만 섭취하게 되는 거죠.

그래서 옛날 사람들보다 더 잘 먹는다고 여겨지는 현대인들에게서, 비타민, 미네랄, 식이섬유는 부족하게 섭취하여 피로감이 증가하고, 칼로리는 과도하게 섭취하여 비만이 늘어나는 현상이 나타나고 있습니다. 과연 우리가 옛날보다 잘 먹고 있다는 말이 맞는지 고개를 갸우뚱하게 되지요. 즉 과거 못 먹던 시절에는 윤기가 좌르르 흐르는 백미밥이 부의 상징이자 잘 먹는 식단의 표본이었다면, 항염증 식사에서는 그 반대라고 보시면 됩니다.

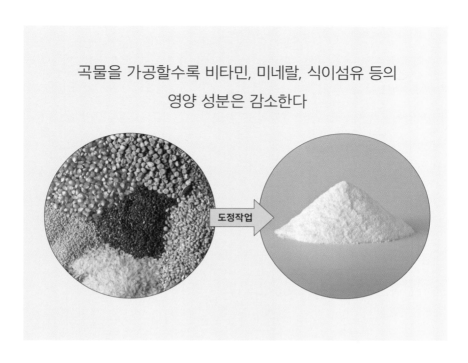

곡물을 가공할수록 비타민, 미네랄, 식이섬유 등의 영양 성분은 감소한다

도정작업

탄수화물

단백질

과일

채소

지방

물

염증을 줄이는 탄수화물 선택 그 첫 번째는 가공이 덜 된 홀푸드를 선택하는 것입니다.

통으로 다 먹을 수 있는 홀푸드

- 현미: 탄수화물, 미네랄, 비타민, 단백질 등 우리 몸에 필요한 영양소 대부분을 균형 있게 함유
- 깨: 양질의 지질과 단백질, 칼슘 풍부
- 콩: 양질의 단백질과 탄수화물, 비타민, 미네랄, 식이섬유 풍부
- 뼈째 먹는 생선: 멸치, 열빙어와 같이 머리부터 꼬리까지 다 먹을 수 있는 생선에는 양질의 단백질과 칼슘이 풍부
- 잔새우: 껍질째 먹을 수 있는 마른 새우. 각종 영양소는 물론 껍질에 키틴질이라는 동물성 식이섬유 함유

가공할수록 손실되는 마그네슘

식품을 가공, 정제하여 영양소가 부족해지는 예로 마그네슘을 한번 살펴볼까요? 마그네슘 결핍이 전 세계적으로 가장 흔하게 나타나는 영양 관련 문제이고, 이를 현대인의 만성 질환의 근본 원인으로 보는 사람들도 있습니다.

마그네슘은 변비를 해소하고 긴장을 풀어 주어 스트레스를 줄이고 숙면을 도와줍니다. 혈압을 낮춰 주는 기능도 있고요. 우리 몸의 신경이 기본적으로 교감신경과 부교감신경에 의해 긴장과 이완의 균형을 이루고 있다고 본다면, 마그네슘은 긴장으로 치우치기 쉬운 현대인의 이완 기능을 돕는다고 할 수 있습니다. 그래서 마그네슘이 부족하면 불안, 피로, 신경과민, 기억력 저하, 두통, 심계 항진, 수전증 등 다양한 증상이 나타나게 됩니다. 또한 마그네슘을 비롯한 미네랄과 비타민 등 미량 영양소는 우리 몸의 염증을 낮추는 중요한 역할도 하지요.

이렇게 중요한 마그네슘이 현대인에게 왜 부족하게 된 걸까요? 가장 흔한 원인은 당연하게도 마그네슘을 적게 섭취하기 때문이겠죠. 즉 마그네슘이 부족한 가공된 음식을 먹기 때문입니다. 예를 들어 통밀을 도정해서 흰 밀가루로 만들면 마그네슘의 85%가 손실됩니다. 채소를 끓이면 50~75%의 마그네슘이 손실되고요. 이렇게 가공과 조리 과정에서 마그네슘뿐만 아니라 다양한 영양소가 손실되기 때문에, 되도록 가공을 덜한 거친 음식을 먹는 것이 중요하다는 겁니다.

귀리, 현미, 퀴노아 등의 곡류, 아몬드, 호두 등의 견과류, 케일, 시금치 등의 녹색 채소 그리고 호박에 마그네슘이 풍부하니, 꼭 놓치지 말고 드시길 바랍니다.

현미가 소화가 잘 안 되는데,
그래도 먹어야 하나요?

대체로 껍질이 있는 거친 식품, 정제 가공이 덜 된 식품(현미, 잡곡, 통밀빵 등)을 선택하는 것이 건강을 위해 좋지만, 무엇이든 예외는 있습니다. 바로 소화가 잘 안 되고 체중이 덜 나가는 사람들의 경우가 그렇습니다.

아이든 어른이든 마르고 소화가 잘 안 되는 경우 꾸역꾸역 현미를 먹을 필요는 없습니다. 어르신 중에는 치아 상태가 좋지 않아 씹는 힘이 약해서 현미를 소화 흡수하기가 어려운 경우도 있습니다. 이럴 때는 영양 과잉이 아니라 영양 결핍이 문제될 수 있으니, 현미보다 백미나 오분도미처럼 좀 더 도정된 쌀을 드시는 게 낫습니다.

현미밥을 먹는 경우에도 천천히 적응할 수 있도록 준비 과정을 거치는 것이 좋습니다. 처음에는 백미나 칠분도미, 오분도미의 비율을 현미보다 많게 섞어서 밥을 지어 먹다가 서서히 적응이 되면 현미의 비율을 높입니다. 물에 오랫동안 불려서 밥을 짓는 것도 소화에 도움을 줍니다. 발아 현미와 같이 발아된 곡물은 소화가 훨씬 잘되고요.

어떤 식품이 좋다고 모두에게 다 맞지는 않는다는 것을 기억해 두시길 바랍니다.

부드러운 음식보다 거친 음식이
혈당을 낮추고 염증을 줄인다

식감이 부드러울수록 가공이 더 되어 있기 때문에, 비타민과 미네랄을 포함한 미량 영양소는 줄어들고, 칼로리는 늘어나며, 트랜스지방 같은 나쁜 지방은 많이 들어 있습니다.

빵 하나를 선택해도, 고소한 크루아상이나 말랑말랑한 모닝빵, 도넛처럼 부드러운 빵은 통밀빵이나 딱딱하고 거친 빵보다 혈당을 빠르게 많이 높입니다. 껍질을 벗기고 가루로 만드는 가공을 많이한 곡물을 먹을수록, 치아로 씹고 위장에서 소화하는 과정이 줄어들어 소화 흡수가 빠르게 일어납니다. 그러면 포도당이 빨리 흡수되어 혈당이 급격히 올라가게 되죠. 결국 가공을 할수록 식품을 섭취한 후 혈당이 빠르게 올라가기 때문에 당지수와 당부하가 높은 식품이 되어 염증을 높이는 겁니다.

"평소 통밀빵은 맛이 없다고 생각했다. 그러던 어느 날 늘 지나치기만 했던 집 근처의 건강 빵집을 찾게 되었다. 한 덩이에 부담되는 가격이었지만, 통밀빵은 부드럽고 목 넘김이 좋은 흰 빵과는 달리 거칠고 단단해서 오래 씹게 되고, 결국 한 번에 많은 양을 먹지 않게 되었다. 게다가 특유의 시큼한 맛에서 다양한 풍미를 느낄 수 있었다. 다른 빵을 여러 개 사는 것보다 통밀빵을 하나 사서 며칠간 나눠 먹는 게 효율적일 뿐만 아니라 건강하다는 것을 깨달았다. 통밀빵은 맛이 없고 비싸기만 하다는 편견이 깨어지면서 건강에 조금 더 가까워진 것 같다. 앞으로 조금은 까다롭게 음식을 선택하는 똑똑한 사람이 되어야겠다."

―신주혜(25세, 학생)

인슐린 저항성을 늘리는 고당지수, 고당부하 식품

혈당이 빨리 올라간 만큼 인슐린도 빠르게 많이 분비됩니다. 이러한 상황이 자꾸 반복되면 우리 몸의 세포들이 인슐린에 대해 느리게 반응하여 효과적으로 혈당을 조절하지 못하게 되는데, 이러한 현상을 '인슐린 저항성'이라고 한다고 얘기한 바 있습니다. 인슐린 저항성이 증가하면 결국 혈당 조절이 안 되어 당뇨가 되는 겁니다.

이렇게 음식을 먹었을 때 혈당이 올라가는 정도를 당지수(좀 더 엄밀히 말하면 어떠한 식품의 탄수화물 성분 50g을 먹었을 때 2시간 후 혈당을 올리는 정도를 흰 빵과 비교해서 표현한 수치)라고 하는데, 이에 대해서는 앞서 1부에서 잠깐 살펴보았습니다. 당지수가 높을수록, 즉 혈당을 빨리 높이는 탄수화물 식품을 많이 섭취할수록, 허리둘레가 굵어지고 내장지방이 증가하여 복부비만이 됩니다. 또한 비만, 고혈압, 당뇨, 고지혈증 등 대사성 질환들의 위험성을 복합적으로 높이는 근본 원인인 인슐린 저항성이 증가하게 됩니다.

당부하는 식품이 혈당을 올리는 정도(당지수)와 탄수화물 함유량까지 포함한 개념으로, 식품을 섭취할 때 혈당에 미치는 영향과 췌장의 인슐린 분비에 미치는 영향을 종합적으로 보여 줍니다. 일반적으로 당지수가 낮은 식품은 당부하도 낮은 경향을 보이지만, 당지수가 높은 식품은 당부하가 낮을 수도 높을 수도 있습니다. 예를 들어 수박의 당지수는 72로 매우 높습니다. 이것은 수박의 탄수화물이 포도당으로 빨리 전환되어 혈당을 급격히 올린다는 것을 의미합니다. 하지만 수박은 주로 수분으로 이루어져 있고 탄수화물 함유량은 적어서, 당부하는 4로 낮습니다.

고당부하 식품을 섭취하면 혈당이 급격히 올라가 이에 대한 반응으로 많은 양의 인슐린이 빠르게 분비되어 결국 식후 혈당이 음식을 먹기 전보다 더 떨어집니다. 이러한 현상을 반응성 저혈당(Rebound Hypoglycemia)이라고 하는데요, 반응성 저혈당으로 인해 피로감이 생기기 때문에 식사할 때 고당부하 식품을 줄이면 점차적으로 피곤함이 줄어드는 것을 관찰할 수 있습니다. 이와 같은 방법을 여러분의 식사에도 한번 적용해 보시고 자신의 변화를 살펴보세요. 빵이나 떡으로 대충 한 끼를 때우거나 달달한 간식을 자주 드시는 분들은 에너지를 얻으려고 먹었던 이러한 음식이 오히려 자신을 힘들게 했다는 사실을 알게 될 것입니다.

저당지수 식품을 섭취하면 이러한 반응성 저혈당 반응이 줄어듭니다. 일반적으로 저당부하 식사를 하는 사람들이 식사량과 식탐이 적지요. 반면 고당지수 식품 위주의 식사는 인슐린 저항성의 위험과 당뇨병의 위험을 높입니다. 가공식품 및 패스트푸드와 음료수는 대표적인 고당지수, 고당부하 식품이니 각별히 주의해야겠습니다.

당지수를 식사에 적용하는 방법

흰 빵과 포도당이 가장 빨리 혈당을 올리기 때문에 그 당지수를 100으로 정하고, 그 수치를 기준으로 각각의 식품들이 혈당을 올리는 정도에 따라 당지수가 결정됩니다. (고당지수: 70~100 / 중등도 당지수: 55~70 / 저당지수: 55 이하)

(고당부하: 20 이상 / 중등도 당부하: 11~19 / 저당부하: 10 이하)

1. 중등도 또는 저당지수의 식품을 섭취하도록 합니다. 다음과 같은 팁을 활용하면 좋습니다.

-쌀이나 감자가 아니라 콩 섭취를 늘립니다.

-조리법도 영향을 주는데 파스타는 약간 씹히는 맛이 느껴질 정도로(al dante) 덜 익힙니다. 씹을 때 살짝 딱딱한 느낌이 드는 것이 소화와 흡수를 느리게 해 혈당을 덜 높이고 염증 측면에서 더 낫습니다.

-고당지수 식품을 먹어야 한다면 저당지수 식품에 비해 적은 양을 먹습니다.

-고당지수 식품을 먹어야 한다면 단백질이나 지방을 섞어 조리하거나 함께 먹습니다. 당 흡수를 느리게 해서 혈당이 오르는 속도를 늦춰 줍니다. 예를 들어 빵을 먹더라도 페스츄리보다는 채소와 육류를 섞은 샌드위치가 낫고, 빵만 먹는 것보다는 올리브유에 찍어 먹는 것이 낫습니다.

-과일이나 곡류 선택 시 당지수를 참고합니다. 일반적으로 콩과 통곡은 당지수가 낮고, 망고나 파인애플 같은 열대 과일은 당지수가 높습니다.

2. 좀 더 적은 양으로, 좀 더 자주 나눠서 먹습니다. 점심 식사를 하루 식사의 중심으로 제일 잘 먹도록 합니다.

3. 당지수가 영양소 균형을 의미하지는 않습니다. 영양소 균형을 위해 골고루 음식을 먹는 것 또한 잊지 말아야 합니다.

4. 당지수 개념은 당뇨병 환자의 혈당을 정상화하고 인슐린 저항성과 중성 지방 수치를 낮추는 데 활용될 수 있습니다.

식품의 당지수(GI) 수치표(식품 50g당)

당지수가 낮은 식품 (55 이하)		당지수 중간 식품 (55~70)		당지수가 높은 식품 (70 이상)	
식품명	당지수	식품명	당지수	식품명	당지수
녹차	10	고구마	55	옥수수	70
우뭇가사리	11	바나나	55	수박	72
다시마	17	오트밀	55	라면	73
대두콩	18	현미	55	베이글	75
콩나물	22	건포도	57	쿠키	77
배추	23	현미밥	58	으깬 팥소	78
오이	23	호밀빵	58	핫케이크	80
양송이	24	은행	58	찹쌀	80
콜리플라워	26	파인애플	59	케이크(생크림)	82
우유	27	밤	60	구운 감자	85
딸기	29	토란	64	떡	85
달걀	30	보리밥	64	찰떡	85
토마토	31	현미 후레이크	65	쌀밥	86
귤	33	참마	65	도넛	86
청국장	36	호박	65	벌꿀	88
사과	38			찹쌀떡	88
배	38			감자튀김	90
고등어	40			초콜릿	91
대구	42			팥빵	93
두부	44			캔디	108
바지락	44			설탕	109
닭 가슴살	45				
쇠고기 안심	45				
돼지고기 안심	45				
포도	46				
통밀빵	50				
메밀국수	54				

ref. 대한당뇨병학회 식품교환표 활용지침 제3판

혈당을 낮추고 염증을 줄이는 거친 통곡

똑같은 탄수화물이더라도 우리 몸의 혈당과 염증에 미치는 영향이 다릅니다. 껍질을 벗기고 가공한 곡물은 염증을 유발하지만, 껍질을 벗기지 않은 통곡은 염증을 줄여 줍니다.

미국임상영양학저널에 실린 논문에 따르면 현미, 보리와 같은 통곡을 즐겨 먹는 사람은 그렇지 않은 사람보다 체내 염증을 나타내는 C반응성단백질 수치가 낮았습니다. 통곡 껍질의 풍부한 식이섬유 덕분에 혈당이 급격히 높아지지 않아 몸에 염증이 덜 생기는 것이죠. 또한 통곡은 염증을 없애 주는 항산화제인 셀레늄이 풍부하고 항염 작용이 탁월해서 매우 훌륭한 항염증 식품입니다.

마지막으로 강조하지만, **이제는 탄수화물을 '그만' 먹는 것이 아닌 '잘' 먹는 것이 중요한 시대입니다.**

> "매 끼니 먹는 쌀밥, 그리고 간식으로 먹는 밀가루 음식인 빵과 면…… 탄수화물 섭취량이 나의 식단에 다소 높은 비율을 차지하고 있음을 알게 되었다.
>
> 일상생활에서 탄수화물을 섭취하지 않을 수는 없지만, 내 경우에는 빵, 탄산음료, 캔디, 설탕, 흰 쌀, 흰 밀가루 등 당지수가 높은 단순탄수화물을 많이 먹어 혈당이 빨리 올라간다는 것을 알 수 있었다. 쉽게 소화가 이루어져서인지 빨리 배가 고프고 감정 기복도 심할 뿐만 아니라, 몸도 쉽게 피로해진다. 이런 고당지수 식품들이 염증을 유발해서 몸의 불균형을 만들어 내고 있다는 사실을 알게 되어 조심해야겠다는 생각이 들었다. 단순탄수화물이라고 완전히 나쁘다고 할 수는 없지만, 될 수 있으면 저당지수 탄수화물인 과일과 고구마, 현미, 잡곡밥, 오트밀 등 소화가 느리게 이루어지는 자연식품들로 식단을 바꿔야겠다."
>
> —홍성희(36세, 심리상담사)

단백질

과일

채소

지방

물

글루텐이 적은 곡물이 염증을 낮춘다

글루텐은 여러 가지 곡류에서 볼 수 있는 단백질 성분으로, 특히 밀에 풍부합니다. 빵이나 면의 쫀득쫀득한 식감이 바로 이 글루텐 성분 덕분이죠. 글루텐을 소화하지 못하는 불내성(Intolerance)이나 면역반응을 일으키는 과민성(Hypersensitivity)의 경우 밀가루 음식을 먹었을 때 장 점막이 위축되어 여러 증세를 보일 수 있습니다. 특히 글루텐 과민성으로 인한 경우를 셀리악병(Celiac Disease)이라고 합니다.

글루텐을 소화하지 못하면 다양한 증세가 나타납니다. 밀가루 음식을 먹었을 때 배가 더부룩하고 꾸룩꾸룩 소리가 나면서 아프다든지, 변비 또는 설사와 같은 소화기계 증상이 그것이죠. 그나마 위나 장과 같은 소화 기관의 반응이 나타나는 경우는 그 원인을 찾기가 쉬운 편이지만, 소화 기관과 상관없는 전신의 다양한 증상이 나타나는 경우는 음식과 관련되었을 거라는 의심을 하기가 어려워 오랫동안 고생을 합니다. 최근에는 놀랍게도 글루텐이 면역 기전을 자극해 전신의 염증 반응을 일으켜 신경과민이나 우울증 등의 정서적인 문제, 류머티즘 등의 면역 질환, 림프종 등의 암과도 관련성이 있다는 보고들도 많이 나오고 있어요.

이처럼 글루텐 불내성이나 과민성의 증상이 워낙 광범위하다 보니 병명조차 제대로 진단받지 못하는 실정이에요. 증상이 심하지 않은 실제 환자 중 97%는 병원에서 진단받지 못할 뿐만 아니라, 자신의 불편한 증상이 밀가루 식품 때문일 수도 있다는 것을 생각지도 못한 채 살아가고 있습니다. 현재 서구인 300명 중 1명은 글루텐 과민성이 있으리라 추정되고 있고, 지금까지 조사된 바로는 미국인 중 0.5~1%가 글루텐 과민성으로 진단받고 있는데, 실제 환자는 훨씬 더 많을 거라고 생각됩니다.

또 채식을 하는 분들 중에서는 콩고기로 육류를 대신하는 분들이 있는데, 이 콩고기의 쫄깃한 맛을 내기 위해 엄청난 양의 글루텐을 사용한다는 사실을 아는 분은 많지 않습니다. 건강을 위해 채식을 한다면서 오히려 건강에 안좋은 염증 유발 성분을 과량 섭취하는 결과를 초래하게 되는 거죠. 그 외에도 글루텐은 약품의 캡슐, 단백질 파우더, 수프의 베이스, 케첩, 머스터드, 고추장 등 우리가 미처 인식하지 못하는 여러 곳에 사용되고 있으니, 원인을 알 수 없는 모호한 증상이 있으면 일단 밀가루 음식과 글루텐이 포함될 가능성이 있는 식품들을 멀리하고 증상의 변화를 관찰하는 것이 좋습니다.

일단, 글루텐 과민성을 줄이려면 영유아기에 모유 수유를 해 주고, 아이들에게 글루텐이 들어 있는 밀가루 음식을 최대한 늦게 접하게 해 주어야 합니다. 이유식의 시작을 글루텐 없는 쌀미음으로 해 왔던 우리의 전통이 장 건강을 위해 얼마나 현명한 것인지 알 수 있지요. 더불어, 밀을 발아시키는 과정에서 화학적인 변성이 일어나기 때문에 발아 밀은 글루텐 과민성을 일으키지 않는다는 것을 꼭 기억해 두세요.

글루텐이 함유된 곡물과 함유되지 않은 곡물은 다음과 같으니 참고하시길 바랍니다.

글루텐 비함유 곡물	글루텐 함유 곡물
쌀, 메밀 옥수수, 퀴노아, 감자	밀, 호밀 보리, 귀리(오트밀)

매일 빵과 면, 과자처럼 밀가루 음식을 달고 사는 습관이 있다면 줄여 먹도록 합니다. 만약에 밀가루 음식을 먹었을 때 소화가 잘 안 되거나 몸이 가려운 증상이 나타난다면, 밀가루 음식 섭취를 6개월 이상 제한하는 것이 증상 완화에 도움이 되지요. 이때 글루텐을 함유하고 있는 귀리(오트밀)나 보리의 섭취도 제한해야 하고요.

이러한 방법으로 원인을 알 수 없는 피부 발진, 두드러기 등을 호소하는 환자 분들의 증상이 많이 개선되었습니다.

비염과 과민성 대장 증후군을 가진 30대 여성

집에서의 내 별명은 '웰빙(well-being)'이다. 웰빙의 사전적 의미처럼, 육체적·정신적 건강의 조화를 통해 행복하고 아름답게 삶을 살기 위해 늘 노력하는 내 모습이 별명이 돼 버린 것이다.

나는 하루에 한 시간씩 규칙적으로 운동하고, 영양제며 몸에 좋다는 것은 최대한 먹으려고 노력한다. 이렇게 된 이유는 어릴 때부터 비염과 과민성 대장 증후군으로 일상생활의 불편함을 느꼈기 때문이다. 공부를 하려고 앉으면 어김없이 찾아오는 콧물과 두통은 늘 나를 괴롭히던 문제였다. 또 조금이라도 과식을 하거나 밀가루 음식을 먹으면 어김없이 설사를 하고, 급기야 배에 가스가 차 응급실에 가기 일쑤였다. 그래서 최대한 '웰빙한' 삶을 살기 위해 노력을 했었다.

그러나 회사를 다니면서 잦은 회식과 야식으로 비염과 과민성 대장 증후군은 점점 더 심해졌다. 특히 365일 약을 달고 살지 않으면 안 될 정도로 심한 비염 증세에 괴로웠다. 유명한 이비인후과, 한의원 다 가 보았지만 평생 안고 살아온 병인지라 쉽게 사라지지 않았다.

내 식습관이 문제라는 것을 알고는 있었다. 그러나 평소 빵, 과자, 아이스크림, 초콜릿을 너무 좋아해서, 가공식품의 식품 첨가물들이 내 고질병들을 더 악화시킨다는 생각은 해 보긴 했어도, 정작 끊기는 쉽지가 않았다.

1. 인스턴트식품 줄이기

항염증 식사를 실천하기 위해 가공된 식품, 정제된 식품을 먹지 않기 위해 노력했다. 목이 마르면 자주 찾던 음료수를 대신하여 청포도, 토마토, 바나나 등 과일을 먹었다. 또 흰 밥만 먹기보다 현미, 백미, 검은 콩, 검은 쌀, 보리, 녹두로 다양한 곡물을 섞어 밥을 지어 먹었다.

평소에도 인스턴트식품은 자제하려고 노력했는데, 강의 시간에 거기에 들어간 첨가제들을 본 뒤론 절대 먹어서는 안 되겠다는 생각이 들었다. 즐겨 찾던 과자, 초콜릿,

빵 등이 소화 장애나 알레르기를 일으킬 수 있다는 이야기에 일주일간 최대한 먹지 않기로 노력했다. 대신 간식을 너무 먹고 싶을 때는 쑥떡을 먹었다. 음식을 만들 때도 마트에서 산 진간장을 아무 의식 없이 사용했었는데, 거기에 주정, 파라옥시안식향산에틸 등 다양한 식품 첨가제가 들어간다는 것을 알게 되니 더 이상 사용할 수가 없었다. 그래서 시어머니께서 직접 담가 주신 집 간장에 표고버섯, 양파, 대파, 북어, 사과, 배, 다시마를 넣고 맛간장을 만들어 먹었다.

2. 건강한 탄수화물 선택하기

당지수가 낮은 음식을 섭취하기 위해 빵, 케이크, 감자를 줄이고 현미밥, 고구마, 야채샐러드 등을 먹으려고 노력했다. 평소 과민성 대장 증후군으로 고생하였기에 매일 양배추, 당근, 브로콜리, 파프리카로 된 샐러드를 먹어 식이섬유 섭취를 늘리려고 했다. 반찬을 만들 때는 꼭 참깨를 뿌려 주고, 고기를 먹을 때도 다양한 채소를 넣어 소화를 도울 수 있도록 했다.

3. 건강한 지방과 단백질 선택하기

트랜스지방을 낮추기 위해 최대한 집 밥을 먹도록 노력했다. 과자를 먹고 싶을 때 불포화지방이 많은 견과류(호두, 아몬드)를 먹었다. 고기가 먹고 싶을 땐 붉은 육류인 돼지고기, 소고기 대신 오리고기를 먹었는데 조리할 때 껍질을 벗기고 부추, 양파, 마늘, 깻잎, 버섯 등 야채를 많이 넣어 최대한 지방 함량을 낮추었다. 또한 평소 구워먹던 생선을 튀기지 않고 조림을 하여 먹었다.

나는 매일 우유를 마시는데, 속이 더부룩하고 설사를 할 때가 종종 있다. 수업 시간을 통해 불내성의 주된 원인 식품에 우유가 있다는 사실을 알게 된 뒤로, 매일 우유 먹는 습관을 중단하였다. 대신 브로콜리, 아몬드, 참깨를 먹어 칼슘을 섭취했다. 밥을 할 때는 꼭 검은 콩을 한 주먹 이상 넣는데, 콩에 섬유소, 단백질, 엽산 등 많은 영양소가 있다는 것을 알고 더욱 감사하게 생각하며 먹게 되었다.

Recommended by Dr. 힐링푸드

스스로에 대한 평가와 개선점을 파악하고 실천하는 과정 모두 훌륭합니다.

음식이 단순히 배고픔을 채우는 수단이 아니라 건강을 책임진다는 성찰도 정말 좋습니다.

무엇보다 비염과 과민성 대장 증후군은 식습관과 매우 밀접하게 관련되어 있기 때문에, 평소 먹는 음식과 몸의 반응을 살펴보는 것이 문제 해결의 시작입니다. 그 과정을 통해 내 몸에 안 맞는 음식을 파악하여 그것들을 피하면 여러 증상들이 많이 좋아질 거예요. 굳이 살펴보지 않아도 유제품, 밀가루 음식들은 대체로 알레르기를 쉽게 유발할 수 있는 식품이니, 비염과 과민성 대장 증후군이 있다면 피하는 게 좋습니다.

칼슘 섭취를 위해 유제품을 먹고 있다면, 이제는 녹색 채소와 콩 등 식물성 식품을 통해서 하세요. 성장기 어린이가 아니라면 동물성 단백질과 지방 섭취를 줄이기 위해서라도 유제품보다는 식물성 식품으로 칼슘을 섭취하는 것이 바람직합니다. 특히 비염이 있으므로 알레르기 유발 가능성이 있는 유제품 섭취를 줄이기 위해서는 이렇게 대체해야 합니다.

과자와 빵은 밀가루의 글루텐뿐만 아니라 여러 가지 첨가물, 트랜스지방도 들어 있습니다. 특히 먹고 난 후 더부룩함과 피부 뾰루지가 반복되고 있다면 되도록 먹지 말아야 하겠죠.

일단 이러한 부분들에 집중해서 식습관을 개선해 간다면 좋은 성과가 있으리라 믿습니다.

6.
트랜스지방은
먹어서는 안 됩니다

- 항염증 지방 선택법

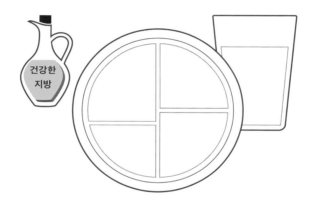

트랜스지방 NO

트랜스지방은 최대한
먹지 않는다.(가공식품,
패스트푸드, 빵, 쿠키,
믹스커피, 냉동피자)

불포화⇧ 포화⇩

불포화지방(견과류, 콩, 등
푸른 생선)은 늘리고
포화지방(붉은 육류,
유제품)은 줄인다.

Ω-3⇧ Ω-6⇩

오메가-3(씨앗류, 견과류,
해조류, 등 푸른 생선)는
더 먹고 오메가-6(가공
식품과 패스트푸드의
식물성 유지)는 줄여서
균형을 맞춘다.

이번 장에서는 지방이나 기름을 어떻게 선택해야 하는지 살펴보도록 하겠습니다. 보통 상온에서 고체 상태면 지방, 액체 상태면 기름이라고 하는데, 모두 같은 지방 성분을 의미합니다.

기본적으로 음식의 고소하고 풍부한 맛을 내 주는 것이 지방이지요. 그래서 알게 모르게 요리에 많이 사용됩니다. 첫입에 '맛있다!'라고 느끼는 음식에는 대부분 지방이나 기름이 많이 들어 있다고 보시면 됩니다.

게다가 지방은 복합탄수화물이나 단백질보다 포만감이 적어서 사람들은 자기도 모르게 많은 양을 먹게 됩니다. 고소한 맛이 나는 데다 배도 부르지 않으니 기름을 사용한 음식을 먹으면서 다이어트를 하는 것은 거의 불가능하다고 할 수 있습니다.

지방 구분법

항염증 식사에서 지방을 선택하는 것이 매우 중요하니 눈여겨 살펴봐야 합니다. 지방에는 불포화지방, 오메가-3 등 복잡한 용어도 많고 종류도 다양해서 많이들 헷갈려 하는데요, 다행히 개념만 잡으면 그리 어렵지 않습니다.

지방은 탄수화물 다음가는 주요 에너지원입니다. 또 세포막을 구성하고 호르몬의 원료가 되는 등 우리 몸의 기능을 유지하는 데 필수적인 영양소지요. 지방의 종류는 구성 요소와 구조에 따라 크게 중성지방(Triglyceride), 콜레스테롤(Cholesterol), 인지질(Phospholipid) 등으로 분류하는데, 대부분의 형태는 중성지방입니다. 에너지원으로 사용되거나 우리 몸에 저장될 때는 대부분 중성지방의 형태를 취하게 된다는 것이지요. 화학적으로 살펴보면 중성지방은 글리세롤 한 분자에 지방산이 세 개가 결합된 형태로, 이때 지방산이 불포화지방산 형태면 불포화지방, 포화지방산 형태면 포화지방이라고 합니다.

그리고 콜레스테롤은 양이 많지는 않지만, 세포막과 신경 세포를 감싸는 수초막을 구성하고, 성호르몬, 스트레스 호르몬, 소화를 돕는 담즙의 원료가 되어 중요한 기능을 수행합니다. 콜레스테롤에 대해 혈관을 막아 심장병을 일으키는 나쁜 지방으로만 알고 계셨다면 큰 오해예요. 콜레스테롤의 형태 중 LDL콜레스테롤이 비정상적으로 높으면 동맥경화증을 일으킬 수 있지만, 콜레스테롤이 없다면 우리 몸은 정상적인 기능을 수행할 수 없기 때문이죠.

마지막으로, 인지질은 세포막의 주요 성분입니다.

포화지방 vs. 불포화지방

지방은 지방산의 구조적인 특성에 따라 크게 포화지방과 불포화지방으로 나뉩니다. 포화가 안 되어 있다는 의미의 불포화지방이 부정적인 어감 때문에 왠지 안 좋은 지방일 것 같지만, 실은 그 반대입니다! 일단 쉽게 이해할 수 있도록 불포화지방이 건강에 더 좋은 지방이라고 생각하면 됩니다.

그렇다면 무엇이 포화되고 포화되지 않았다는 걸까요? 이것은 바로 지방의 가장 작은 구성 성분인 지방산의 구조로 인한 것이랍니다.

포화지방산(Saturated Fatty Acid)

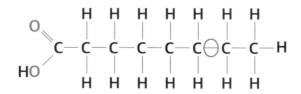

불포화지방산(Unsaturated Fatty Acid)

위 그림에서 C는 탄소 원자이고, H는 수소 원자입니다. 그리고 그 사이의 =는 이중결합을 뜻합니다. 그림에서 보듯이 포화지방산은 하나의 탄소 원자가 4개의 다른 원자와 모두 결합되어(이중결합 없이) 포화(saturated)된 상태입니다. 그리고 불포화지방산은 탄소 원자가 4개보다 적은 2개나 3개의 다른 원자와 결합해 이중결합이 있는 불포화(unsaturated)된 상태입니다. 연결되어야 하는 4개의 원자보다 부족한 수의 원자와 결합되어 있으므로 '불포화'라고 하는 겁니다.

정리하자면, 탄소 원자(C) 사이에 이중결합이 없으면 포화지방산, 이중결합이 1개면 단일불포화지방산, 이중결합이 2개 이상이면 다중불포화지방산이라고 합니다.

오메가-3 vs. 오메가-6

좀 더 나아가 볼까요?

오메가-3와 오메가-6 지방에 대해서 많이 들어보셨죠? 이 두 지방이 바로 불포화지방의 한 종류랍니다. 즉 오메가-3와 오메가-6 지방은 탄소 원자를 중심으로 다 채워지지 않은, 불포화된 이중결합이 있는 구조로 되어 있습니다. 이때 불포화된 탄소 원자가 3번 탄소부터이면 오메가-3 불포화지방산이라고 하고, 불포화된 탄소 원자가 6번 탄소부터이면 오메가-6 지방산이라고 하죠. 뇌신경 발달과 시력에 중요한 DHA가 바로 오메가-3 불포화지방의 한 종류입니다.

오메가-3 지방산

ALA

EPA

DHA

오메가-6 지방산

LA

AA

LDL콜레스테롤 vs. HDL콜레스테롤

자, 여기까지 잘 따라오셨습니다. 이제 많이 익숙한 콜레스테롤에 대해 알아보겠습니다.

혈중 콜레스테롤 수치 중에는 LDL콜레스테롤과 HDL콜레스테롤이 있습니다. 쉽게 표현해서 LDL콜레스테롤은 혈관에 쌓여 염증을 일으키고 혈관을 막히게 하는 나쁜 콜레스테롤입니다. 이 수치가 높아지면 동맥경화증으로 발전하게 되죠. 우리 몸에는 영양소와 산소를 공급하기 위해 전신에 혈관이 연결되어 있는데, 동맥경화증은 혈관에 염증이 생겨 혈관 벽이 두꺼워지는 것을 의미합니다. 심장으로 가는 혈관이 막히면 협심증이나 심근경색이, 뇌로 가는 혈관이 막히면 뇌졸중이, 콩팥으로 가는 혈관이 막히면 신장 질환이 발생하는 것이죠. LDL콜레스테롤 수치가 높을 때 이렇게 혈관에 문제가 생기게 됩니다.

HDL콜레스테롤은 이와 반대로 혈관에서 나쁜 콜레스테롤을 청소하는 좋은 콜레스테롤이라고 할 수 있습니다.

쉽게 정리하자면 이렇게 표현할 수 있습니다.

LDL(나쁜 콜레스테롤)	혈관 염증 발생, 동맥경화 유발
HDL(좋은 콜레스테롤)	혈관 청소부, 동맥경화 예방

따라서 건강검진에서 콜레스테롤 수치가 높다고 할 때는 총 콜레스테롤 수치만을 보지 말고, LDL콜레스테롤과 HDL콜레스테롤 수치를 자세히 보아야 합니다. HDL콜레스테롤이 높아서 총 콜레스테롤이 높게 나왔다면 동맥경화증을 유발하는 콜레스테롤이 높은 게 아니니 안심하셔도 되니까요.(보통

LDL콜레스테롤은 140mg/dl 이하로 낮추고, HDL콜레스테롤은 60mg/dl 이상으로 높이는 것이 심혈관 질환 예방에 좋습니다.)

이렇게 기름과 지방의 구조와 종류에 대해 세세히 설명하는 것은, 이미 눈치채셨겠지만 구조와 종류에 따라, 지방의 질에 따라 건강에 미치는 영향이 너무도 다르기 때문입니다. 예를 들어, 불포화지방은 혈관에 쌓인 콜레스테롤을 청소하며, 인슐린 저항성과 혈당을 낮춰 심혈관 질환을 예방하지만, 반대로 포화지방은 LDL콜레스테롤을 높여 심혈관 질환 발생을 증가시키지요.

"시간을 아껴 간편하게 먹으려다 보니, 내 식단에는 지방 함량이 높은 튀긴 음식과 패스트푸드, 믹스커피가 상당 부분을 차지하고 있었다. 내가 계획 없이 무분별하게 먹고 있었다는 것을 알게 되었고, 일주일 중 하루를 뺀 6일 동안 트랜스지방을 섭취하고 있다는 점에 사실 조금 놀라기도 했다.

평소 아침밥을 안 먹을 때가 많고, 라면과 탄산음료를 일주일에 3일 이상 먹었던 적이 많다. 그 영향 때문인지 머리가 멍해지는 기분이 많이 들었고, 불과 6개월 전에는 무언가 자꾸 깜빡거리는 증상도 나타났다. 장도 불규칙하게 움직이고 더부룩했다. 그러한 증상들이 모두 나쁜 식단 때문은 아닌지 생각을 많이 하게 되었다.

또 내 식단에는 고기, 우유, 치즈, 버터 등 동물성 식품(포화지방) 섭취량이 많았다. 앞으로도 이 음식들을 반복적으로 먹으면 콜레스테롤이 증가하고 심장 질환, 뇌경색, 암 등의 위험성도 커진다고 하니 걱정이 되었다. 이러한 음식을 한 번에 중단하기는 어렵겠지만, 대체할 수 있는 식품(불포화지방)인 해산물과 아몬드, 오트밀, 올리브유 등으로 식단을 개선하여 중성지방, 혈압, 혈당 등을 낮춰야겠다."

— 안영주(34세, 회사원)

동물성 지방 vs. 식물성 지방

좋은 지방을 선택하기 위해 일상생활에서 포화지방과 불포화지방은 어떻게 구분할 수 있을까요? **쉽게 생각해서 상온에서 고체 형태로 굳어 있는 지방이 포화지방이고, 상온에서 액체 상태인 지방이 불포화지방이라고 구분하면, 대부분의 경우에 정답입니다.** 예를 들어 돼지고기나 소고기 사이사이에 껴 있는 지방은 고체 상태이므로 포화지방이고, 요리할 때 사용하는 식용유는 불포화지방 성분이 많다고 생각하면 되겠죠? 심혈관 질환과 관련된 식단에서는 포화 지방 섭취를 줄이는 것이 중요한데요, 공통적으로 육류 섭취량을 줄이도록 권고하는 이유는 살코기 때문이 아니라 바로 육류에 섞여 있는 이 고체 상태의 포화지방 섭취를 줄이기 위해서입니다.

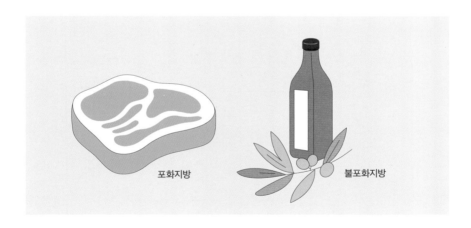

포화지방　　　　　　　　불포화지방

하지만 예외는 있습니다. 바로 트로피칼 오일이라고 하는 열대 식물에서 유래한 기름들인데요, 팜유는 식물성 기름이지만 포화지방 함유량이 많습니다. 팜유는 가공식품을 만드는 데 흔히 사용되는 기름인데, 라면이나 과자, 비스킷을 튀길 때 사용된답니다. 이 팜유 섭취량이 많으면 심혈관 질환 발생이 증가합니다. 가공식품에 식물성 기름을 사용했다고 표기되어 있다고 안심하면 안 되는 이유죠. 코코넛 기름도 식물성 기름이지만 포화지방 함유량이 많습니다. 아직 심혈관 질환과의 관련성은 논란이 있지만, 포화지방 함량이 높다는 것은 맞습니다.

반면 식물성 지방이지만 고체 상태인 경우도 있습니다. 바로 과일인 아보카도입니다. 아보카도의 성분에는 올리브유와 같은 단일불포화지방이 많이 함유되어 있어 심혈관 질환 예방에 도움이 됩니다.

지방 선택법 1
트랜스지방은 최대한 먹지 않는다

그렇다면 트랜스지방은 뭘까요? 트랜스지방은 자연 상태에는 존재하지 않는 인공적으로 만든 기름인데, 다음과 같은 과정으로 만들어집니다.

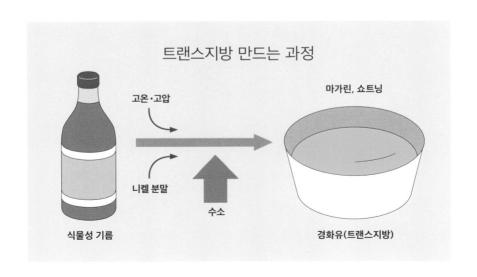

트랜스지방 만드는 과정

고온·고압

니켈 분말

수소

식물성 기름

마가린, 쇼트닝

경화유(트랜스지방)

고온·고압 상태에서 니켈과 같은 촉매를 사용해 화학 반응을 일으키면 액체 상태의 식물성 기름에 수소 분자가 결합해서 고체 상태의 트랜스지방이 합성됩니다. 이렇게 가공했을 때 불포화지방의 단점인 산화(산패)를 줄일 수 있어 변질의 위험성이 줄어듭니다. 유통 기한이 길어지기 때문에 외식 업체에서 조리에 사용하거나 가공식품을 제조할 때 훨씬 유용하죠. 대부분 유전자 조작 옥수수와 대두 원료의 식물성 기름으로 만들어져 가격도 저렴하고요.

이러한 트랜스지방이 만들어진 데에는 역사가 있습니다. 1950년대에 비만과 심장 질환으로 골치를 썩이던 미국에서 심혈관 질환의 원인이 육식이라는 비판이 거세게 일어났습니다. 이런 이유로 식품 회사들이 육류의 동물성 지방 대신 식물성 지방을 원료로 트랜스지방을 만들기 시작했지요. 식품 회사들은 트랜스지방이 육류가 아니라 식물성 기름이기 때문에 건강하다고 대대적으로 광고했고, 미국 정부도 같은 이유로 혈관 질환을 줄일 수 있으리라 믿고 이를 후원했습니다.

결과는 어땠을까요?

트랜스지방 섭취가 늘어나면서 심혈관 질환 환자가 더 늘어나고 비만과 고지혈증 환자가 급증하였습니다! 식물성 기름이라는 환상이 깨진 것이죠.

불포화지방인 식물성 기름을 고체 형태로 만드는 화학 공정에서 식물성 기름은 동물성 지방과 마찬가지로 포화지방으로 변화하고, 화학 구조의 변화로 인해 동물성 지방보다 더 나쁜 영향을 미치는 인공 지방이 만들어졌기 때문입니다.

동물성 지방은 몸에 나쁜 LDL콜레스테롤도 높이지만 몸에 좋은 HDL콜레스테롤도 같이 높여 단점이 상쇄되는 측면이 있는 반면, 트랜스지방은 몸에 나쁜 LDL콜레스테롤을 높일 뿐만 아니라 몸에 좋은 HDL콜레스테롤을 낮춤

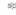

곡류

단백질

과일

채소

지방

물

니다. 트랜스지방이 동물성 지방인 포화지방보다 심장병, 동맥경화증, 뇌경색 등 심혈관계 질환의 위험성을 두 배 더 높이게 되는 것이죠. 또한 인슐린 저항성을 높여 비만, 대사 증후군, 당뇨병과 다양한 생활 습관병을 일으킵니다. 유방암, 대장암 등의 발생도 증가시키고요.

고기를 많이 먹는 편이 아닌데 콜레스테롤이 높아 고민인 분들은 빵이나 쿠키, 가공식품과 같은 트랜스지방 식품을 많이 먹는 편은 아닌지 반드시 체크해 보아야 합니다. 탄수화물 식품이라고 생각하는 빵과 과자가 콜레스테롤을 높일 수 있기 때문입니다.

결국, 2006년 미국 뉴욕시에서는 비만으로 인한 보건 재정의 파탄을 우려하여 트랜스지방 사용을 금지했습니다. 이러한 결정은 전 미국으로 확대됐고, 2015년 미국 식품의약국 FDA는 가공식품 제조 공정에서 '일반적으로 안전하다고 인정되는' 식품 목록에서 트랜스지방을 제외한다고 발표했습니다. 그리고 현재 미국에서는 식품 업체들이 트랜스지방 사용을 중단하도록 하고 있답니다.

가공식품과 패스트푸드 = 트랜스지방

흔히 탄수화물이라고 생각하는 간식, 디저트류에는 트랜스지방 함유량이 높습니다.

트랜스지방은 음식에 고소한 맛이 나게 합니다. 먹은 뒤에도 달콤함을 느끼게 하고, 바삭한 식감도 제공하고요. 그렇기 때문에 피자, 팝콘, 빵, 파이, 쿠키, 케이크, 아이스크림, 감자칩 등 다양한 식품에 많이 쓰이죠.

다음 표에 정리되어 있는 식품들을 얼마나 섭취하고 있는지 스스로 체크해 보세요.

트랜스지방 함량이 높아 최대한 피해야 할 5대 식품

페스츄리빵	아침 식사 대용으로 먹는 페스츄리빵, 도넛류, 시나몬번과 케이크, 갈릭빵, 토스트
튀김류	프렌치프라이, 어니언링, 치킨윙, 프라이드치킨
짭짤한 간식류	크래커, 팝콘, 육포
파스타	라비올리, 마카로니, 라자냐
디저트류	케이크, 브라우니 믹스, 아이스크림 바

　　상품화된 제품은 트랜스지방이 얼마나 함유되느냐에 따라 단단한 정도가 다른데, 트랜스지방 함유량이 많을수록 더 딱딱해집니다. 마트에는 바르는 소프트 마가린과 스프레드부터 고체형의 마가린까지 다양한 형태의 상품들이 있는데요, 발라 먹는 부드러운 소프트 스프레드보다 마가린과 쇼트닝에 트랜스지방 함유량이 더 많기 때문에 부드러운 형태를 구입하는 것이 트랜스지방 섭취를 줄이는 방법입니다.

　　다음 그림을 보면 이해하기가 더 쉬울 겁니다.

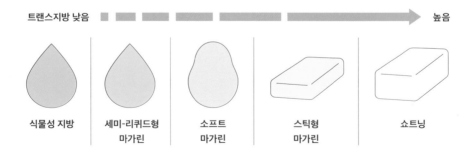

트랜스지방 낮음 ▬ ▬ ▬ ▬ ▬ ▬ ▶ 높음

| 식물성 지방 | 세미-리퀴드형 마가린 | 소프트 마가린 | 스틱형 마가린 | 쇼트닝 |

　　빵이나 쿠키, 냉동식품, 커피믹스 등의 식품 표시를 살펴보면 식물성 유지, 쇼트닝이라고 적혀 있습니다. 이러한 성분들이 바로 위의 과정을 통해 만들어

진 트랜스지방의 다른 이름입니다. 그러므로 건강한 식생활의 시작은 식품 뒷면 식품 표시를 읽는 것이라고 할 수 있습니다. 2007년 12월부터 한국에서도 트랜스지방 함유량을 식품 표시에 의무적으로 표기하게 되었으니, 식품을 구입할 때는 칼로리 수치만을 확인하지 마시고 트랜스지방의 함량을 꼭 확인하세요. 트랜스지방 0g 또는 transfat 0g인지 확인해야 하고 성분도 꼼꼼히 살펴봐야 합니다. 식물성 유지, 경화유, 쇼트닝 등이 적혀 있다면 트랜스지방을 함유한 것입니다.

주의할 점은 트랜스지방 0g으로 표시되어 있어도 트랜스지방이 미량 들어 있을 수 있다는 것입니다. 0.2g 미만으로 트랜스지방이 들어 있는 경우에는 0g으로 표기할 수 있게 되어 있기 때문입니다. 따라서 여러 가공식품을 자주 먹으면 트랜스지방 섭취 총량이 늘어날 수 있으니, 0g으로 표기되어 있다고 해도 가공식품, 패스트푸드를 최대한 먹지 않는 게 좋습니다.

국내 유통 가공식품의 트랜스지방 평균 함량(식품의약품안전청)

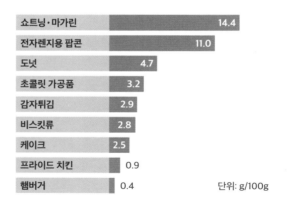

쇼트닝·마가린	14.4
전자렌지용 팝콘	11.0
도넛	4.7
초콜릿 가공품	3.2
감자튀김	2.9
비스킷류	2.8
케이크	2.5
프라이드 치킨	0.9
햄버거	0.4

단위: g/100g

반조리, 즉석조리 식품의 트랜스지방 놓치지 않기

그럼 집밥을 먹는 것 같은 착각을 불러일으키는 반조리 식품은 어떨까요? 안타깝게도 냉동피자나 냉동감자, 전자레인지용 팝콘과 같은 반조리 가공식품에는 완제품보다 트랜스지방 함량이 더 많습니다. 식품의 유통 기한이 길수록 변질을 막기 위해 트랜스지방을 사용하기 때문이지요. 결국 반조리 식품은 '홈 메이드 요리'가 아니라 '집에서 조리해 먹는 가공식품'이라고 하겠습니다.

그리고 식품 표시가 없는 즉석조리 식품들, 예를 들어 마트 식품 코너의 닭튀김, 도넛, 길거리에서 판매하는 토스트 등도 주의해야 합니다. 트랜스지방이 함유되어 있어도, 식품 표시 의무 조항에 해당하지 않은 식품이라 실제로 트랜스지방이 얼마나 들어있는지 알 수가 없기 때문입니다.

조리법도 매우 중요합니다. 식물성 기름을 고열로 끓이면 트랜스지방으로 변하기 때문이죠. 튀기는 요리, 고열로 오래 볶는 조리법을 사용하면 트랜스지방이 늘어납니다. 그러니 기름을 사용하여 볶거나 튀긴 음식은 덜 먹고, 대신 찜이나 굽는 조리법을 사용하세요.

> "열심히 재료를 사고 직접 요리해 먹으며 상쾌하게 생활하다가도, 일탈처럼 기름진 외식을 한 날이면, 어김없이 배 속이 부글거리고 새벽녘까지 잠을 몇 차례 깨는 일이 잦다. 반조리 식품을 사서 집에서 해 먹으면 집밥인 양 착각하기 쉽지만 실은 외식과 다를 바가 없고, 식품 첨가물과 당분도 과다하게 섭취한다는 것을 알고 뜨끔했다. 특히 불고기나 매운탕은 으레 마트에서 양념까지 함께 사서 채소만 더 넣어서 해 먹던 습관을 고치고, 나만의 방식대로 건강한 양념을 만들어 먹는 즐거움을 누리도록 해야 하겠다."
>
> ―이수정(35세, 주부)

"내 식단을 살펴보니 자연 재료로 조리된 음식보다는 가공된 탄수화물인 백미, 몸에 해로운 트랜스지방이 든 빵, 과자, 라면 등으로 구성된 식사의 빈도수가 예상보다 높았다. 수시로 경험하는 만성적인 피로감과 아랫배의 거북한 느낌이 트랜스지방 섭취와 관련 있다는 생각을 하게 되었다."

— 김명수(27세, 대학원생)

지방 선택법 2

값비싼 꽃등심이 건강에도 좋을까?
포화지방은 줄여서 먹자!

요즘에는 살코기 사이사이에 기름이 껴 있어서 부드러운, 소위 마블링이 있는 소고기가 더 비싼 대접을 받습니다. 그러나 건강 면에서는 마블링이 적을수록 더 좋습니다. 상온에서 살코기 사이사이에 있는 고체 상태의 기름이 바로 포화지방이기 때문이죠. 앞서 살펴보았듯이 포화지방은 LDL콜레스테롤 수치를 높여 혈관의 동맥경화증을 유발합니다. 비싼 돈을 들여 가며 건강에 좋지 않은 음식을 먹고 있는 것이라고 하면 너무 지나친 표현일까요?

붉은 육류인 돼지고기, 소고기를 먹을 때는 안심이나 등심과 같이 기름이 적은 부위를 선택하고, 닭이나 오리고기를 먹을 때는 껍질을 벗겨 먹으면 포화지방 섭취를 줄일 수 있습니다. 또 등 푸른 생선으로 대체하면 오메가-3 불포화지방과 같은 좋은 지방을 더불어 섭취할 수 있다는 장점이 있습니다.

최대한 먹지 않는 것이 좋은 트랜스지방과는 달리, 포화지방은 먹지 않는 것이 아니라 현재 먹는 양보다는 줄여서 먹어야 합니다. 포화지방은 세포막과 호르몬을 구성하는 성분이자 지용성 비타민 등을 함유하고 있어서 우리 몸의 기능을 유지하는 데 꼭 필요하기 때문이죠.

　그래서 지중해 식사에서는 붉은 육류 섭취를 한 달에 2~3번 정도로 줄이고 대신에 가금류나 생선을 섭취하도록 권장합니다. 또한 유제품에도 동물성 포화지방이 있다는 것을 잊지 말아야 합니다. 자칫 놓치기 쉬운 것이 우유가 동물성 식품이라는 점입니다. 우유나 우유를 원료로 한 요거트, 버터, 치즈 등을 많이 먹으면 육류를 많이 먹지 않아도 포화지방 섭취가 많아집니다. 보통 칼슘 섭취를 위해 우유를 드시는 경우가 많은데, 불포화지방이 많은 두유, 아몬드 우유, 귀리 우유와 같은 식물성 우유를 마시는 것이 바람직합니다.

　전체 하루 섭취 칼로리 중 지방을 통해 얻는 칼로리를 대략 25% 정도라고 했을 때, 트랜스지방과 포화지방을 통해 얻는 칼로리는 5% 이내, 다중불포화지방을 통해 얻는 칼로리는 10~15%, 단일불포화지방을 통해 얻는 칼로리는 10~15% 정도로 생각하면 됩니다. 예를 들어 대략 하루 2000kcal를 먹는다고 했을 때 트랜스지방이나 포화지방을 통해 얻는 칼로리는 대략 100kcal 이하여야 되는데, 이 정도 열량을 얻기 위한 최대 지방 섭취량은 약 11g입니다. 일반적으로 마시는 우유 200cc 팩 하나에 들어 있는 지방량이 5g 정도임을 고려했을 때, 무심코 먹는 우유, 버터, 치즈 등으로 포화지방 섭취량이 훌쩍 높아질 수 있고, 가공식품 한두 개만으로도 이 기준을 쉽게 넘을 수 있다는 것을 기억해 주세요.

　포화지방에 대해서 정리하자면 다음과 같습니다.

식품(대부분 동물성 식품)	고기, 우유, 크림, 아이스크림, 치즈, 버터, 라드, 가금류 베이컨, 사워크림, 팜유, 코코넛, 코코넛유
몸에 끼치는 영향	콜레스테롤 증가(LDL, HDL 모두 증가) 심장질환 위험 증가, 뇌경색 위험 증가, 암 발생(증가될 수 있다.)

곡류

단백질

과일

채소

지방

물

누명 벗은 계란

새우와 계란과 같이 콜레스테롤을 많이 함유한 식품이 혈중 콜레스테롤을 높이는 주범이라는 통념은 정말 오랫동안 우리의 상식을 지배해 왔습니다. 하지만 미국 DGAC(식생활지침자문위원회)에서는 음식을 통해 섭취되는 콜레스테롤과 혈중 콜레스테롤은 관계가 전혀 없다고 발표한 바 있습니다. 성인 기준 하루 300mg 이하로 권장하던 콜레스테롤 섭취량을 삭제한 것이죠. 미국에 이어 2015년 5월 일본에서도 성인 남성 기준 750mg, 성인 여성 기준 600mg 이하로 권장하던 콜레스테롤 섭취 기준을 철폐했고요.

콜레스테롤 함량이 많은 대표적인 음식인 달걀을 큰 사이즈로 먹어도 하루 콜레스테롤 권장량인 300mg의 71% 정도일 뿐, 권장 콜레스테롤 섭취량을 넘기지 않습니다. 그램 단위로 섭취하는 포화지방 섭취와 비교했을 때 밀리그램 단위로 섭취하는 콜레스테롤이 체내 지질에 미치는 영향은 비교할 수 없을 정도로 작지요. 또한 콜레스테롤 함유 식품을 섭취해도 다 흡수가 되지 못해 15% 정도만 혈중 콜레스테롤에 영향을 미칩니다.

정리하자면 음식을 통해 섭취하는 콜레스테롤양이 매우 적을 뿐만 아니라 먹는다고 해도 체내에 흡수되는 양이 적기 때문에, 달걀과 같이 콜레스테롤 함유량이 많아 동맥경화증의 주범으로 오해받던 대표적인 식품들을 이제는 마음 놓고 드셔도 된다는 것입니다.

더 중요한 것은 과자나 빵 등에 있는 트랜스지방이 혈중 콜레스테롤 수치에 더 큰 영향을 미친다는 점입니다. 트랜스지방은 우리 몸의 좋은 콜레스테롤은 낮추고 나쁜 콜레스테롤은 높이는 작용을 합니다. 그래서 혈중 콜레스테롤을 조절하기 위해서는 콜레스테롤이 들어간 음식이 아니라 트랜스지방이 많이 있는 과자, 튀김, 빵, 피자 같은 가공식품과 패스트푸드를 줄이는 것이 가장 효과적입니다. 하루에 달걀 하나를 먹으면 심혈관 질환 발생 위험을 높일 가능성은 1%도 증가하지 않지만, 트랜스지방 섭취량을 하루 2% 늘리면 심장병 발병 위험은 25%나 늘어나게 됩니다.

· 콜레스테롤 줄이는 식습관

√ 식이섬유가 풍부한 음식은 콜레스테롤의 재흡수를 억제합니다.

　-잡곡, 생채소, 나물, 미역 등의 식품을 식사 때 한 접시 이상 드세요.

√ 콩의 레시틴 성분이 콜레스테롤을 낮춰 주니 콩 요리를 드세요. 특히 식이섬유와

　레시틴 성분이 풍부한 병아리 콩이 좋습니다.

√ 정제된 탄수화물은 삼가고 외식을 줄여 주세요.

√ 트랜스지방(가공식품, 패스트푸드, 튀김류)과 포화지방(육류, 유제품) 섭취를 줄여

　주세요.

'불(不)'이라고 나쁜 게 아니다.
불포화지방은 좀 더 먹자!

불포화지방인 단일불포화지방과 다중불포화지방의 건강 효과에 대한 연구가 많이 있습니다. 1970년대에 다이어버그 등의 연구자들은 그린란드의 이누이트 에스키모인들이 고지방 식사와 비만에도 불구하고 심장 질환 발생이 적다는 것을 관찰하고 오메가-3 지방의 효능에 대해 처음으로 기술하였는데요, 이러한 관찰로 인해 얼마나 지방을 먹느냐보다 어떠한 지방을 섭취하느냐, 즉 지방의 양보다 질이 더 중요한 것이 아닐까 하는 질문들이 나오게 되었지요. 왜냐하면 에스키모인은 미국인과 똑같이 많은 양의 지방을 먹는데, 대부분 오메가-3 지방을 함유한 심해 생선들이었기 때문입니다. 지방이 만성염증에 어떻게 영향을 미치는지를 이해하기 위해서는 앞에서 언급한 지방의 종류(포화지방, 단일불포화지방, 다중불포화지방) 및 분자적 구조의 차이를 이해해야 합니다.

서양 요리에 많이 쓰는 올리브유와 카놀라유, 동양에서 많이 쓰는 참기름이나 들기름에는 단일불포화지방과 다중불포화지방이 많이 함유되어 있습니다. 불포화지방은 심혈관 질환을 유발하는 나쁜 콜레스테롤(LDL콜레스테롤) 수치와 중성지방 수치를 낮추고, 심혈관 질환을 예방하는 좋은 콜레스테롤(HDL콜레스테롤) 수치는 높여 결국 심혈관 질환 예방에 도움이 됩니다.

불포화지방을 단일불포화지방과 다중불포화지방(오메가-3, 오메가-6)으로 나눠서 정리해 보면 다음과 같습니다.

단일불포화지방	식품	올리브유, 카놀라유, 아보카도, 캐슈너트 마카다미아 너트, 파스타치오
	건강 효과	콜레스테롤 감소, 중성 지방 감소 혈압 감소, 혈당 조절에 도움
다중불포화지방 (오메가-3, 오메가-6)	식품	홍화씨유, 참기름, 콩기름, 옥수수유 해바라기씨유, 대두
	건강 효과	콜레스테롤 감소 심장 질환 위험 감소

2017년 미국심장학회는 섭취 지방의 종류와 심혈관 질환과의 관련성에 대한 기존 논문들을 모두 검토하여 다음과 같이 정리했습니다. 포화지방 대신에 불포화지방으로 바꿔 먹으면 심혈관 질환이 약 30% 정도 감소하는데, 이러한 결과는 대표적인 콜레스테롤 저하 약제인 스타틴(Statin)으로 치료했을 때와 유사할 정도로 매우 효과적이라는 거지요. 또한 대규모 인구를 추적 관찰한 연구에서도 포화지방을 줄이고 불포화지방 섭취를 늘렸을 때 심혈관 질환과 암의 사망률이 모두 감소했습니다. 이것은 불포화지방이 동맥경화증의 원인이 되는 LDL콜레스테롤 수치를 낮추기 때문이라고 설명되고 있습니다.

이런 이유로 미국심장학회에서는 지방을 골라 먹도록 권고합니다. 패스트푸드 등에 들어 있는 트랜스지방 섭취를 최대한 줄이고, 육류에 들어 있는 포화지방을 생선이나 견과류, 참깨나 올리브 등의 식물성 기름에 들어 있는 불포화지방으로 바꿔 먹도록 권장하고 있습니다.

오메가-3 지방은
생선에만 있을까요?

언제나 예외는 있는 법!

같은 동물성 식품인데도 왜 유독 생선에만 오메가-3 불포화지방이 많을까요? 그것은 어류가 플랑크톤 같은 바다의 미세 조류를 먹이로 삼기 때문이랍니다. 생선뿐 아니라 미세 조류와 미역, 다시마와 같은 해조류에도 오메가-3 불포화지방이 풍부하지요. 그래서 요즘에는 수은이나 다이옥신에 오염될 가능성이 큰 생선이 아니라 미세 조류로부터 오메가-3 성분을 추출해 영양제로 만들기도 한답니다.

또한 육류라고 할지라도 목초지에서 방목해서 풀을 먹고 자란 소나 돼지고기, 우유나 달걀에는 오메가-3 지방 함유량이 높습니다. 반면에 흔히 오메가-3 지방이 많다고 생각되는 생선도 양식으로 키워 사료를 먹인 경우에는 그 함량이 낮지요. 즉 생산과 유통의 과정에 따라 식품의 성분이 바뀌는 것입니다.

오메가-6와 오메가-3의 밸런스를 맞추자

항염증 식사에서는 오메가-6와 오메가-3의 균형이 매우 중요합니다. 둘 다 불포화지방이면서 세포의 대사를 조절하는 중요한 요소라 필수 지방산(Essential Fatty Acid)이라고도 하는데요. 현대 사회에서는 가공식품과 패스트푸드, 식물성 기름 등을 섭취하게 되면서 식물성 기름 형태의 오메가-6 지방 섭취가 너무 많아져 두 섭취량 사이의 균형이 깨졌습니다.

오메가-6와 오메가-3 가설을 본격적으로 살피기 전에 유전자와 영양의 관계, 인류 식이의 역사에 대해 잠깐 살펴보겠습니다.

유전자 발현과 영양의 상호 관계는 건강과 질병 발생에 있어서 매우 중요한 주제입니다. 지난 2세기에 걸쳐 분자생물학과 유전학 지식이 발전하면서 유전자가 영양소의 흡수, 대사, 입맛, 포만감 정도에 미치는 영향까지 알 수 있게 되었고, 반대로 영양소가 유전자가 발현되는 데 어떻게 영향을 미치는지도 밝혀지고 있습니다. 이 분야를 따로 영양유전체학이라고 합니다.

인간이 경작을 하게 된 이후 1만여 년 동안 식사 형태는 크게 변화됐지만, 우리의 유전자는 그다지 변하지 않았습니다. 돌연변이가 있다고 해도 100만 년에 0.5% 정도가 발생할까 말까일 정도로 유전자의 변화는 매우 미미한데요, 사실 현재 인류의 유전자는 4만 년 전 구석기 시대 조상들의 유전자와 유사하다고 할 수 있을 정도입니다.

이렇게 유전자는 그대로인데 우리들의 식사 패턴은 구석기 시대와 비교했을 때 너무 급격히 변화된 것입니다. 그중에서도 대표적으로 많이 변화된 것이 필수 지방산의 종류와 양, 음식의 항산화 성분 함유량이죠.

시대별 지방과 비타민 C, E의 섭취량

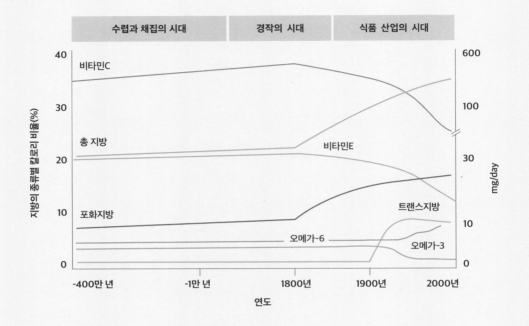

ref. Simopoulos. Exp Biol Med. 2008. 233: 674-688

오메가-3 섭취 감소에 주목하라

오늘날 산업 사회의 식사 패턴에서 보이는 공통적인 특징은 무엇일까요? 에너지 섭취는 증가했는데 운동량은 적어서 잉여 칼로리가 남아 비만 환자가 늘었다는 것. 포화지방과 오메가-6 지방, 트랜스지방의 섭취는 늘어났는데 오메가-3 지방 섭취는 감소했다는 것. 복합탄수화물과 식이섬유 섭취는 줄어든 반면 정제 곡물의 섭취는 늘어났다는 것. 과일, 채소 섭취가 감소했으며 단백질, 항산화 물질, 칼슘의 섭취도 감소했다는 것 등입니다.

시대별로 각종 지방과 비타민 C, E 섭취량의 증감을 나타낸 왼쪽의 그래프를 한번 볼까요? 일단, 이 그래프에서 현대 사회의 지방 섭취량이 급격히 증가되었는데, 그중 트랜스지방 섭취, 오메가-6 지방 섭취가 증가되었고 오메가-3 지방 섭취는 감소되었음을 알 수 있습니다. 비타민 C와 E 등 항산화 비타민의 섭취는 감소하였고요.

채집과 사냥을 하던 시절 음식을 통해 섭취하는 오메가-6와 오메가-3의 비율이 대략 4:1 정도였다면, 현재 서구식 식사에서의 비율은 20:1일 정도로 오메가-6와 오메가-3 비율이 매우 불균형합니다. 유전자와 영양의 상호 관계를 고려했을 때 이러한 식생활의 급격한 변화가 유전자 변화에 미칠 영향은 자명합니다.

한국영양학회는 한국인의 식생활을 고려해 오메가-6와 오메가-3 지방의 권장 비율을 4~10:1로 제시했습니다. 하지만 실제 한국인의 오메가-6와 오메가-3 지방 섭취 비율은 중년 남성 11:1, 폐경 여성 7:1, 초등학생 14:1 수준으로 권장 비율에 미치지 못한 상태입니다. 다음 표를 보면 동서양 모두 현대인의 식사에서 오메가-6와 오메가-3 섭취 비율이 권장 비율에 훨씬 못 미친다는 것을 알 수 있습니다.

다양한 인구 집단에서의 오메가-6 : 오메가-3 비율

인구 집단	오메가-6 : 오메가-3 비율
구석기 인류	0.8 : 1
1960년대 이전 그리스인	1~2 : 1
일본인(현대 사회)	4 : 1
인도인(현대 사회, 농촌 지역)	5~6 : 1
영국인과 북유럽인(현대 사회)	15 : 1
미국인(현대 사회)	17 : 1
인도인(현대 사회, 도시 지역)	38~50 : 1

오메가-6는 줄이고 오메가-3는 늘려라

최근 연구들은 오메가-6와 오메가-3의 비율이 낮을수록 장기적으로 건강에 좋다는 것을 보여 줍니다. 오메가-6와 오메가-3 비율이 4:1 이하일 경우 심혈관 질환을 앓았던 사람들의 사망률이 70% 감소했습니다. 천식 환자는 5:1일 때 건강에 도움이 됐다면 10:1일 때는 장기적인 경과가 좋지 않았습니다. 또 2.5:1일 때 대장 직장암 환자에서 대장 세포의 증식이 억제되는 것을 볼 수 있었고, 4:1 정도에서는 효과가 없었습니다. 유방암 환자는 오메가-6와 오메가-3의 비율을 낮출수록 위험도가 감소했고, 류머티즘 관절염 환자는 2~3:1 정도의 비율로 낮춰 주면 염증이 억제되었습니다. 환자의 상태에 따라 적절한 비율은 다소 다를 수 있지만, 공통적으로 오메가-6와 오메가-3의 비율이 낮을수록 다양한 현대 만성 질환의 발생 위험이 줄어들고 질병의 경과가 좋다는 것을 알 수 있습니다.

오메가-6 지방은 대사 과정을 거쳐 우리 몸의 염증을 높이고 혈관을 수축시키며 혈전 생성을 촉진해 주는 염증 유발 물질로 전환됩니다. 반면, 오메가-3 지방은 우리 몸에 염증은 줄여 주고 혈관을 확장시키며 혈전 생성을 억제해 주는 항염증 물질로 전환됩니다. 즉 오메가-6 지방이 몸에 많을수록 만성염증에 대한 오메가-3의 긍정적인 영향이 줄어들기 때문에, 섭취하는 식품의 오메가-6와 오메가-3의 비율이 중요하다는 겁니다. 한마디로, 오메가-6 지방과 오메가-3 지방의 불균형은 만성염증을 유발하여 현대인의 몸을 병이 잘 생기는 텃밭처럼 만든다고 볼 수 있습니다.

그렇다면 이러한 균형을 맞추려면 어떻게 해야 할까요? 생선과 견과류와 같은 오메가-3가 풍부한 식품의 섭취를 늘리는 것뿐만 아니라, 가공식품과 같이 오메가-6가 많은 식품의 섭취를 줄이는 것이 동시에 필요합니다.

무엇보다 오메가-3 지방을 좀 더 적극적으로 섭취할 필요가 있습니다. 염증을 억제할 뿐만 아니라 나쁜 콜레스테롤과 중성지방을 줄여 주는 효과가 있기 때문이죠. **오메가-3는 콩, 아마씨와 같은 씨앗류, 호두와 같은 견과류, 들기름, 해조류와 같은 식물성 식품과 연어나 청어, 삼치, 고등어와 같은 등 푸른 생선에 풍부합니다.**

현대인이 많이 섭취하고 있는 **오메가-6는 믹스커피나 밀크 초콜릿, 각종 튀김류, 쿠키와 같은 과자류 등 가공식품과 패스트푸드에 많이 사용하는 식물성 유지에 포함되어 있습니다.** 따라서 가공식품 섭취를 줄이면 오메가-6 지방 섭취도 줄어 염증을 낮추는 데 도움이 됩니다.

불포화지방과 만성염증의 관계

불포화지방이 만성염증에 어떻게 영향을 미치는지 이해하기 위해서는 아래 그림과 같이 염증 캐스케이드(염증과 관련된 다양한 염증 매개물질들의 상호 작용)에 미치는 영향을 이해하는 것이 중요합니다.

염증 캐스케이드

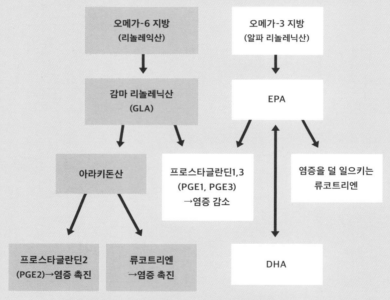

ref. Rakel et al. 2005. Southern Medical Journal. vol 98(3): 303-310

오메가-6 지방 섭취가 많으면 아라키돈산(Arachidonic Acid)이 많이 만들어지는데 아라키돈산은 염증 캐스케이드의 주요 요소인 프로스타글란딘2(PGE2)와 류코트리엔(Leukotrien)으로 변화됩니다.

이와 반대로 오메가-3 지방은 만성염증에 좀 더 유익한 영향을 미칩니다. 오메가-3 지방은 세포막에서 아라키돈산과 경쟁적인 작용을 해서 염증 관련 물질들이 덜 만들어지도록 합니다. 오메가-3 지방 중 하나인 EPA는 인터루킨-1과 종양괴사인자-α와 같이 염증을 유발하는 사이토카인이 생성되는 것을 줄여 줍니다.

요약하면 오메가-3 지방은 만성염증을 덜 일으키는 프로스타글란딘(PGE1과 PGE3)과 염증을 덜 일으키는 류코트리엔을 생성하며, 세포막에서 염증을 일으키는 아라키돈산을 줄여 주고, 염증을 촉진하는 효소들의 활동을 줄여 줍니다.

고기 섭취가 많지 않은데
콜레스테롤이 높은 50대 남성

3년간 나의 건강검진 결과를 정리해서 장기적 건강 관리 측면에 맞춘 식단에 대해 생각해 보았다. 혈액검사 결과 LDL콜레스테롤 수치가 높다. 이는 심혈관 질환의 위험을 높이는 원인 중 하나이기에 꾸준한 운동과 식이요법을 통한 관리가 필요하다. 실제로 매일 1시간씩 꾸준히 운동을 하며 관리하던 2013년 수치만 정상이었고, 그 이전과 이후의 수치는 높은 상태다.

	2013년 1월	2014년 1월	2015년 1월
콜레스테롤 (120~199mg/dl)	174	241	241
LDL콜레스테롤 (50~129.9mg/dl)	74.8	135.8	143.8
중성지방 (50~149mg/dl)	66	61	81
공복 시 혈당 (70~99mg/dl)	88	89	88

마른 체질에 지방을 섭취해도 살은 찌지 않고 콜레스테롤 수치만 높아져서 적절한 식이 조절과 운동이 반드시 필요한 상태다. **고기를 많이 먹지 않는데도, 나의 콜레스테롤 수치가 높은 이유는 무엇일까?**

Recommended by Dr. 힐링푸드

말씀하신 대로 콜레스테롤 수치가 높으시네요. 가족들은 어떤지 궁금합니다.
고기 섭취는 많지 않지만 간식으로 자주 섭취하는 빵과 믹스커피 등이 콜레스테롤 수치와 관련이 있는 것 같습니다. 이런 식품에 트랜스지방이 많은데 육류에 있는 포화지방보다 LDL콜레스테롤을 2배 이상 높인답니다. 또한 우유와 유제품 섭취가 많은 것도 포화지방 섭취를 높여 콜레스테롤을 높일 수 있습니다.

그에 비해 생선 섭취는 너무 적은 편이에요. 최소 주 2회 정도는 생선을 먹는 것도 불포화지방 섭취를 늘려 콜레스테롤을 낮추는 데 도움이 됩니다.

부드러운 빵이나 쿠키, 밀크 초콜릿에 많이 들어 있는 트랜스지방은 좋은 콜레스테롤인 HDL을 감소시키고 나쁜 콜레스테롤인 LDL을 증가시키기 때문에 섭취를 줄여야 합니다. 또한 치즈, 유제품, 크림, 고기, 케이크와 페스츄리 등에 많이 함유되어 있는 포화지방도 LDL을 증가시켜 심혈관질환 위험도를 높이기 때문에 줄이거나 다른 식품으로 대체하는 것이 좋겠습니다. 되도록 **빵보다는 잡곡밥 위주의 식단을 유지하고, 간식으로 버터가 많이 들어간 부드러운 빵 대신에 고구마나 통밀빵을 섭취하는 것이 도움이 되겠습니다.** 유제품도 저지방으로 된 제품을 선택하는 것이 좋습니다.

대신 좋은 지방을 섭취하면 콜레스테롤을 낮추고 혈관의 염증 상태를 줄일 수 있습니다. 불포화지방의 함량이 높은 올리브오일, 아보카도, 견과류 등을 섭취하고, 생선, 녹색 채소, 콩 섭취를 늘려야 합니다.

콜레스테롤을 낮춰 주는 기능이 탁월한 오메가-3는 들기름이나 연어 대구와 같은 생선, 견과류 등에 많이 들어 있습니다. 일주일에 2회 이상 생선을 섭취하면 심혈관질환의 위험도를 줄일 수 있다는 연구 결과도 있으니 **생선의 섭취를 좀 더 늘려야겠습니다.**

특히나 콩은 양질의 단백질과 식이섬유, 불포화지방 등을 함유하고 있어 두부나 두유 등의 형태로 콩을 섭취하는 것이 콜레스테롤 배출에 도움이 됩니다.

7.
고기를 안 먹어도
단백질이 부족하지 않습니다

- 항염증 단백질 선택법

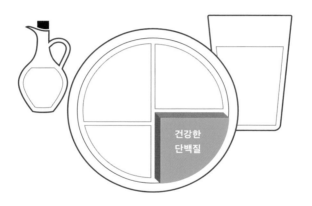

다양한 단백질

고기를 먹어야만 한다는
편견에서 벗어나 다양한
단백질을 선택한다.(생선, 콩,
씨앗, 견과류, 해조류)

지방을 기준으로

포화지방이 많은
단백질(붉은 육류)은 줄이고
오메가-3 불포화지방이 많은
단백질(생선)은 늘린다.
닭, 오리고기는 껍질을 벗겨
포화지방을 제거하고 먹는다.

굽지 말고 삶기

구이나 튀김보다는
수육이나 샤브샤브, 샐러드
등으로 먹는다.

탄수화물, 단백질, 지방 중에 단백질이 포만감을 가장 많이 높이는 영양소입니다. 단백질 다음으로는 도정하지 않은 통곡물과 같은 복합탄수화물이 포만감을 높이는데요. 포만감이 높아진다는 것은 **단백질과 복합탄수화물을 먹으면 지방이나 단순탄수화물을 먹었을 때보다 배가 부르게 되어 음식을 덜 섭취하게 된다는 것을 의미합니다.**

그래서 체중을 조절할 때 지방 없이 단백질만으로 된 닭 가슴살을 많이 선택하여 먹고는 합니다. 단백질을 먹으면 포만감이 커서 음식 섭취량이 줄어들고, 근육량이 늘수록 기초대사량이 많아져 체중 조절에 도움이 되기 때문이지요.

요약해 보자면 다음과 같습니다.

tip **체중 관리와 단백질**

- 높은 포만감 지수(Satiety Index)
  단백질 >> 복합탄수화물 > 단순탄수화물 > 지방
- 1g당 에너지 밀도(같은 중량에 담고 있는 칼로리 정도)
  지방(9kcal) > 탄수화물(4kcal) = 단백질(4kcal)

**→ 단백질은 포만감 지수는 높고 에너지 밀도는 낮아
체중 조절에 효과적인 식품입니다.**

단백질, 우리 몸의 원료

단백질은 근육, 피부, 머리카락과 같이 우리 몸을 구성하며 면역항체, 혈구, 효소 등 우리 몸에서 다양한 기능을 수행하는 성분들의 원료로 쓰이는 중요 영양소입니다. 단백질 섭취가 부족하면 근육량과 피부 탄력이 줄어들고 머리카락이 가늘어지지요. 단백질은 이렇게 우리 몸의 구성과 생리 기능에 주로 역할을 하지, 우리 몸에 에너지를 공급하는 데에는 탄수화물이나 지방에 비해 많이 쓰이지 않습니다.

근육질 몸을 만드는 남성분들이 탄수화물은 먹지 않고 단백질만 먹는 경우가 있는데, 정작 몸을 움직일 때 필요한 에너지를 공급해 주는 영양소인 탄수화물이 부족하면 근육은 커져도 운동 능력은 떨어지게 됩니다. 우리 몸, 특히 뇌세포의 활동에 필요한 에너지 공급원 영양소가 부족해지기 때문입니다. 애써 만든 근육을 실제 용도에 맞게 움직이고 활용하는 데 드는 에너지를 얻기 위해서는 탄수화물이 필요한 거죠.

그래서 운동을 한다고 단백질인 닭 가슴살만 먹는 것은 굉장히 잘못된 상식이라는 겁니다. 프로 운동선수들은 대회에 나가기 전에는 반드시 탄수화물을 섭취한다는 것, 장기간에 걸쳐 영양소 섭취 비율 목표를 정해 실천하는 방식으로 운동 능력을 최대화할 수 있는 몸을 만든다는 것을 꼭 기억하도록 하세요.

단백질 하루 권장량은 얼마?

단백질의 섭취 권장량은 몸무게 kg당 0.8~1.2g으로 다양합니다. 건강 유지를 위해서는 대략 몸무게 1kg당 1g의 단백질을 섭취해야 하고, 근육을 키울 때는 1.2~1.4g으로 섭취량을 늘립니다. 따라서 70kg 남성을 기준으로 했을 때 약 70g이 단백질의 평균 권장량이라고 할 수 있습니다.

단백질의 하루 평균 권장량을 섭취하기 위해 먹어야 하는 식품별 양은 다음과 같습니다. 하루 세끼를 먹는다고 했을 때 한 끼의 단백질량은 손바닥 크기 정도라고 생각하면 그 섭취량을 대략 가늠해 볼 수 있습니다.

식품 종류	단위	한 단위당 단백질량	하루 단백질 70g 섭취를 위해 먹어야 하는 식품별 분량
계란	1개	6.2g	약 10개
두부	1모	27g	약 2모 반
우유	1잔	6g	약 10잔
흰 살 생선	100g	22g	300g (8토막)
닭 가슴살	100g	23g	300g (손바닥 크기 정도로 3조각)
소고기	100g	23g	300g (손바닥 크기 정도로 3조각)

미국의학협회에 따르면 하루 총 섭취 칼로리 중 적어도 10% 이상은 단백질을 섭취해야 하고, 35% 이상은 넘지 않도록 해야 합니다.

또한 단백질을 섭취할 때에는 단백질의 양뿐만 아니라 질도 고려해야 합니다. 지중해식 식사 피라미드에서는 소고기, 돼지고기 같은 붉은 육류 섭취를 맨 꼭대기에 두고, 한 달에 2~3번 정도로 제한하라고 권하고 있습니다. 소시지와 햄과 같은 가공육류와 붉은 육류가 암 발생률을 높이기 때문입니다. 따라서 단백질 식품의 종류를 육류에 한정시키지 않고, 위 표에서 제시하는 것처럼 콩과 두부 같은 식물성 단백질과 생선 등을 포함하여 다양하게 섭취해야 합니다.

동물성 단백질과 식물성 단백질은 다르다

건강과 음식에 대해 얘기를 하다 보면, 가장 질문도 많고 나름의 의견을 말씀 드려도 쉽게 수긍하지 않는 분야가 바로 단백질입니다. 아직도 논란이 많은 분야이기도 하지요. 그래서 충격적인 연구를 하나 소개하고자 합니다.

2016년 10월 《미국의사협회저널(Journal of American Medical Association, JAMA)》이라는 세계적인 의학 잡지에는 무려 약 13만 명의 식습관과 사망률의 관계를 조사한 연구가 실렸습니다. 32년 동안 간호사들을 추적 관찰한 코호트(Nurse's Health Study)와 건강 관련 종사자들을 36년 동안 추적 관찰한 코호트(Health Professionals Follow-up study)로부터 얻은 데이터를 분석한 연구였지요. 그 연구 결과는 다음과 같이 요약됩니다.

동물성 단백질 섭취가 사망률, 특히 심장 질환으로 인한 사망률과 관련 있었습니다. 똑같은 단백질이지만 식물성 단백질을 섭취하는 사람들은 심장 질환으로 인한 사망률이 낮았습니다. 또한 햄과 소시지 등의 가공육류나 소고기, 돼지고기 등의 붉은 육류 섭취를 줄이고, 대신에 콩과 같은 식물성 단백질 섭취로 바꾸었을 때 사망률이 감소하는 결과를 관찰할 수 있었습니다. 이것은 어떠한 종류의 단백질을 선택하느냐에 따라 몸에 미치는 영향이 다르다는 것을 보여 주는 중요한 연구입니다.

"'그동안 나는 고기를 정말 많이 먹고 있었다!' 내 식습관을 분석해 보면 영양 과잉과 불균형임을 알 수 있다. 하루도 빠짐없이 육류와 칼로리 높은 음식을 먹으면서도 채소와 과일은 적게 먹어 식이섬유, 미네랄, 비타민이 부족했다. 그래서 몸무게가 늘었고 변비를 겪었다. 잦은 음주로 칼로리 과다 상태였고, 미량영양소 결핍으로 영양 불균형 상태였는데, 소위 말하는 필름이 끊기는 지경까지 되었다."

– 허시원(26세, 학생)

고기를 안 먹으면 단백질이 부족하다고?
육류 외 다양한 단백질을 선택하라

단백질을 섭취한다고 하면 제일 먼저 떠오르는 게 뭘까요? 대부분 지글지글 굽는 삼겹살, 스테이크와 같이 고기 먹는 장면일 것입니다. 하지만 단백질은 고기에만 있는 것이 아니죠. 식물성 식품을 포함해 다양한 식품에 단백질이 풍부하게 들어 있답니다.

하버드 보건대학원에서는 심혈관 질환을 예방하고 치료에 도움이 되기 위해서는 붉은 육류, 특히 소시지나 베이컨과 같은 가공육류 섭취를 줄이고, 대신에 생선, 가금류, 콩과 같은 식물성 단백질을 섭취하는 것이 좋다고 제안합니다. 되도록 다양한 종류의 식품에서 단백질을 섭취하는 것이 좋다는 것입니다.

단백질이 특히 풍부한 식물성 식품들을 살펴보자면 다음과 같습니다.

- 콩류: 대두콩, 서리태, 강낭콩, 완두콩 등
- 잡곡류: 퀴노아 등
- 씨앗류: 해바라기씨
- 견과류: 아몬드, 호두, 잣, 피스타치오, 브라질너트 등
- 해조류: 미역, 톳, 파래, 김, 다시마 등

동물성 단백질 섭취를 식물성 단백질로 바꾸었을 때 심혈관 질환의 위험성이 감소하는 만큼 식물성 단백질이 풍부한 식품을 즐겨 먹어야겠습니다.

"오랜 기간 자취를 해 왔기 때문에 한번 지인들과 고깃집을 가면 나도 모르게 과식을 하게 된다. 평소에 고기를 잘 먹지 못하니 마음껏 먹어야지 생각하고 있었다. 이는 반드시 붉은 육류를 먹어야만 단백질 보충을 할 수 있다는 나의 잘못된 생각에서 기인한 것이다. 붉은 육류는 한 달에 한 번 정도 먹어도 무방하며 놀랍게도 식물성 식품인 콩류에 단백질 함유량이 아주 많다는 것을 알게 되었다."

—오선정(31세, 회사원)

단백질 속 필수 아미노산 찾기

육류가 더 좋은 단백질이라는 오래된 믿음은 필수 아미노산을 모두 함유하고 있다는 사실에서 시작되었습니다.

단백질이 소화가 되면 가장 작은 분자인 아미노산으로 쪼개져 장에서 흡수됩니다. 20개의 아미노산 중 음식으로 섭취하지 않아도 우리 몸에서 합성되는 12개의 아미노산을 '불필수 아미노산', 몸에서 합성되지 않기 때문에 음식으로 섭취하지 않으면 안 되는 8개의 아미노산을 '필수 아미노산'이라고 합니다. 필수 아미노산은 음식으로 꼭 먹어 주어야 하기 때문에 영양적인 측면에서 매우 중요합니다. 몸 상태에 따라 반드시 섭취해 줘야만 하는 아미노산이 달라질 수 있으므로, 필수 아미노산의 개수는 8개를 기준으로 1~2개 정도 더 많아질 수도 있습니다.

8개의 필수 아미노산(성인의 필수 아미노산은 이소류신, 류신, 리신, 메티오닌, 페닐알라닌, 트레오닌, 트립토판, 발린)은 그것을 함유하는 정도에 따라 단백질의 질을 평가할 정도로 매우 중요한 기준입니다. 필수 아미노산을 모두 함유하고 있는 단백질 식품을 완전식품이라고 하는데 달걀과 콩, 우유가 대표적인 예죠. 이것은 영양학적으로 완벽한 식품이라는 것이 아니라, 단백질을 이루는 8개의 필수 아미노산을 모두 함유한다는 의미에서 '완전'하다는 것입니다.

그렇다면 우리 몸에서 합성할 수 없는 8개의 필수 아미노산을 빠짐없이 섭취하는 다른 방법은 없을까요?

식품을 조합(Food Combination)하면 됩니다. 각각의 식품에는 부족한 아미노산이 있지만, 섞어서 함께 먹으면 필요한 아미노산을 모두 섭취할 수 있는 완전식품이 되는 원리입니다. 달걀, 붉은 육류, 유제품 등 동물성 단백질을 반드시 먹지 않아도, 아래처럼 다양한 식물성 식품을 섞어 먹으면 필수 아미노산을 모두 섭취할 수 있습니다. 앞서 나온 동물성 단백질을 식물성 단백질로 대체했을 때 질병과 사망률이 감소했다는 연구를 감안한다면, 식물성 단백질 식품과 그 조합을 이해하는 것이 실생활에서 단백질을 선택할 때 도움이 될 것입니다.

필수 아미노산을 모두 얻는 식품과 식품 조합(Food Combination)

식품 또는 식품 조합	예시
난류	달걀, 메추리알
육류, 가금류, 생선, 해산물	소고기, 돼지고기, 닭고기, 오리고기 청어, 고등어, 연어, 낙지, 조개
유제품	저지방 우유, 치즈, 요거트
콩	두유, 두부, 청국장, 낫또
곡류+두류	완두콩 또는 강낭콩 잡곡밥, 낫또 비빔밥, 퀴노아밥
곡류+유제품	곡물 시리얼(당분 추가하지 않고 튀기지 않은 뮤즐리)+저지방 우유 미숫가루+저지방 우유
곡류+땅콩류	질 좋은 통밀빵과 땅콩버터로 만든 샌드위치
씨앗류+콩	견과류바, 견과류 믹스

육류 단백질을 섭취하지 않았을 때
문제점은 없을까요?

뇌와 신경의 작용에 중요한 비타민 B12는 식물성 식품에는 드물기 때문에 채식만 하면 부족할 위험이 있습니다. 피로하거나 기억력이 떨어지거나 우울 같은 증상이 올 정도로 심각할 수 있지요. 비타민 B12는 청국장, 김치, 낫또와 같이 유산균이 풍부한 발효 식품으로 소량이나마 보충할 수 있고, 필요하다면 영양제를 통해 보충하는 게 좋습니다.

육류 섭취로 비타민 B12를 보충하려면, 햄, 소시지 등의 가공육류는 금하고, 해산물을 많이 먹어야 합니다. 닭고기나 오리고기 등의 가금류는 가급적 껍질을 벗겨 먹는 것이 좋습니다.

· 비타민 B12가 풍부한 식품
붉은 육류, 닭과 오리 같은 가금류, 생선류, 계란, 유제품

동물성 단백질은 항생제와 호르몬이 없는 건강한 단백질을 선택한다

소와 돼지, 닭이 길러지는 실제 사육 과정을 보면 소고기와 돼지고기와 같은 육류가 더 이상 축산식품이 아니라 가공식품, 공산품이라는 생각이 들 정도입니다.

열악한 환경에서 길러지는 가축들의 문제는 동물 복지의 차원에만 국한되지 않습니다. 인간의 건강과 질병의 측면에서도 큰 문제가 되지요. 위생적이지 못하고 열악한 환경에서 가축들이 사육되면 질병에 자주 걸리게 되고, 항생제도 많이 사용됩니다. 사람이 열악한 환경에서 살 때 병에 많이 걸리는 것과 같습니다. 또한 상업성을 높이려는 목적으로, 육류 양을 늘리기 위해 인공적으로 가축의 몸집을 키우거나, 우유의 생산량을 늘리기 위해 호르몬이 사용됩니다. 이때 사용되는 항생제와 호르몬은 육류와 우유에 남아서 먹이 사슬을 통해 사람에게 전달되게 된답니다.

미국 환경보호국(EPA)에 따르면 유통되는 고기, 생선, 유제품의 90~95%에서 잔류 살충제가 검출된다고 합니다. 또 미국의 '의식 있는 과학자 모임(Union of Concerned Scientists)'의 발표에 따르면 매해 약 1만 2,000톤의 항생제가 가축에게 투여된다고 합니다. 이렇게 상시적으로 사용되는 항생제로 인해 살모넬라균과 같은 병원균들에 대한 항생제 내성이 증가하고 있는 거지요.

2001년 세계적인 의학 잡지인 《뉴잉글랜드 의학저널(New England Journal of Medicine)》에서는 가축 사육에 사용되는 항생제 때문에 인간의 항생제 내성이 증가하고 있다고 밝혔습니다. 유제품, 달걀, 소고기, 돼지고기, 닭고기 같은 동물성 단백질을 섭취할 때 가축 사육 중에 사용되었던 항생제가 먹이 사슬을 통해 인간에게로 전달되고, 이로 인해 인간에게 세균 감염이 생길 경우 항생제가 잘 듣지 않게 된다는 겁니다.

따라서 항염증 식사를 위해서는 동물성 단백질 섭취 횟수를 줄이고, 섭취하게 될 경우에는 사육 과정에서 항생제와 호르몬을 사용하지 않은 유기농 인증을 받은 가축, 즉 건강한 단백질을 선택해야 합니다.

이제 식품의 영양소만이 아니라, 식품의 질과 생산 과정까지 살펴보아야 제대로 된 건강식이라 할 수 있습니다. 같은 육류일지라도 방목해서 목초를 많이 먹고 자란 소나 닭, 달걀, 우유 등에서는 견과류나 생선에만 있다고 생각했던 오메가-3 지방이 발견됩니다. 목초에 있는 오메가-3를 먹고 자라기 때문이죠. 반면에 일반적으로 생선에 있다고 생각되는 오메가-3 지방이 양식으로 기른 생선에는 많지 않습니다. 바다 조류가 아닌 사료를 먹고 키워지기 때문입니다.

사람마다 각기 무엇을 어떻게 먹느냐에 따라 그 몸의 구성과 건강 상태가 달라지듯이, 식품도 어떻게 생산되느냐에 따라 같은 식품이더라도 영양소 함유 성분이 다르다는 점을 꼭 기억해 주세요.

> (tip) ## 클린 단백질 선택법
>
> 1. 붉은 육류(소고기, 돼지고기)는 한 달에 2, 3회 미만으로 섭취한다.
> 2. 육류 및 달걀, 유제품을 살 때는 유기축산물 마크를 확인한다.
> 3. 호르몬이나 유해 물질들은 주로 지방 성분에 축적되므로 육류를 먹을 때에는 되도록 기름을 떼어 내고 섭취한다.

단백질을 선택할 때는 지방을 기준으로

육류를 섭취할 때는 단순히 단백질만을 섭취하는 것이 아닙니다. 지방 성분도 늘 함께 섭취하게 됩니다. 삼겹살 먹을 때를 떠올려 보면 됩니다. 고기 사이사이의 지방도 당연히 함께 먹게 되지 않나요?

음식의 맛과 향을 결정하는 것은 사실 지방입니다. 흔히 고기가 맛있다고 느끼는 것도 살코기 때문이 아니라 그 사이사이의 기름, 지방이 맛있기 때문이지요. 닭 가슴살만 먹으면 질리는 것처럼 뻑뻑한 살코기만 먹으면서 고기를 선호하기는 어렵습니다. 그래서 기름이 끼어 있어 부드러운 꽃등심이 맛있다고 비싼 가격으로 팔리는 것입니다.

따라서 항염증 식사를 위해 동물성 단백질을 선택할 때는 함께 있는 지방을 단백질의 질을 기준으로 삼고 결정해야 합니다. 붉은 육류를 섭취할 때는 지방이 적은 부위(소고기 안심, 등심, 홍두깨살/돼지고기 안심)를 고르는 게 좋습니다. 단백질을 섭취하면서 트랜스지방과 포화지방 섭취를 줄이고 오메가-3 지방 섭취를 늘리려면, 아래와 같이 실천해 보세요.

> **tip** 1. 햄, 소시지 등 가공육류는 되도록 먹지 않는다. → 트랜스지방 줄이기
>
> 2. 닭, 오리 등 가금류는 껍질을 제거해서 먹는다. → 포화지방 줄이기
>
> 3. 소고기, 돼지고기 등 붉은 육류는 되도록 적게 먹고 구이나 튀김보다는 수육이나 샤브샤브로 먹는다. → 트랜스지방, 포화지방 줄이기
>
> 4. 연어나 고등어, 청어 등의 등 푸른 생선, 오메가-3 강화 달걀들을 선택한다. → 오메가-3 지방 늘리기

통곡

단백질

과일

채소

지방

물

알레르기와 식품 불내성의 원인은 되도록 피하라

음식도 약을 복용했을 때와 마찬가지로 부작용을 일으킬 수 있다는 것 알고 계셨나요?

식품을 섭취했을 때 두드러기나 복통, 가려움과 같이 예상치 않은 반응이 일어난다면 식품으로 인한 부작용이라고 할 수 있습니다. 그 대표적인 경우가 식품 알레르기(Food Allergy)와 식품 불내성(Food Intolerance)입니다.

이 두 가지 모두 피부 두드러기나 습진, 가려움, 숨찬 증상 등 굉장히 다양하면서도 서로 비슷한 증상을 보이기 때문에, 증상만으로는 완전히 감별하여 구분하기가 어렵습니다.

두 증상의 차이는 발생 원인인데, 식품 알레르기는 E 타입 항체에 의한 알레르기 반응으로 인해 일어납니다. 일종의 면역 반응으로 식품의 단백질 성분이 면역 반응을 일으키는 항원으로 작용하는 거지요.

반면 식품 불내성은 우유를 마시면 설사를 하는 유당 불내성처럼 영양소를 소화, 분해하는 효소가 없을 때, 혹은 커피를 마시면 잠을 못 자는 것처럼 식품의 특정 성분에 민감할 때 등 다양한 원인에 의해 생기는데, 이는 알레르기 반응과는 관계가 없습니다. 간혹 면역 반응으로 인해 나타나기도 하지만 알레르기와는 다르게 G 타입 항체가 관련됩니다.

이를 좀 더 자세히 살펴보면 다음과 같습니다.

알레르기와 식품 불내성은 다르다

	알레르기	식품 불내성
발생 시기와 대상	주로 영아 때 발생 성인 2%, 어린이 6~8%	다양한 연령대에서 발생 가능 전체 인구의 45%
원인	면역 반응 관련(E 타입 항체)	대사 과정(유당 불내성) 유해 물질(세균 독소) 화학 물질의 약리 작용(알코올, 카페인) 면역 반응 관련(G 타입 항체)
주요 원인 식품	땅콩, 달걀, 우유, 어패류 등	밀, 글루텐, 우유, 그 외 다양한 식품들
증상	• 즉각적인 과민 반응(2시간 이내): 항체 관여 -피부 두드러기, 소화·호흡기 이상 • 지연 과민 반응: 면역 세포 관여	배가 더부룩함, 과민성 장증후군 관절통, 피로감, 피부 습진 기분이 가라앉음, 두통, 체중 증가
위험성	소량이어도 사망에 이를 정도로 치명적일 수 있음	치명적이진 않음

예를 들어 어렸을 때부터 특정 음식을 먹었을 때 두드러기나 아토피가 있었고 비염이나 천식 등의 병력이 있었다면, 알레르기와 관련된 E 타입 항체(Immunogloblulin E)와 관련 가능성이 큽니다. 반면, 어렸을 때는 별 문제 없었는데 성인이 되어서 원인을 알 수 없는 두드러기 등의 증세가 나타난다면 G 타입 항체(Immunoglobulin G)와 관련된 식품 불내성일 가능성이 큽니다.

식품 알레르기를 일으키는 주된 식품에는 달걀, 땅콩과 그 외 견과류, 우유, 콩, 밀, 생선, 갑각 조개류 등이 있는데요, 특히 한국인에게 알레르기를 유발하는 것으로 알려진 11가지 식품은 다음 쪽에 정리해 놓았습니다. 알레르기가 의심될 경우 이 식품들과의 관련성을 생각해 보고 식품 다이어리를 통해 증상을 일으킨 것으로 추정되는 식품을 찾아 섭취를 제한한 후 변화를 관찰해 보세요.

한국인이 조심해야 할 알레르기 유발 식품 11

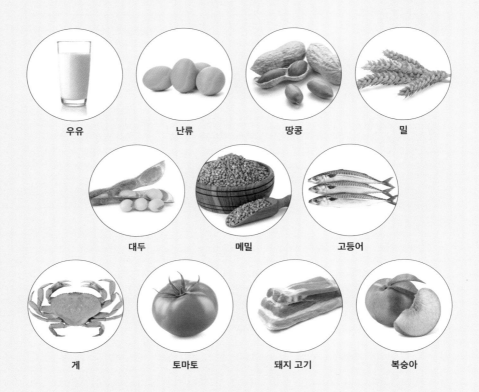

우유　　　난류　　　땅콩　　　밀

대두　　　메밀　　　고등어

게　　　토마토　　　돼지 고기　　　복숭아

'음식이 문제'일 수 있다고 생각하기

급성으로 반응이 나타나는 알레르기와는 달리, 식품 불내성은 만성적으로 서서히 나타나기 때문에 그 원인을 찾기가 더 어렵습니다. 또 간혹 식품 불내성도 알레르기 반응처럼 급성으로 심하게 나타나기도 해서 증상만으로는 이 둘을 완전히 구분하기도 어렵지요. 이럴 때는 혈액검사를 통해 특정 식품에 대한 E타입 항체와 G타입 항체를 찾으면 구분할 수 있습니다.

또한 앞서 이야기한 것처럼 원인이 되는 음식을 알아내고 제한하면 그 증상을 개선하는 데 도움이 됩니다. 하지만 특정 식품을 먹지 않는 제한 식이를 하면 영양 불균형이 생길 위험이 있습니다. 특히 성장기 어린이들에게는 발육에 문제가 생길 수 있으니, 임의로 의심되는 식품을 가려 먹기보다는 그 원인 식품을 정확히 찾아내서 최소한으로 제한하는 것이 바람직합니다.

혈액검사만큼 정확하지는 않지만 이 책 3부에서 소개하는 '내 몸의 소리를 듣는 일주일' 프로젝트를 통해서도 원인 식품을 찾는 데 도움을 받을 수 있습니다. 자신이 먹은 음식과 그날그날의 기분, 몸의 증상 등을 기록해서 관찰하는 방법인데, 자세한 내용은 3부에 소개해 놓았으니 천천히 참고하시길 바랍니다.

여기서 무엇보다 중요한 것은 여러 가지 이유를 알 수 없는 증상들이 식품으로 인한 것일 수 있다는 점을 한 번쯤 생각해 보는 겁니다. 음식과의 관련성을 의심해 보지 않으면, 원인을 알 수 없는 이상한 질환이 되어, 이곳저곳 병원을 찾아다니며 '닥터 쇼핑(Doctor Shopping)'을 하는 일이 흔히 일어날 수 있기 때문입니다.

단백질 식단
어떻게 구성해야 건강할까요?

꼭 음식을 통해서만 섭취해야 하는 8개의 필수 아미노산을 빠짐없이 충분히 섭취할 수 있도록, 동물성 단백질이든 식물성 단백질이든 골고루 먹는 것이 중요합니다.

콩이나 두부에는 필수 아미노산이 모두 충분히 있지만, 대부분의 식물성 단백질에는 8가지 중 1~2가지가 빠져 있습니다. 성장기 어린이가 식물성 단백질만 먹는다면 성장이나 발육장애와 같은 건강상의 문제가 생길 수 있지요. 반면 너무 동물성 단백질만 섭취하게 되면, 비만, 동맥경화, 통풍 등의 위험이 있습니다. 다양한 식품을 통해 단백질을 섭취하는 식습관이 필요합니다.

특히 과체중이나 비만, 고혈압, 당뇨와 같은 질환이 있는 중년 환자 분들께는 육류를 통한 단백질 섭취보다는 식물성 단백질을 중심으로 다양한 식품을 드시기를 강조합니다.(물론 되도록 붉은 육류보다는 생선을 드시도록 하고요.) 이러한 대사성 질환들은 트랜스지방이나 동물성 포화지방으로 인해 유발되거나 악화될 수 있기 때문입니다.

불면과 피로를 호소하는 60대 여성

20여 년간 불면으로 수면제와 항우울제까지 복용했는데, 그 부작용으로 변비와 안구 건조가 생겨 너무 힘듭니다. 이제는 약을 끊고 싶은데, 혹시 수면에 도움이 되는 음식이나 영양제가 있을까요? 참고로 저는 평소에는 빵이나 떡, 밥을 주로 먹습니다. 소화가 안 돼서 고기는 거의 안 먹고 생선이나 두부는 조금만 먹고요. 늘 많이 긴장되고 예민한 편이기도 합니다.

Recommended by Dr. 힐링푸드

3일 동안의 식사를 분석해 보니, 말씀하신 것처럼 탄수화물 섭취가 많고 단백질 섭취는 너무 적은 것을 알 수 있었습니다. 트립토판이라는 아미노산은 기분과 관련된 세로토닌으로 변환된 후 수면과 관련이 깊은 멜라토닌으로 전환됩니다. 그런데 단백질 식품 섭취가 너무 적으면 트립토판과 비타민 B6가 부족해져서 아미노산 대사에 불균형이 생깁니다. 기분도 우울해지고 깊은 잠을 못 자게 되는 거죠.

세로토닌과 멜라토닌 형성에 도움이 되도록 트립토판과 비타민 B가 풍부한 단백질인 **닭고기, 생선, 우유, 두부, 연어, 도미, 고등어, 대구, 문어, 대두, 강낭콩, 렌틸콩** 등을 많이 드세요. 육류가 소화가 잘 안 된다면 구이보다는 샤브샤브, 불고기처럼 촉촉하게 수분이 있는 형태로 조리하거나 레몬즙 또는 식초에 마리네이드(고기, 생선, 야채 등을 요리하기 전에 절여 놓은 것)해서 드시는 게 도움이 됩니다. 또한 커피를 줄이고, 평소 기력 보충을 위해 먹던 홍삼 등의 보조식품은 오후보다는 오전에 먹어 혹시라도 수면에 영향을 미칠 가능성을 피하는 것이 좋겠습니다.

한 달 정도 지나자 그분은 여행 다녀오시고 나서 많이 걸을 수 있는 체력이 됐다는 점에 스스로 놀랐다고 하셨습니다. 잠도 잘 자고 컨디션도 개선되었고요. 또 식습관 변화로 의도치 않게 혈압이 내려가 혈압약을 반으로 줄일 수 있었습니다. 더불어 자고 일어나면 손이 뻣뻣하고 붓는 증상도 많이 개선되었습니다.

8.
알록달록 레인보우 장보기

– 항염증 채소와 과일 선택법

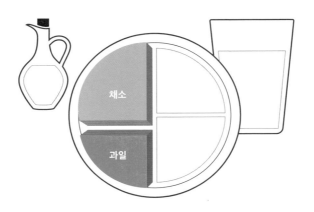

컬러 푸드	로컬 푸드	제철 식품	식이섬유
채소와 과일 색소에 들어 있는 파이토케미컬은 최고의 항염증 효과를 낸다.	배송 거리가 짧은 만큼 영양소는 보존되고 잔류 농약은 줄어든다.	계절 변화에 몸이 잘 적응하도록 필요한 영양소를 공급하고, 보관을 위한 농약이나 화학 약품 사용도 적다.	채소와 과일 껍질에 들어 있는 식이섬유는 독소를 배출하는 청소부. 해조류와 버섯류도 잊지 말 것.

항염증접시는 채소와 과일이 반을 차지한다

염증을 유발하는 활성산소를 제거하는 최고의 항산화 식품, 만성염증을 줄이고 노화도 막는 최고의 식품은 역시 채소와 과일입니다. 만성염증을 줄이고 건강을 지키는 식습관을 한마디로 정의한다면 곧 '매일 여러 가지 채소와 과일을 먹고 고기는 적게 먹는 것'이라고 할 수 있을 정도죠.

채소와 과일에 들어 있는 대표적인 항염증 물질은 바로 비타민과 파이토케미컬, 식이섬유입니다. 특히 비타민 C와 E가 대표적인데요. 비타민 C는 강력한 항산화 물질로 단백질, 지방, 핵산 등 다양한 세포 구성 성분들이 활성산소에 손상되는 것을 막습니다. 또한 비타민 E와 같은 다른 항산화 물질들을 다시 복구시켜 체내에서 재활용될 수 있도록 하고요.

항염증 작용을 하는 비타민 C와 비타민 E

염증을 줄이는 영양소	작용	풍부한 식품
비타민 C	강력한 항산화물질 활성산소에 의한 세포 손상 예방 다른 항산화물질 재생과 활용을 도움	브로콜리, 키위, 양배추
비타민 E	세포 활동 및 기능에 중심 역할 세포 안에 있는 자체 항산화 방어시스템의 중요 구성 요소	참깨, 들깨, 호두, 아몬드 해바라기씨 같은 견과류와 씨앗류

파이토케미컬은 채소와 과일의 색을 내거나 향, 특유의 쓴맛 등을 내는 식물성 화학 물질인데, 그중 잘 알려진 것으로는 적포도주나 코코아에 들어 있는 폴리페놀류, 당근에 함유된 베타카로틴 등의 카로티노이드, 마늘이나 파

등의 향기 성분인 함황화합물 등이 있습니다.

　채소와 과일은 항염증 접시의 절반을 차지할 정도로 중요합니다. 이제 식품으로 된 종합 비타민 미네랄이라고 할 수 있는 채소와 과일은 어떤 기준으로 골라야 할지 살펴보도록 하겠습니다.

빨주노초파남보 무지개 장보기
: 컬러 푸드로 먹는 다양한 파이토케미컬

　천연 항염증제와 항산화제로 색색의 채소와 과일을 추천합니다. 다양한 색상을 가진 컬러 푸드에는 그 색상만큼 다양한 파이토케미컬이 들어 있어 여러 가지 유익한 효과를 동시에 얻을 수 있기 때문입니다.

　파이토케미컬은 4장에서 잠깐 얘기했듯이 '식물이 만들어 낸 생리 활성 물질'입니다. 껍질과 씨앗에 많이 함유되어 있는데, 채소와 과일의 색과 향, 맛을 결정하지요. 또한 식물이 해충과 같은 외부 개체로부터 자신을 보호하기 위해 만들어 내는 물질로, 천연 항바이러스, 항생제 역할을 합니다. 이러한 물질이 우리 몸 안에서도 비슷한 역할을 하여 외부 침입자에 대응하는 면역 강화 효과를 누리는 것이라고 볼 수 있습니다.

　알록달록한 색의 컬러 푸드에는 색깔만큼 다양한 파이토케미컬이 풍부해 항염, 항산화 효능이 뛰어난데요, 가지나 검은 콩과 같은 블랙 푸드의 안토시아닌, 토마토와 같은 붉은색 식품에 풍부한 라이코펜 등이 대표적입니다. 베타카로틴은 천연 색소 성분인 카로티노이드의 한 종류고요, 당근, 바나나, 호박 등의 녹황색 채소류에 풍부한데 활성산소를 제거하는 능력이 뛰어나 세포를 보호하는 중요한 역할을 합니다.

대표적인 항산화 물질인 폴리페놀에는 수천 가지 종류가 있는데, 그 대표적인 예가 녹차나 홍차에 있는 카테킨입니다. 카테킨의 항산화력은 대표적 항산화제인 비타민 C의 100배, 비타민 E의 200배에 달할 정도로 강력합니다! 그리고 포도, 오디, 라즈베리 등 베리류에는 라스베라트롤이라는 폴리페놀이 있어 혈관 건강에 도움을 줍니다.

여러 종류의 파이토케미컬로부터 다양한 효과를 누리기 위해서는 한 가지 식품의 기대효과를 맹신하지 말고, 알록달록한 색상의 다양한 식품으로 장을 보고 식탁을 꾸려야 합니다. 모든 자연식품에는 각자의 기능과 역할이 있어 어느 하나 소중하지 않은 것이 없습니다. 유행처럼 번지는 특정 식품에 대한 열풍에 휩쓸리기보다는 자연에 존재하는 다양성을 이해하고 섭취하는 것이 매우 중요합니다.

실제로 마트나 시장에서 식재료를 고르고 조리하거나 섭취할 때 다음과 같은 점을 참고하세요.

- **토마토**: 붉게 잘 익은 것일수록 라이코펜 함량이 많습니다. 지용성이어서 기름과 조리하면 흡수율이 높아지니 조리법에 관심을 기울여 주세요.

- **사과**: 껍질에는 강력한 항산화 파이토케미컬인 쿼세틴, 과육에는 콜레스테롤과 혈당을 낮춰 주는 펙틴이 풍부합니다. 이러한 기대효과들을 동시에 다 얻을 수 있도록 껍질까지 안심하고 먹을 수 있는 사과를 고릅니다.

- **고추, 피망, 파프리카류**: 화려한 색깔 속에 숨어 있는 파이토케미컬들의 건강

레인보우 장보기: 다양한 파이토케미컬 섭취법

색	파이토케미컬	기대효과	채소와 과일
붉은색	라이코펜	전립선암 위험 감소 심혈관 질환 위험 감소	토마토, 적포도, 수박, 파프리카
주황색 노란색	베타카로틴	백내장, 심혈관 질환 폐암, 유방암 발생 위험 감소	당근, 단호박, 귤, 레몬
녹색	베타카로틴	백내장, 심혈관 질환 폐암, 유방암 발생 위험 감소	쑥갓, 브로콜리, 시금치, 아욱, 근대
검정색 보라색	안토시아닌	콜레스테롤 감소	검은 콩, 흑미, 검은 깨, 블루베리
흰색	인돌	유방암, 난소암 등 위험 감소	무, 양배추, 콜리플라워, 배추, 파

효과가 조금씩 다르므로 다양하게 섭취하도록 합니다. 꼭지가 싱싱하고 윤기가 흐르는 것을 고릅니다.

- **고구마**: 껍질의 색이 진하고 속살이 진한 황색일수록 베타카로틴 함량이 높습니다. 자색고구마는 5배의 베타카로틴을 함유하고 있습니다. 영양 성분이 껍질에 많으므로 깨끗이 씻어 껍질째 먹는 것이 좋습니다.

- **호박**: 겉껍질 색이 짙을수록 색소 함량이 높습니다. 버릴 것 하나 없이 겉껍질과 호박 속, 씨 모두 영양의 보고랍니다. 표면에 흠집이 없고 들었을 때 묵직한 것을 고릅니다.

- **바나나**: 껍질에 검은 반점이 있는 바나나가 체내 면역력 강화 효과가 더 큽니다. 단 열량이 높으므로 많은 양을 섭취하지 않도록 조심합니다.

채소 과일 선택법 2

로컬 푸드: 배송 거리가 짧은 만큼
영양소는 보존되고 잔류 농약은 줄어든다

신선한 재료가 풍부하게 들어가는 것만큼 영양가가 있으면서 맛도 있는 음식은 없습니다.

생산지에서 밥상까지 올라오는 시간이 짧을수록 당연히 신선도가 올라가는데요, 그래서 보관과 유통 기간이 적은 제철 식재료와 근거리에서 재배된 로컬 푸드가 건강을 위한 선택 중 첫 번째입니다!

제철 식재료와 로컬 푸드는 비타민, 미네랄 등의 영양소 손실이 적어 영양 면에서도 우수하고요. 또 염증을 유발할 수 있는 잔류 농약과 같은 식품 안전성의 문제가 적습니다.

예를 들어, 대표적인 항산화 식품에 대해 물어보면 대부분 외국 과일류인 블루베리, 라스베리, 크랜베리 등 베리류를 먼저 생각합니다. 하지만 토종 식품인 구기자의 항산화 효과가 서양 베리류보다 10배 가까이 크다는 것 알고 계셨나요?

영양소 손실과 잔류 농약을 줄이기 위해 로컬 푸드를 선택하려면 식품의 원산지를 체크해서 되도록 국산을 구입하고, 국산이 없으면 다음과 같이 비슷하게 짝을 이루는 토종 식품을 선택할 수 있습니다.

해외 수입 식품	대응하는 로컬 푸드
라스베리, 크랜베리	딸기, 구기자
오렌지	귤, 한라봉, 청견, 천혜향
아몬드, 피스타치오	호두, 잣, 깨
콜리플라워, 양상추	배추, 무

수퍼푸드라 불리는 식품들,
과연 그럴까?

광고 마케팅과 유통의 발달로 이전에는 듣도 보도 못한 다양한 과일과 채소, 곡류들을 흔히 볼 수 있게 되었습니다.

수퍼푸드라 불리는 몸에 좋다는 수입 식품들, 과연 그럴까요?

농산물 수확 후 보관과 유통 중에 변질이 되거나 벌레들이 생기는 것을 예방하기 위해 농작물 재배 과정보다 포스트 하비스트(Post-Harvest) 농약이 훨씬 많이 사용됩니다. 또 외국 현지에서 사용되는 다양한 농약의 종류를 다 파악할 수는 없기 때문에, 수입 식품에 대한 잔류 농약 점검은 규정상 이루어지고는 있지만 현실적으로 모든 성분을 정확히 파악하고 있지는 않지요. 농작물이 생산되는 현지에서는 그렇지 않았을지라도 멀리 해외로 운송되는 과정에서 영양소가 손실되고 농약과 화학 약품 처리량은 늘어나게 되는 겁니다.

그럼 반대로, 국내에서 재배된 토종 농산물일수록, 근거리 재배일수록 보관과 유통 기간이 짧아 당연히 농약 등의 화학 약품 처리가 적고 영양소 손실도 적겠지요? 가격 또한 저렴하고요.

마케팅을 통해 수퍼푸드로 등극한 특정 식품만이 아니라, 모든 채소와 과일에는 다양한 항산화 물질이 이미 들어 있는데요, 유통 기간 중 영양 성분이 소실되고 잔류 농약과 화학 물질이 묻어 있는 비싼 수입 식품보다는 국내에서 생산되는 신선한 로컬 푸드가 더 낫습니다.

결국, 다양한 제철 채소와 과일을 자주 섭취하는 것이 가장 좋은 수퍼푸드 항염증 밥상이 됩니다.

제철 채소와 과일

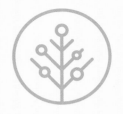

봄

고사리, 곰피, 냉이, 달래, 두릅
미나리, 민들레, 쑥, 죽순, 참나물
취나물, 풋마늘, 딸기
참다래, 토마토

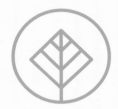

여름

가지, 감자, 근대, 깻잎, 마늘, 머위
부추, 비름, 수삼, 애호박, 양배추
오이, 옥수수, 완두콩, 풋고추
호박잎, 수박, 포도, 참외
자두, 복숭아

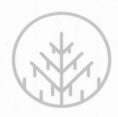

가을

검정깨, 김, 땅콩, 매생이
물미역, 물파래, 배추, 시금치
야콘, 톳, 팥, 호두, 귤, 레몬

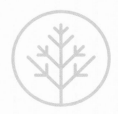

겨울

고구마, 느타리버섯,
단호박, 더덕, 들깨, 마, 무
무청, 밤, 새송이버섯, 수수
연근, 오미자, 우엉, 잣, 콜라비
토란, 대추, 감, 배, 사과

제철 식품: 계절에 맞을수록
영양소는 늘어나고 잔류 농약은 줄어든다

건강한 식습관을 위해 항상 강조되는 채소와 과일, 좋다는 것은 누구나 알지만 그중에서도 특히 제철에 나는 것이 왜 좋은지에 대해서는 제대로 아는 사람이 많지 않습니다.

앞서 얘기했듯이, 제철 채소와 과일은 보관을 거치지 않은 신선한 식재료라 영양소 파괴가 적습니다. 또 보관을 위해 사용되는 농약이나 화학 약품이 적어 보다 안전하죠. 그와 더불어 이렇게 생각해 볼 수도 있겠습니다. 계절 변화에 따라 자연과 함께 우리의 몸도 변화하는데, 제철 식품은 이러한 자연의 변화에 우리 몸이 잘 적응할 수 있도록 그때그때 필요한 영양소를 자연에서 공급해 주는 천연 영양제라고 말이지요.

봄철에는 겨울 땅을 뚫고 나온 푸릇푸릇한 녹색 봄나물들이 겨울 내내 쌓였던 물질들을 몸 밖으로 배출하며 몸을 깨우는 작용을 합니다.

여름에는 오이, 풋고추, 열무 등 물을 많이 함유한 열매채소들이 더운 체온을 식혀 주고 입맛을 돋우어 주고요.

가을에는 파와 배추와 같은 김장 채소들이 나와 김치로 저장 발효를 해 두면, 채소를 먹기 어려운 겨울철에도 우리 몸에 필요한 비타민과 미네랄을 공급해 줍니다. 또 가을볕에 채소를 말려 겨울을 대비하게 되는데, 겨우내 햇빛이 부족해 결핍되기 쉬운 비타민 D를 보충해 주지요.

겨울에는 연근이나 우엉, 고구마와 같은 뿌리채소들이 많이 나와 추위에 부족할 수 있는 열량을 공급해 줍니다.

금상첨화로 제철 채소는 가격마저 저렴합니다. 좋은 식품을 떠올릴 때 친환경 유기농 식품을 먼저 생각하기 쉽지만 가격 때문에 부담스러운 것이 사실입니다. 그러나 '친환경 유기농이냐 아니냐.'보다 먼저 따져야 할 것은 '제철 과일과 채소냐 아니냐.'입니다. 건강하면서도 경제적인 먹거리를 먹으려면 무엇보다도 제철 채소와 과일을 깨끗이 씻어 섭취하라고 권하고 싶습니다.

무농약, 유기농 친환경 식품은 잔류 농약에 대한 걱정을 많이 덜 수 있으니, 경제적인 여건이 된다면 선택하면 됩니다. 다만 친환경 식품은 안 씻어 먹어도 된다고 생각하기 쉬운데, 농약을 사용하지 않다 보니 상하거나 벌레가 끓기 쉽고 그만큼 미생물 번식도 빠를 수 있어서 오히려 더 잘 씻어야 하죠.

정리해서 다시 말씀드리자면, 제철에 나는 토종 식품, 로컬 푸드를 섭취했을 때 똑같은 채소와 과일을 먹어도 훨씬 더 풍부한 영양소를 섭취할 수 있습니다.

채소 과일 선택법 4
껍질에 있는 식이섬유를 놓치지 말자

현미, 통밀 같은 곡류뿐 아니라 과일과 채소도 되도록 껍질째 먹으면 풍부한 식이섬유 덕분에 당 흡수 속도가 느려져, 결과적으로 염증을 줄여 줍니다. 특히 당뇨병 환자는 과일에 함유된 당분도 주의해야 하는데, 껍질째 먹으면 혈당 조절이 좀 더 수월하다는 장점이 있습니다. 다만 껍질째 먹으면 껍질에 남아 있는 잔류 농약을 걱정해야 하니, 앞으로 10장에서 다룰 항염증 조리법 중 채소와 과일 선택법과 씻기 방법을 참고하세요.

귤의 속껍질이나 고구마의 실처럼 질긴 부위, 현미의 겉껍질이 식이섬유인데, 영양가 없어 보이는 이 성분이 실은 매우 다양한 기능을 합니다.

일단 식이섬유는 장을 튼튼하게 합니다. 다른 영양소들과는 달리 소화 효소에 의해 분해되지 않고 소화 과정의 마지막인 대장까지 도달해 미생물들의 먹이가 되어 주기 때문이죠. 이 과정에서 유기산을 포함해서 다양한 물질들이 만들어져 장내 환경이 좋아지는 겁니다. 이렇게 유익균인 프로바이오틱스(Probiotics)가 잘 정착할 수 있도록 먹이가 되어 주기 때문에 프리바이오틱스(Prebiotics)라고도 부릅니다.

식이섬유는 소화 활동도 돕습니다. 식이섬유가 풍부한 식재료는 대개 씹기에 거칠거나 질기기 때문에 자연히 씹는 횟수가 늘어나게 되고, 침 분비도 늘어나게 됩니다. 씹는 횟수가 많아지면 식사 속도도 느려져 다이어트에 도움이 되고요.

그뿐만 아니라 식이섬유는 다양한 질환을 예방하는 효과도 있습니다. 체내에서 칼륨과 나트륨의 밸런스를 조절해 혈압 상승을 막고 콜레스테롤을 체외로 배출시켜 고지혈증과 동맥경화증을 예방합니다. 또 음식물이 위에서 소장으로 이동하는 속도를 늦추고 음식물 흡수를 느려지게 하여 혈당의 갑작스러운 상승도 막아 줍니다.

또한 식이섬유는 우리 몸에 불필요한 이물질과 노폐물들을 흡착한 채 몸밖으로 내보내 장을 깨끗하게 해 줍니다. 환경오염 문제가 큰 현대 사회에서는 환경호르몬, 미세먼지, 잔류 농약, 식품 첨가물과 같은 유해 물질들을 몸 밖으로 배출하는 기능이 필수적인데, 여기에 식이섬유가 큰 역할을 하는 겁니다.

마지막으로 식이섬유는 변비의 특효약이기도 합니다. 수분을 흡수해서 부풀기 때문에 변의 부피도 늘리고, 이것이 장관을 자극해서 결과적으로 장의 활동이 활발해집니다.

식이섬유 종류에 따른 효과의 차이

구분	기능	식품
수용성 식이섬유	프리바이오틱스: 장내 유익균 증진	콩(완두콩, 대두) 보리, 귀리, 호밀 특정 과일(특히 프룬) 브로콜리나 당근 등 특정 채소 감자, 고구마, 양파 등 뿌리채소 (껍질은 불용성 식이섬유 공급) 차전자(질경이 씨앗) 껍질
불용성 식이섬유	변비 특효약: 변비 완화 규칙적인 장운동 촉진	통곡류(현미, 잡곡) 겨 견과류, 씨앗류 콜리플라워, 호박, 셀러리와 같은 채소 토마토, 사과와 같은 과일의 껍질

잊지 말아야 할 해조류

미역, 김, 다시마, 톳 등의 해조류는 바다에서 나는 채소로 비타민, 미네랄과 식이섬유가 매우 풍부합니다. 이 비타민과 미네랄이 간의 해독 시스템에 도움을 주고, 식이섬유는 장내 대장균에 유익하게 작용해 장을 튼튼하게 합니다.

해조류의 끈적끈적한 성분 때문에 식감이 좋지 않아 꺼리는 분들도 있는데, 이 성분이 바로 식이섬유입니다. 건강을 위한 핵심 성분이죠. 끈적끈적한 성분으로 이루어진 수용성 식이섬유 알긴산은 흡착력이 매우 좋아서 우리 몸속 미세물질을 흡착해서 밖으로 배출한답니다.

좀 더 자세히 살펴보면 이렇습니다. 알긴산과 같은 수용성 식이섬유는 장에서 수분을 흡수하면 점점 부풀면서 끈적끈적한 젤 형태로 변합니다. 황사나 미세먼지에 들어 있는 중금속이나 환경호르몬, 발암물질 등을 흡착해서 몸 밖으로 배출해 주는 훌륭한 청소부 역할을 하죠. 또 이때 콜레스테롤도 흡착해 몸 밖으로 배출하여 고지혈증이 있는 분들의 혈중 콜레스테롤 조절에도 도움이 됩니다. 그뿐만 아니라 포도당을 잡고 있다가 천천히 흡수하게 해 주어 식후 혈당이 빠르게 상승하지 않도록 합니다. 식이섬유가 당뇨 환자의 혈당 조절에 좋은 이유입니다.

특히 다시마, 미역, 톳처럼 갈조류라고 불리는 갈색 해조류에 함유된 후코이단은 황 성분을 함유한 다당류의 일종인데요, 암을 예방하고 면역력을 높이며 위 점막을 보호하는 효과가 있습니다. 그리고 김, 톳, 파래는 항산화 작용을 하는 파이토케미컬인 카로틴이 풍부해서 활성산소에 의한 염증 발생을 줄여 줍니다.

또 해조류에는 오메가-3 지방도 풍부합니다. 최근에는 오염될 가능성이 큰 생선 대신 오메가-3 지방의 안전한 대체 공급원으로 주목받고 있지요. 해조류는 칼슘 등의 미네랄이 풍부하고 말리면 오래 보관할 수 있으니 늘 준비해 놓고 쉽게 꾸준히 섭취하기에도 좋습니다.

잊지 말아야 할 버섯류

버섯은 단백질과 식이섬유, 비타민, 미네랄이 풍부하면서도 열량이 낮아 비만과 성인병 예방과 치료에 유익한 식품입니다. 특히 암세포의 증식을 막고 암 유전자를 회복시키는 비타민 D, 변비를 예방하는 불용성 식이섬유가 풍부해서 결과적으로 대장암 예방에 도움이 될 수 있지요. 버섯에 함유된 식이섬유의 일종인 베타글루칸에는 면역 기능을 활성화하여 암세포 증식을 억제하는 작용이 있다고 알려져 있습니다.

버섯은 햇볕에 말리면 비타민 D가 훨씬 풍부해집니다. 그래서 열풍 건조가 아닌 햇볕에 말린 버섯을 활용하는 것이 건강에 더 좋습니다.

염증을 줄여 주는 다섯 가지 버섯

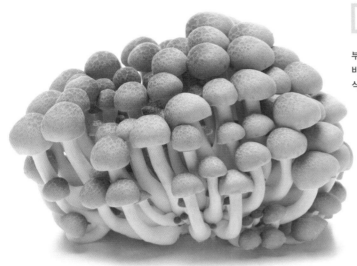

만가닥버섯

부족하기 쉬운 필수아미노산과 칼슘 흡수를 돕는
비타민 D, 비타민 B1, B2를 함유하고 있습니다.
식이섬유가 많아 변비 해소, 비만 예방에 좋습니다.

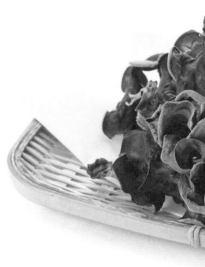

표고버섯

암을 억제하는 렌티난, 고혈압 예방하는 칼륨이 있어 생활 습관병을 예방합니다.
표고버섯의 에르고스테롤 성분은 자외선을 쪼이면 비타민 D로 변하기 때문에
생표고버섯을 반나절 정도 햇볕에 말리는 것이 좋습니다.

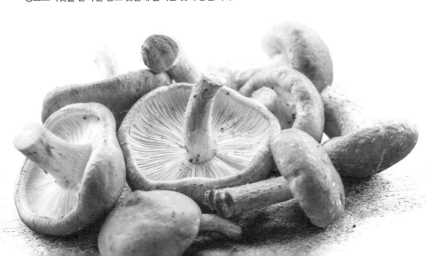

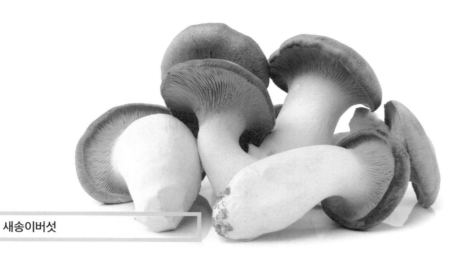

새송이버섯

식이섬유가 놀라울 만큼 많이 들어 있습니다.
지방 과다 섭취로 인한 간 질환을 예방하고, 변비를 개선하며, 다이어트에 효과적입니다.

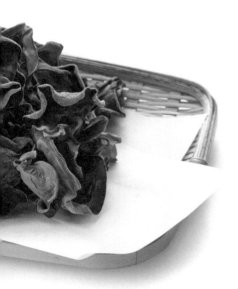

목이버섯

버섯 중 칼슘을 가장 많이 함유하고 있어
뼈나 치아를 튼튼하게 합니다.
고혈압이나 동맥경화 예방에도 효과적입니다.

팽이버섯

비타민 B1 함량이 버섯류 중에서
표고버섯 다음으로 많아서, 탄수화물 대사를 촉진해
피로를 회복시키고 식욕을 돋워 줍니다.

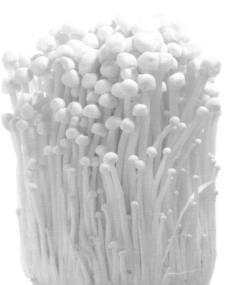

식이섬유 하루 섭취량 25g 달성법

다양한 건강 효능을 지닌 식이섬유는 부드럽고 달콤한 맛을 좋아하는 현대인의 식사에서 가장 부족해지기 쉬운 영양소입니다. 부피가 커서 비타민이나 미네랄처럼 영양제 형태로 만들기 어려워 간단히 복용할 수도 없어요. 반드시 식품을 통해 섭취해야 하는 영양소라 하루 목표 섭취량 25g을 달성하기란 굉장히 어려운 일이죠. 식이섬유 함유량이 높은 식품 한 가지만이라도 더 자주 식탁에 올려야겠습니다.

다음과 같은 방법들을 응용해 보세요.

•채소류

브로콜리와 콜리플라워는 주 요리에 작은 송이 3~4개만 곁들여도 식이섬유 총 섭취량이 2g 늘어납니다. 점성이 있는 오크라, 모로헤이야에도 풍부하며 수프 형태로 만들면 더 많은 양을 먹을 수 있습니다.

- 삶은 당근(1컵): 4.6g, 시금치(1컵): 4.2g
  브로콜리(1컵): 4.4g, 고구마(중간 크기): 3.4g

•콩류

병아리 콩의 식이섬유 함유량은 최고 수준입니다. 물에 불린 병아리콩을 작은 그릇 하나에 담은 양으로 식이섬유 약 6g을 섭취할 수 있어요. 또한 강낭콩이나 대두콩에도 식이섬유가 많은데, 작은 그릇 하나로 식이섬유 약 2g을 섭취할 수 있습니다.

- 강낭콩(1/2컵): 7.3g, 완두콩(1/2컵): 4.7g, 흰 강낭콩(1/2컵): 6.0g

• 과일류

제철 과일을 선택합니다. 잘 익은 과일에는 콜레스테롤을 몸 밖으로 배출시키는 수용성 식이섬유가 많이 들어 있으니까요. 특히 사과와 키위의 1회 섭취량으로 약 2g의 식이섬유를 얻을 수 있습니다.

- 사과(중간 크기로 껍질째): 3.5g, 건포도(약 1컵 반): 3.1g

  오렌지(중간 크기): 2.6g, 배(큰 것의 1/2개): 3.1g

  자두(중간 크기): 3.0g, 바나나(중간 크기): 2.4g

• 해조류

한꺼번에 많은 양을 먹지 못하는 해조류는 조금씩 사용하여 식탁에 올리는 횟수를 늘리는 편이 효율적입니다. 톳은 쌀에 섞어 밥을 짓거나 샐러드에 넣으면 섭취량을 1~2g 늘릴 수 있어요.

• 버섯류

식이섬유의 보고인 버섯은 매일 식탁에 올리세요. 식이섬유가 특히 많은 새송이버섯 단 한 개로 3g의 식이섬유를 섭취할 수 있습니다. 또한 버섯에는 콜레스테롤을 줄여 주는 수용성 식이섬유도 함유되어 있어요. 국물 요리에 이용하면 국물에 녹아 나온 수용성 식이섬유까지 듬뿍 섭취할 수 있답니다.

• 곡류

- 통밀빵(1쪽): 1.4g

  현미밥(1과 1/5컵): 1.0g

자취 생활을 하며
식사가 불규칙한 20대 여성

나의 일주일 식단을 전체적으로 살펴보고 맨 처음 느꼈던 것은 정말 심각하게 들쑥날쑥 먹는다는 것이다.

나는 아침을 먹지 않는다. 늦게 잠이 들어 오후 느지막이 일어나기 때문에 아침을 먹기가 어렵다. 또 일어나서 이것저것 일하다 보면 시간이 늦어져 오후 늦게 점심을 먹기 다반사다.

늘 속이 더부룩한데, 특히 인스턴트 음식을 많이 먹었을 때 그렇다. 또 내 식단을 살펴보면 채소나 과일 섭취가 거의 없다. 따로 사러 나가야 하는 것이 귀찮아서 먹지 않았던 것 같다.

또한 밥을 먹기가 귀찮으면 내내 먹지 않다가 간식으로 때우곤 했다. 어릴 때부터 줄곧 간식을 먹는 습관을 갖고 있었고, 이것이 현재 비만의 상태까지 이어져 왔다. 그래서 과자나 초콜릿 같은 간식을 끊고 과일로 대체하여, 몸의 염증을 줄이고 예방해야겠다는 생각이 들었다. '정말 대충 먹고 생각 없이 먹었구나.'라는 생각에 나 자신을 돌아보게 된다.

• **내 식단의 문제점 요약**

1. 전체적으로 불균형한 식단

2. 아침을 먹지 않아 간식 섭취가 많고, 저녁에는 기름진 음식을 섭취

3. 자취를 하여 트랜스지방(가공식품) 섭취가 많음

4. 동물성 단백질(붉은 육류, 튀긴 닭 등) 섭취

5. 탄수화물 위주의 식사가 많고, 야채와 과일, 견과류 섭취가 적음

6. 하루 나트륨 섭취 권장량보다 많이 섭취하는 것 같음

Recommended by Dr. 힐링푸드

스스로 평가하신 것처럼 불규칙한 식사와 아침 결식, 가공식품과 패스트푸드의 잦은 섭취 등 식습관에 문제가 매우 많습니다. 여러 가지 어려움이 있겠지만 그럼에도 현재의 상황보다 좀 더 건강한 삶을 살 수 있는 방법에 대한 고민이 좀 더 있어야 합니다.

변비는 없는지 궁금한데요, 지금이야 속이 더부룩하다 정도겠지만 앞으로 이러한 식습관을 지속한다면 여러 증상이 나타나고, 더 나이가 들면 건강도 나빠질 거라는 건 너무도 자명합니다.

개선해야 할 점이 많지만 무엇보다도 먼저 아침 식사를 하고 가공식품의 섭취를 줄이는 데 중점을 두어야 합니다. 늦게 취침하는 습관을 개선할 방법은 없나요? 하루의 사이클을 바로 잡기 위해서는 잠을 일찍 자야 합니다.

아침 식사를 하지 않으면 점심이나 그다음 식사에 폭식하게 되고, 중간에 패스트푸드로 간식을 먹어 전체 식사와 체중 조절에 실패하는 경우가 너무 흔합니다. 전체적인 음식 섭취를 줄이지 않고 가공식품 섭취만 줄여도, 칼로리와 나트륨 섭취가 줄어들어 체중 감량 효과가 크답니다. 일단 3주 만이라도 이 두 가지에 중점을 두고 실천하면서 몸의 변화를 관찰하는 것은 어떨까요?

9.
하루 물 7잔이
독소를 배출합니다

- 항염증 음료 선택법

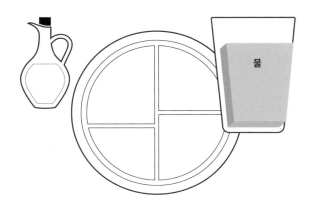

하루 물 7~8잔	하루 커피 2잔	탄산음료, 믹스커피 NO
음료수가 아닌 깨끗한 물로 하루에 1.5L를 마신다.	차와 커피는 단순 기호품이 아니라 몸에 생리적으로 영향을 미치니 건강하게 마실 것.	탄산음료는 물이 아니라 곧바로 지방으로 전환되는 액상과당. 믹스커피는 염증을 늘리는 트랜스지방 덩어리다.

물은 우리 몸의 생리 작용에 필수적이고 노폐물을 씻어 내 준다는 점에서 매우 중요합니다. 체내의 노폐물이나 중금속 등의 이물질들은 우리 몸에서 소변, 대변, 땀, 호흡 등을 통해 밖으로 배출되는데, 수분 섭취가 이러한 과정에 매우 도움이 됩니다.

1부에서 설명해 드린 대로 만성염증을 일으키는 이물질과 노폐물에 대한 노출을 최대한 줄이는 게 가장 바람직합니다. 하지만 현대의 생활 속에서는 완벽하게 차단할 수 없으니 이미 몸 안에 들어온 것들을 배출하는 일이 중요해졌다고 할 수 있지요. 이물질과 노폐물을 배출하려면 우리 몸에 대사와 순환이 활발하게 일어나야 하는데, 이를 위해서는 충분한 수분 보충이 필수적이라는 얘기입니다.

음료 선택법 1

물을 제대로 마시는 법부터 익히자

수분이 부족하면 신체 대사와 순환이 느려지고 세포 재생력과 세포의 기능이 떨어집니다. 하루에 7~8잔 이상의 깨끗한 물로 수분을 충분히 섭취하는 것이 만성염증을 예방하고 몸의 기능과 활력을 유지하는 데 중요하지요.

물은 혈액 속에서 일종의 용매로 작용합니다. 미네랄, 비타민, 아미노산, 당과 여러 가지 작은 분자들을 싣고 영양소를 세포에 전달한 후 다시 세포와 조직, 혈액 속의 노폐물을 전달받아 제거합니다.

물은 또한 몸 안에서 일어나는 여러 가지 화학 대사 반응에 관여하고, 관절 주변의 윤활액 성분으로 관절의 운동을 돕고 손상을 방지합니다. 그리고 충격을 흡수하는 완충제 역할을 해서 눈, 뇌, 척수, 관절, 자궁 안의 태아를 보호하며 체온을 유지하는 데 도움을 줍니다.

이렇게 중요한 역할을 하는 물을 우리는 하루에 얼마나 마셔야 할까요? 사람 몸무게의 60%는 물로 이루어져 있는데, 피부를 통해 땀으로 배출되거나 배설에 의해 없어지므로 매일 2.5리터의 물을 새롭게 보충해야 한답니다. 우리가 먹는 식품에도 기본적으로 수분이 포함되어 있으니 하루에 별도로 챙겨 먹어야 하는 물의 양은 약 1.2~1.5리터 정도라 할 수 있지요.

하지만 물을 마시고 싶을 때 커피나 음료수로 대신 마시면 안 됩니다. 특히 커피는 이뇨 작용을 하여 더 많은 수분을 몸 밖으로 배출시키는데요, 커피를 한 잔 마셨다면 오히려 같은 크기의 잔으로 물 두 잔을 보충해 줘야 합니다.

> "정해진 학교 수업 시간과 실습 시간, 그리고 외부 일정으로 인해 일정한 식사 시간을 지키는 것은 애초에 불가능했다. 피곤하고 귀찮아서 밖에서 사 먹거나 시간 내에 식사하지 못했다. 또 나는 스스로 생각했던 것 이상으로 어마어마한 양의 가공식품을 먹고 있었다. 음료수로 섭취하는 수분의 비율도 상당히 높았다. **음료수를 마시면 나중에 물을 배로 더 마셔야 하는 줄도 모르고 줄곧 물의 대체 수단으로 음료를 이용해 왔던 것이다.**"
>
> — 강현우(26세, 학생)

> "나의 일주일 식단을 살펴본 결과 내가 커피를 자주 찾는 이유는 물을 거의 마시지 않는 것과 연관이 있음을 알게 되었다. 목이 마르면 수분을 공급받기 위해 달콤한 커피를 찾는 것이다. 그런데 커피는 이뇨 작용을 수시로 일으켜 역효과를 불러온다. 2~3컵의 물로 아침을 시작한다면 하루의 커피 양을 줄일 수 있을 듯하다."
>
> — 손명희(43세, 주부)

음료수가 물을 대신할 수 있을까?

목이 마를 때 물이 아니라 음료수를 마시면 갈증은 더 심해집니다. 왜 그럴까요? 음료수 성분의 무려 10%가 설탕이기 때문입니다. 물 대신에 음료수를 마시면 당분을 과도하게 섭취하는 결과를 초래하게 되지요.

그렇다면 어느 정도로 당분 섭취를 해야 할까요? WHO에서는 하루 50g 이하로 권고하고 있습니다. 이렇게 얘기하면 잘 와 닿지 않으니 다르게 표현해 보겠습니다. 50g은 티스푼으로 12개 정도의 설탕량입니다. 각설탕(각설탕 1개가 설탕 3~4g)으로 따지면 하루에 12~17개보다 적은 양을 섭취해야 하죠. 흔히 하루에 이 정도까지는 먹지 않는다고 생각하기 쉽지만, 딸기 우유 200cc 1팩에 각설탕 8~10개가 들어 있다는 것을 감안한다면 하루에 음료수, 과자, 가공식품 몇 개만 먹어도 하루 권고량을 훌쩍 넘기게 됩니다. 더욱이 어린이의 경우에 미국심장학회에서는 하루 당분 섭취를 25g 이하로 줄이도록 권고하고 있습니다.

그러나 국민건강영양조사 자료를 보면 우리나라 국민의 34%가, 특히 청소년은 약 46%가 이 기준을 초과하고 있습니다. 과거에 비해 가공식품, 특히 음료 섭취가 늘어난 것이 주된 원인이라고 할 수 있겠죠. 콜라 캔 하나에 20g, 믹스커피에 7g, 캔 커피에 20g, 오렌지 주스에는 약 20g의 설탕이 들어 있습니다. 주스 한 잔만 마셔도 WHO 하루 권고량의 40%에 해당하는 설탕을 섭취하게 되는 겁니다.

결론은…… 음료수는 물이 아닙니다! 설탕이 많이 든 음료수를 먹으면 포만감이 잘 느껴지지 않아 더 많은 음식을 먹게 됩니다. 필요 이상의 칼로리를 더 먹어서 비만과 지방간, 동맥경화 등의 원인이 되지요. 특히 음료수에 사용되는 당은 옥수수 전분을 효소 분해해서 만들어진 액상 과당이에요. 이 과당은 체내 흡수도 더 빠르고 바로 지방으로 전환돼 몸 안에 쌓여 문제가 됩니다. 과당은 간에서 대사되어 중성지방, 요산, 유해활성산소 등 여러 가지 부산물을 생성하여 지방간, 고혈압, 당뇨병, 신장 질환 등을 유발할 수 있는데요, 미국에서 소아 비만으로 골치를 앓을 때 추진한 첫 번째 대책이 '음료수 먹지 않기'였던 이유가 바로 이 점 때문이랍니다.

물에 대한 상식 익히기

물에 대해 많은 사람들이 궁금해하고 다양한 얘기들을 하지만, 결론은 당분이 들어 있는 음료수 대신에 어떤 종류든 하루 7~8잔(1.5리터) 이상 충분히 물을 마셔야 한다는 겁니다.

그 외에는 과학적으로 근거가 있는 부분은 많지 않고, 대부분 상업적인 측면에서의 주장들입니다. 그래도 그중에서 일상생활에 적용해 볼 수 있는 점들을 찾아본다면, 다음 두 가지가 눈에 들어옵니다. 식사 중 물을 마시면 소화액이 희석되어 소화가 잘 안 될 수 있으니 식사 전후로 2시간 정도 간격을 두고 물을 마셔야 한다는 것, 그리고 특히 아침 공복에 마시는 물이 좋다는 것이지요.

여기에 몇 가지를 추가해 본다면, 너무 차갑거나 뜨거운 물 모두 식도와 위장관에 무리를 줄 수 있으므로 미지근한 물을 마시기를 권장합니다. 정수기를 사용한다면 다양한 중금속과 미생물까지 제거할 수 있는 역삼투압 방식의 정수기를 사용하는 게 좋고요.

다양한 물의 종류와 특징을 정리해 놓았으니 한번 읽어 보시길 바랍니다.

• 탄산수(Carbonated Water)

원래 들어 있든 따로 추가했든 이산화탄소(CO_2) 가스를 함유한 물로 버블을 만들어 내므로 '스파클링 워터'라고도 합니다. 토닉워터를 포함한 탄산수들은 법적으로 음료수(Soft Drink)이지 물의 종류로 분류되지는 않습니다.

• 증류수(Distilled Water)

물을 기체화시킨 후 다시 액체 상태로 만들어, 물속에 녹아 있는 미네랄이 제거된 상태입니다.

• 여과수(Filtered Water)

정수기를 사용한 물입니다. 일반적으로 사용하는 활성탄 필터 정수기는 수돗물의 납 성분을 제거하지요. 특히 역삼투압 방식의 정수기는 압력을 이용하여 물이 막을 통과하도록 하기 때문에 납뿐만 아니라 비소, 미생물까지도 제거되어 권장됩니다.

• 미네랄 워터(Mineral Water)

우물이나 지하 암반 등에서 채취하여 250~500ppm의 미네랄을 함유하는 물로, 미네랄 특유의 향이 날 수 있습니다. 미네랄 워터 중 많은 종류들이 나트륨 함량이 높으니 주의해서 마셔야 합니다.

• 정제수(Purified Water)

증류뿐만 아니라 화학적, 물리적 과정을 통해 물에 녹아 있는 모든 성분들을 제거한 물입니다. 여기엔 미네랄과 같은 유익한 성분을 포함하여 부수 성분들이 모두 없습니다. 의료용, 연구용으로 유용합니다.

• 비타민 워터(Vitamin Water)

비타민을 추가한 물로 균형 잡힌 식사를 통한 비타민 섭취를 대체할 수는 없습니다. 음식이나 영양제, 또는 비타민 강화 시리얼 등으로 비타민을 충분히 섭취하고 있는 사람들이 마시면 때로 비타민 과다를 유발할 수도 있습니다.

• 생수(Bottled Water)

앞서 다룬 물의 성분별 분류와는 다른 분류로, 플라스틱 용기에 담긴 물을 일반적으로 생수라고 합니다. 이렇게 용기에 따로 담겨 판매되는 물만 식약처 등 관련 부처와 식품 안전 관련 규정이 적용되는데요, 한마디로 규정에 의해 그나마 관리가 되는 물이라고 할 수 있습니다. 식품 안전과 관련된 규정 측면에서는 세균과 같은 미생물 감염 여부가 가장 중요하지요.

생수에 대해 많은 사람들이 염려하는 부분은 플라스틱 용기에 포함된 환경호르몬 비스페놀A(Bisphenol-A, BPA)와 관련된 문제입니다. BPA는 딱딱한 플라스틱 용기를 구부리고 원하는 모양으로 만들기 위해 사용되는 화학 물질인데, 이러한 화학 물질이 플라스틱 용기의 물로 새어 나와 사람들이 생수와 함께 마실 수 있습니다. 특히 햇빛을 받거나 온도가 높은 곳에 생수병을 보관한다면 더 많은 양의 화학 물질이 새어 나올 수 있으므로 유통과 보관 과정이 중요하지요.

생수의 라벨에 성분이 적혀 있을 경우, 미네랄 성분 중에서 되도록 나트륨이 적고 칼슘과 마그네슘이 많은 물을 골라야 합니다.

음료 선택법 2
차는 단순 기호품이 아니라 약처럼 쓰자

차와 커피는 취향에 따라 선택해서 먹는다는 의미로 기호품이라고 하지요. 하지만 차는 단순히 마시고 싶은 개인의 마음에 따라 선택하는 음료가 아니라, 예전에는 약처럼 사용이 되었던 기능성 식품입니다.

지금과 같은 약이 없던 시절, 옛날 사람들은 어디에서 치료제를 찾았을까요? 바로 주변에 있는 식물들이 치료제가 되었습니다.

식물 자체에 이미 약리 작용을 하는 물질들이 들어 있습니다. 그래서 지금 우리에게 익숙한 약들의 원래 성분은 식물로부터 발견한 것들이 많고, 이것을 화학적으로 합성한 것이 오늘날 약이 되었지요.

예를 들어 아스피린의 성분으로 진통 소염 효과가 있는 살리실산은 버드나무줄기 껍질 성분을 화학 합성한 것입니다. 항암제로 쓰이는 탁솔이라는 약은 주목나무 성분으로부터 온 것이고, 위염 약제로 개발된 스틸렌이라는 약의 성분은 쑥에서 얻은 것입니다. 또한 앞서 많이 얘기한 것처럼 식물 껍질이나 씨앗의 파이토케미컬도 면역력을 높이는 생리 활성이 있어 최근 영양제 형태로 각광받고 있습니다.

결론적으로, 식물에 이미 들어 있는 이러한 약리 활성 물질들을 뜨거운 물로 추출한 것이 바로 차이고, 약이 없던 시절에는 이 차가 약으로 활용되었다는 사실을 알면 됩니다.

그래서 차마다 용도가 따로 있습니다.

페퍼민트차는 복통 완화 효과가 있지요. 어린 아이들은 부작용 때문에 약을 쓰기가 쉽지 않은데, 페퍼민트 오일이 배가 아픈 아이들에게 사용되기도 합니다. 로즈힙과 같은 장미꽃, 히비스커스와 같은 차는 항산화 작용을 하는 파이토케미컬이 풍부해서 피로 회복과 피부 미백 효과가 있고요. 카모마일은 진정 작용이 있어서 안정을 취하고 싶을 때, 편안히 휴식하는 저녁에 마시기 적절합니다.

녹차의 떫은맛을 내는 카테킨 성분은 건강을 지켜 주는 파수꾼 역할을 합니다. 녹차는 여러 연구에서 체중 감소와 암 예방에 효과가 있다고 보고되었죠. 녹차를 섭취한 사람들이 그렇지 않은 사람들에 비해 체중, 복부지방, 피하

탄수

단백질

과일

채소

지방

물

지방 등이 감소하는 결과들을 관찰해 보니, 특히 동양인들에게서 그 효과가 크다고 합니다. 그러나 다량의 녹차를 물 대신 장기 섭취하는 것은 불면증, 칼슘 손실 등 건강 문제가 발생할 수 있으니 주의해야 합니다.

오미자차는 신경을 안정시키고 해독의 효과가 있습니다. 구기자는 간 기능을 유지시키고 정신을 안정시켜 오래도록 복용할 수 있는 차로 알려져 있고요. 대추차는 긴장을 풀어 주고 신경을 안정시켜 줍니다. 생강차는 생강의 매운맛 성분인 진저론과 쇼가올이 발한 작용 외에 위액 분비를 촉진해 식욕을 증진하고, 혈액 순환을 원활하게 하여 몸 안에서부터 따뜻하게 해 주지요. 식욕이 없을 때, 위가 약해졌을 때에도 도움이 되고요.

식물 성분을 추출하는 차에는 기본적으로 항산화, 항염증 작용을 하는 폴리페놀 성분이 우러나게 됩니다. 이러한 차들을 적절히 활용해 약이 아닌 음식으로 몸의 증상을 조절하는 지혜를 가진다면, 부엌이 새로운 치유 공간으로 거듭날 거예요.

음료 선택법 3
커피는 2잔 이하면 약, 4잔 이상은 독

커피에 대한 각자의 취향은 다르겠지만, 건강의 측면에서는 활성 성분인 카페인 효과로 인해 좋은 점도 있고 안 좋은 점도 있다고 할 수 있습니다. 좋은 점이 있어도 커피를 많이 마시게 되면 어찌됐든 부작용이 생기고, 그 부작용이 생기는 용량은 사람마다 다르지요.

커피를 마셨을 때 나타나는 증상은 마신 후 몇 분 또는 몇 시간 안에 나타나는 급성 반응과 오랜 시간을 거쳐 나타나는 만성 반응으로 나누어집니다.

이러한 반응의 원인이 되는 활성 성분이 바로 카페인이죠. 이 카페인은 여러 유형의 메틸화 잔틴으로 63종의 식물에 분포되어 있답니다. 우리가 평소에 먹는 음료나 음식에서도 카페인과 카페인 유사 물질은 쉽게 찾을 수 있는데요, 대표적으로 커피 열매, 찻잎, 카카오, 콜라 열매에 들어 있어요.

커피의 급성 반응: 각성, 피로 회복 vs. 불면, 경련, 이뇨 작용

커피의 주요 급성 반응은 흔히들 경험하는 증상들입니다. 커피를 마시면 졸음이 사라지고 각성이 되는 것은 좋은 측면이겠지만, 과하면 불면과 불안이 나타날 수 있지요. 골격근의 운동이 촉진되어 피로감이 회복되지만, 과하면 떨림과 경련도 나타날 수도 있고요. 또한 혈압이 일시적으로 올라가고 이뇨 작용으로 소변을 자주 보게 됩니다. 커피를 마시면 심장이 두근거리거나 잠을 못 자는 사람들이 있는데, 이러한 분들은 되도록 커피를 안 마시는 게 좋고, 마신다 해도 오후 시간은 피하는 게 좋습니다.

카페인은 위산 분비를 촉진해 소화를 돕지만, 공복 시에는 더부룩함과 위를 자극하는 원인이 되기도 합니다. 그래서 많이 마시면 위궤양, 미란성 식도염, 위식도 역류 질환 등을 일으킬 수 있습니다.

카페인은 두통약이나 비만약에도 사용될 정도로 우리 몸의 신진대사에 직접적인 영향을 주는 성분이에요. 많은 양을 마시면 몸에 무리를 줄 수 있으니 주의해야겠습니다.

커피의 만성 반응: 인슐린 저항성 개선 vs. 골다공증 유발

장기적인 측면에서 본다면 카페인은 인슐린 분비와 세포의 인슐린 저항성을 개선합니다. 이와 관련해서 커피와 2형 당뇨병, 심혈관 질환, 파킨슨병, 치매 예방 효과를 연구한 결과들이 나오고 있습니다. 다양한 연구 결과들을 메타 분석하여 종합적으로 분석하는 연구에서도 긍정적인 결론들이 나와 이를 뒷받침하고 있고요. 이러한 효과는 카페인 외에도 다른 활성 성분이 기여하는 부분이 있을 것으로 보고 있지만, 정확히 어떤 성분인지는 아직 밝혀지지는 않았습니다. 커피를 즐기는 저로서도 반가운 소식이죠.

또 커피를 마시면 소변을 많이 누게 되고 이때 칼슘이 소변에 같이 빠져나가게 되어 장기적으로 골다공증을 유발할 수 있습니다. 하루 카페인 섭취량이 330mg 이상이면 뼈 건강과 관련해 위험한 수준인데요, 현재 가장 유행하는 커피 전문점의 톨 사이즈(Tall Size) 커피에 카페인 150mg이 들어 있으니 2잔 이하면 문제가 없습니다. 오히려 하루 2잔 정도만 마신다면 커피에 포함된 에스트로겐, 클로겐산(항산화 효과), 디테르펜(항염증 효과) 성분이 뼈 건강에 이로운 효과를 줍니다.

즉 2잔 이하는 도움을 주고, 4잔 이상은 독이라고 생각해도 됩니다. 다만 앞에서도 언급했듯이 이것은 일반적인 권고이기 때문에, 개개인마다 다를 수 있다는 것을 알고 자신의 몸의 반응을 잘 관찰하는 게 중요합니다.

아메리카노 vs. 라떼 vs. 믹스커피

물론 하루에 커피 2잔이라는 것은 아메리카노와 같은 원두커피를 두고 하는 말입니다. 그 외에 라떼와 마끼아또, 믹스커피처럼 달달한 커피는 당 함량이 상상을 초월할 수준이어서 체중 증가, 대사 증후군의 주범이 됩니다.

특히 믹스커피는 설탕뿐만이 아니라 트랜스지방 덩어리인 프림 성분도 들어 있어 생각보다 고칼로리라는 것을 잊지 말아야 합니다. 그래서 달달한 믹스커피를 하루에 여러 잔 드시는 환자분들이 그걸 끊는 것만으로도 체중이 확 줄어드는 경우를 종종 보게 됩니다.

체중만이 아니라 혈관 건강을 위해서도 달달한 커피의 유혹은 과감히 끊어야겠습니다.

> "나는 커피를 즐기는 편이다. 하루에 1잔은 기본이고 어떤 때는 하루에 2~3잔을 마시는데, 그렇게 일주일 동안 10잔 이상을 마시곤 한다. 문제는 반드시 초코나 시럽이 든 커피를 마신다는 것이다. 이미 몸에 배어 버린 버릇이라 방금 커피를 마셨는데도 잠시 후 믹스커피를 또 찾기도 하고, 피로를 많이 느끼는 날에는 2~3잔씩 마시기도 한다."
>
> — 송정희(51세, 교사)

> "육류를 자주 즐기는 편이 아닌데도 내가 통통한 체형인 데에는 이유가 있었다! 항상 나의 체형에 불만이 있었고, 남들보다 적게 먹어도 살이 잘 찌는 체질이라 믿고 있었다. 하지만 이번 기회를 통해 내가 살찌는 데에는 합당한 이유가 있음을 알게 되었다. 이 점은 이렇게 변화시킬 수 있을 듯하다. 커피를 포기할 수 없다면 하루에 1잔으로 제한하되 시럽을 첨가하지 않은 채 마시고, 더불어 하루 5잔 이상 물 마시기도 실천하려고 한다."
>
> — 이선미(23세, 학생)

> "커피의 카페인을 섭취하면 역시 각성 효과는 있었지만 장기적으로 봤을 때 피로감은 더 가중되는 것처럼 느껴졌다. 피곤할 때는 습관적으로 먹던 커피를 페퍼민트차로 대신하고 졸릴 때는 교감신경에 자극을 줄 수 있는 활동을 하며 카페인 섭취를 줄이려고 노력 중이다."
>
> — 안광후(47세, 회사원)

음식과 음료의 카페인 함량

항목	카페인 함량(mg)
커피	
드립커피 150ml	110~150
원두커피 150ml	64~124
인스턴트 150ml	40~108
디카페인 150ml	2~5
스타벅스 grande 480ml	550
스타벅스 tall 360ml	375
스타벅스 라떼 tall 360ml	70
차	
1분 우려낸 차 150ml	9~33
3분 우려낸 차 150ml	20~46
5분 우려낸 차 150ml	20~50
인스턴트 150ml	12~28
아이스티 360ml	22~36
초콜릿	
믹스 초콜릿	6
밀크 초콜릿 30g	6
초콜릿 빵	35
초콜릿 바 100g	12~15
탄산음료(캔)	
마운틴 듀	55
코카콜라	46
다이어트 콜라	46
펩시콜라	38
닥터 페퍼	40
레드 불 250ml	80

ref. Katz et al. Nutrition in clinical practice

왼쪽 표에서 볼 수 있듯이 일반적으로 필터에 거른 커피(드립커피)는 에스프레소(커피머신으로 내린 커피)보다 카페인을 많이 함유하고 있습니다. 커피를 마실 때도 종류 선택에 주의를 기울여야 하는 이유죠. 그리고 커피 외에도 콜라나 에너지 드링크와 같은 음료수에도 카페인 함량이 높으니 어린이와 청소년들 건강에도 주의를 기울여야 합니다.

카페인의 부작용을 감안해서 다음과 같은 증상들이 있는 분들은 커피를 되도록 피하는 것이 좋습니다. 속 쓰림 등의 위장통이 있거나 카페인이 중추신경계에 영향을 미쳐 발생할 수 있는 두통, 두근거림, 초조 등의 증상이 그것이죠. 혹시나 불면이나 불안 등의 증세가 있는 분들은 자신이 섭취하고 있는 식품이나 음료의 카페인 함유량을 체크해 보시기 바랍니다. 카페인 성분은 교감신경을 항진시켜 혈관을 수축시키고 대사를 촉진하여 근육 긴장과 불안을 유발할 수 있기 때문입니다.

단기간에 고농도로 카페인을 섭취할 경우 위궤양, 발작, 혼수상태, 심지어는 죽음에까지 이를 수 있는데, 개인차가 있겠지만 건강한 성인이 커피 3잔 이상(카페인 250mg)을 한꺼번에 마시면 급성 카페인 중독 증상이 나타나니, 꼭 기억해 두시길 바랍니다.

탄수화물

단백질

과일

채소

지방

물

불규칙한 교대 근무를 하는 40대 여성

특수한 근무 형태(2교대: 07시~19시 또는 19시~07시)로 일할 때는 식사를 모두 밖에서 하고, 병원 일에 따라 식사 시간도 불규칙한 편이다. 낮 근무를 할 때는 아침 식사로 나오는 토스트와 우유, 야식으로 나오는 밥과 라면을 당연히 받아들였고, 온종일 굶다가 몰아서 폭식하는 습관이 들어서 입사 후 체중이 5kg 늘었다.

나의 일주일 식사를 관찰하다가 발견한 충격적인 사실은 내가 물을 마시지 않는다는 점이었다! 근무 중에는 화장실을 한 번도 가지 않았고, 나중에 가더라도 변이 시원치 않았다. 얼마나 내 몸이 메말랐는지 그동안 느끼지 못했고, 느낄 만한 여유도 없었다. 결론적으로 나는 내 몸을 돌보지 않았다.

물 먹는 습관을 들이기 위해 허브티를 하루에 3L 마시기로 정하고 꾸준히 지켜 나갔다. 큰 물통을 꼭 옆에 끼고 다니면서 의식적으로 마셨다. 처음에는 물 먹는 게 제일 힘들었는데 한 달이 지나고 나니 훨씬 편해졌다. 물을 먹고 나면 배가 불러서 음식을 찾지 않았고, 화장실을 자주 다니면서 소변 색깔이 맑아져 기분이 좋았다. 변도 무르고 쉽게 볼 수 있었다.

간식은 과일과 채소 위주로 도시락에 싸서 다니고, 야식은 닭 가슴살 샐러드를 만들어 가서 밤 근무 때 먹었다. 그리고 밤에 일할 때 말고는 야식 먹는 습관을 버렸다. 옛날에는 소스 맛으로 채소를 먹었지만, 지금은 소스 없이 채소의 신선하고 독특한 맛에 매료돼 가끔 풀이 먹고 싶다는 생각이 들 정도다.

항상 신선한 재료 위주로 도시락을 싸서 다녀야 해서 번거롭고, 짐도 많아 귀찮기도 했지만, 하루하루 몸이 달라지는 걸 보면서 재밌어졌고 더 열심히 하게 되었다. 나의 소중한 세포에게 아무거나 먹이지 않겠다는 결심을 하게 된 것이다!

이렇게 해서 한 달 동안 체중이 5kg 빠졌다. 음식을 보면 양껏 먹으려 달려들던 내가 영양과 항염증의 관점에서 한 번 더 생각하고, 손도 한 번 더 골라서 가게 되었다. 가끔 스트레스를 받거나 마음이 무거울 때는 옛날에 먹던 빵이 그렇게 먹고 싶어진다. 습관이란 게 금방 바뀌지 않는다는 것, 몸이 좋아지면 좋아질수록 더 좋은 것이 따라오고, 나빠지면 나쁜 것이 당긴다는 심리도 경험했다.

살이 빠지면서 마음 구석구석 끼어 있던 살도 빠지는 느낌이다. 몸과 마음이 같이 가는 것임을 경험하고 나니, 이제는 다음 단계로 가서 근육을 만들어 몸짱이 되고 싶다는 도전의식이 생겼다.

Recommended by Dr. 힐링푸드

훌륭하십니다. 간호사와 같은 교대 근무 노동자는 특히 건강 관리에 더 유의해야 한답니다. 이 과정이 그러한 계기가 된 것 같아 저도 정말 기쁩니다.

스스로 한 평가와 개선점과 실천 모두 적절합니다.

여러 가지가 변화되어야겠지만, 특히 이 경우는 간식과 야식, 가공식품의 섭취를 줄이고 가능한 한 규칙적인 식사를 하는 것이 키포인트인데, 바쁜 업무와 병행해서 적절한 방법을 찾아낸 것 같아 다행입니다. 풀을 먹고 싶다고 느낄 때가 있을 정도로 입맛이 바뀌었다면 굉장히 잘 해 나가고 있다는 신호조. 내 몸이 바뀌고 있는 것이니까요. **생각의 변화보다 몸으로 느끼는 변화가 습관을 바꾸어 가는 데 더 든든한 바탕이 되어 줍니다.**

특히 물병을 끼고 다니며 의식적으로 물을 마시려고 노력하는 모습이 너무 보기 좋습니다. 물은 6대 영양소라고 할 정도로 우리 몸에 너무 중요한 작용을 합니다. 피부와 변비 개선, 피로 회복에 특효약이지요. 목이 마르다고 갈증을 느끼는 순간은 이미 우리 몸에 수분이 부족한 상태이고, 그 전에 주기적으로 노력해서 마시는 게 필요하답니다. 단, 허브티에도 카페인 성분이 있으니 좀 더 물을 먹는 데 익숙해지면 되도록 그냥 맑은 물을 드셔 보세요.

외식을 많이 하는 경우 도시락을 챙기고 다니는 것이 도움이 되는데, 도시락이 부담된다면 갖고 다니기 간편한 과일과 채소(바나나, 방울토마토, 귤 등)를 싸서 다니는 것도 좋습니다. 추가로 아몬드와 같은 견과류도 챙기면 허기질 때 몇 개 정도 소량만 먹어도 포만감이 들고, 섬유질, 단백질, 불포화지방, 다양한 미네랄까지 한꺼번에 보충할 수 있답니다. 단 칼로리가 너무 높아지지 않게 많이 먹진 마시고요. 호두는 하루 1개, 아몬드는 하루 8개 정도가 적당합니다.

10.
최소한의 조리로
본연의 맛을 즐기세요

- 항염증 조리 선택법

무슨 식품을 선택하느냐 못지않게 어떻게 보관하고 조리하느냐에 따라 건강에 미치는 영향이 다르다는 것을 알고 계셨나요? 염증을 줄이는 식품을 애써 선택해도 보관과 조리 과정에서 염증을 높이는 식품으로 변할 수 있습니다. 항염증 식품의 건강 효과를 극대화할 수 있도록 이번 장에서는 염증을 줄이는 조리법에 대해 다뤄 보도록 하겠습니다.

항염증 조리법 1
껍질째 조리하여 영양소 손실을 줄이자

껍질째 조리하면 식이섬유, 다양한 비타민과 미네랄, 파이토케미컬의 섭취가 늘어날 뿐만 아니라 부수적으로 음식물 쓰레기도 확 줄어 장점이 많습니다. 일반적으로 청경채, 파, 쌈 채소, 케일과 같은 잎채소는 씻어서 그대로 먹기 때문에 자연스럽게 껍질째 먹게 되지만 당근, 무, 고구마, 감자와 같은 뿌리채소는 대부분 껍질을 벗겨 조리합니다. 이럴 때는 부엌에 채소 전용 솔을 따로 준비하여 깨끗이 흙을 씻은 뒤 조리하면 껍질째 먹을 수 있지요.

껍질이 너무 두껍거나 거칠 경우, 또는 껍질째 먹는 게 익숙하지 않을 때는 껍질을 듬성듬성 깎아서 깎은 부위와 깎지 않은 부위를 섞어서 먹는 것도 한 방법입니다. 처음에는 낯설어도 차츰 더 고소하고 깊은 맛을 느끼게 될 텐데요, 나중에는 껍질 없이 조리하면 밋밋한 느낌마저 들게 될 겁니다.

가공, 조리 과정이 늘어나면 마그네슘은 줄어든다

누구나 한 번쯤 들어 본 적이 있을 마크로비오틱(Macrobiotic)이나 원시인 다이어트(Paleo Diet)의 공통적인 핵심도 껍질째 조리해 먹는 것입니다. 원시인 다이어트라는 명칭은 농사법을 발견하기 전에 인류가 채집과 수렵을 통해 식품을 있는 그대로 먹었었던 데서 유래합니다. 인류 역사에서 화식(火食)이 처음부터 있었던 것은 아니에요. 인간도 다른 동물들과 마찬가지로 자연에서 얻은 그대로를 섭취했죠. 그야말로 가공이 전혀 되지 않은 상태의 음식을 먹었기 때문에 껍질에 풍부한 식이섬유와 비타민, 미네랄과 같은 미량 영양소, 파이토케미컬 섭취가 부족하지 않았습니다. 대신에 먹을 게 늘 부족하거나 잘 익히지 않은 탓에 소화와 흡수 문제가 생겨 칼로리 부족에 허덕였죠.

하지만 현대 사회에서는 개발도상국을 제외하고 칼로리 부족을 고민하는 지역은 거의 없습니다. 예전에는 칼로리와 단백질 부족으로 인한 질환들이 고민이었다면, 현대에는 식품을 가공 정제함으로써 발생하는 식이섬유와 미량 영양소 부족으로 인한 질환들이 문제가 되었죠. 그중 대표적인 것이 마그네슘 부족인데, 이는 현대인의 만성 질환과 피로의 주원인으로 거론됩니다. 껍질을 벗기고 자르고 익히는 가공과 조리의 과정이 늘어날수록 식품에 원래 있었던 마그네슘의 양은 줄어들기 때문이죠. 예를 들어 통밀을 도정해 흰 밀가루로 만드는 과정에서 85%의 마그네슘이 손실됩니다. 셀러리나 당근 같은 채소를 물에 끓이면 50~75%가 파괴되고요. 어떻게 보면 원래 식품에 있던 마그네슘을 조리 가공을 통해 없앤 후, 영양제로 다시 보충하는 일들이 현대인의 삶에서 일어나고 있다고나 할까요? 이런 일은 마그네슘만이 아니라 에너지 대사에 필수적인 다양한 비타민과 미네랄에도 일어나는데, 마찬가지로 식품의 가공 과정에서 대량 손실되어 만성피로를 유발하고 있지요.

통곡을 소화하기 어려운 사람을 위한 조리법

하지만 영양소 손실을 줄이기 위해 껍질째 먹으려 해도 잘 안 되는 경우가 있습니다. 소화 기능이 약하거나 치아 상태가 안 좋아 잘 씹지 못하면, 통곡의 질긴 식이섬유를 소화하기 힘들어 더부룩하고 힘들어지는 것이지요. 이때에는 단계적으로 통곡과 껍질째 먹는 식품의 양을 늘려 가야 합니다.

예를 들어 현미와 같은 통곡을 처음 먹기 시작할 때는 백미, 칠분도미, 오분도미와 섞어서 먹는 게 좋습니다. 처음에는 백미의 비율을 높게 했다가 점점 현미의 비율을 높이는 식으로 바꾸며 천천히 통곡의 양을 늘려서 우리 몸이 적응할 수 있도록 하는 것입니다.

물에 오랫동안 불려서 밥을 짓거나, 발아한 통곡을 사용하는 것도 소화에 도움이 됩니다. 찹쌀을 섞어 주는 것도 마찬가지고요. 다시마나 제철 채소로 고구마, 밤, 단호박 등 다양한 채소를 섞어서 밥을 지으면 밥만으로도 다양한 영양소를 섭취할 수 있고, 맛도 있습니다. 밥을 지을 때 현미유를 살짝 섞어 주거나 밥이 다 된 후 발효 식초를 살짝 섞어 먹어도 좋습니다. 이렇게 소화를 도와주는 다양한 조리법들을 응용하면 맛있게 꾸준히 먹을 수 있답니다.

적은 물, 낮은 온도, 짧은 시간에 조리하라

같은 식재료라도 어떻게 조리하느냐에 따라 영양소 손실 정도가 다릅니다. 일단 가장 큰 원칙은, '최소한의 조리'가 영양소 손실은 물론 조리 과정에서 발생할 수 있는 독소까지도 줄인다는 것입니다. 하지만 일상에서 음식을 먹을 때는 영양소뿐 아니라 맛과 향, 소화와 흡수도 중요하니 조리를 안 하고 먹을 수는 없는 노릇이죠. '최소한의 조리'를 원칙으로 하되, 다양한 조리법의 차이를 알고 상황에 맞게 선택하는 것이 영양과 맛을 모두 챙기는 실용적인 길입니다.

최소한의 조리 과정이 영양소 파괴를 막는다

조리 과정에서 가장 많이 파괴되는 영양소로는 온도에 특히 민감한 수용성 비타민인 비타민 C, 그리고 티아민(B1), 리보플라빈(B2), 니아신(B3), 판토텐산(B5), 피리독신(B6), 엽산(B7), 코발라민(B12)과 같은 비타민 B군이 있습니다. 비타민 C는 염증과 관련된 활성산소를 제거하는 데 중요한 역할을 하고요. 비타민 B군은 세포에서 에너지를 만들고 신경전달물질을 포함해 다양한 성분을 만들어 내는 데 관여하며 신경 세포의 활동에 중요한 역할을 합니다. 그런데 조리 과정에서 이러한 영양소가 종종 파괴되기 때문에 음식을 아무리 먹어도 필요한 영양소는 부족해지는 실속 없는 상태가 되는 겁니다. 현대인의 만성염증과 피로가 증가하고 있는 것도 그와 같은 이유 때문이죠.

수용성 비타민 외에도 비타민 A, D, E, K와 같은 지용성 비타민과 미네랄도 조리 과정에서 종종 파괴됩니다. 다양한 미네랄 중에서도 칼륨, 마그네슘, 나트륨, 칼슘이 주로 영향을 받습니다. 예를 들어 껍질 벗긴 감자를 끓이면 칼룸이 10~15% 감소하는데, 물에서 끓일수록 영양 성분은 더 많이 손실됩니다. 반면 같은 감자라도 삶기가 아닌 찜 요리를 하면 칼륨이 3~6%만 손실되고요.

그 외에도 다양한 영양소가 조리 과정에서 줄어들 수 있습니다. 국물 요리를 만들 때처럼 고기도 끓는 물에 익히면 피로 회복과 관련된 영양소인 타우린의 50~85%가 빠져나오고, 조개류와 뿌리채소에서는 신진대사를 활성화하는 베타인 성분이 물에 녹아 나옵니다. 이런 경우 영양소 섭취를 위해 국물을 함께 먹는 게 좋겠지만, 그러면 자칫 염분 섭취가 많아질 수 있으니 건강을 위해서는 다른 조리법을 선택해야 합니다. 오랜 시간 많은 물에 부글부글 끓이는 국 형태로 조리하기보다는 짧은 시간 적은 용량의 물에 요리하는 조림, 데치기, 찜 형태가 낫다는 것입니다. 찌는 조리법은 영양소를 보존하는 최고의 조리법으로 열과 물에 민감한 수용성 비타민도 잘 보존됩니다.

각자의 상황에 맞춰 조리법 선택하기

이러한 조리 과정들을 거치면 영양소의 소화와 흡수에는 도움이 되지만 생리 활성에 중요한 비타민과 미네랄은 줄어들기 마련입니다. 미디어에서 '생으로 먹는 게 좋다.' '익혀서 먹어야 좋다.' 하며 먹는 방법에 대한 갑론을박이 펼쳐지는 것도 어떤 측면에서 보느냐에 따라 답이 다르기 때문이죠.

산화 스트레스가 많은 만성염증성 질환과 피로에 시달리는 분들은, 풍부한 비타민과 미네랄을 보충하기 위해 조리를 덜 하는 샐러드 형태의 생채소로 먹는 게 더 낫습니다. 반면에 소화가 잘 안 되는 분들은 데치거나 찌는 조리가 더 도움이 됩니다. 생으로 먹는 것만 좋다고 금과옥조처럼 고집하다가 결국 소화가 안 되어 탈이 나신 분들이 종종 진료실을 찾아오는데, 자신의 몸 상태를 알고 이에 맞게 조리법을 선택하지 않아 생기는 해프닝이죠. 넘치는 각종 정보를 우격다짐으로 자신의 몸에 강요하지는 마세요.

모든 영양소를 고스란히 보전할 수 있는 완벽한 조리법은 없답니다. 일반적으로 최소한의 물로 낮은 온도에서 되도록 짧은 시간에 조리하는 것이 최선의 조리법임을 기억하되, 식품을 다양하게 먹는 게 좋듯이 조리법도 그 특성을 이해한 후 다양하게 선택하는 게 좋습니다.

> **tip 영양소를 최대한 섭취할 수 있는 조리법**
>
> 1. 물과 함께 조리할 때는 되도록 물의 양을 적게 사용합니다.
>   (끓이기보다 데치거나 찌기)
>
> 2. 식이섬유와 영양소를 최대한 섭취하기 위해 채소의 껍질을 되도록
>   벗기지 않고 조리합니다.(채소 전용 솔 준비하기)
>
> 3. 비타민 C와 비타민 B 손실을 줄이기 위해 채소는 가급적 적은 양의 물로
>   조리합니다.(끓이기보다 데치거나 찌기)
>
> 4. 익힌 음식이 공기에 노출되면 비타민 C가 감소하니 조리된 채소는
>   하루 이틀을 넘기지 않고 먹도록 합니다.
>
> 5. 식품을 잘라야 한다면 조리 전보다 조리 후에 자릅니다. 자르지 않고
>   전체 형태로 조리할 때 물과 열에 덜 노출되어 영양소 손실이 적습니다.
>
> 6. 채소는 가능한 한 몇 분 이내로 짧은 시간에 조리합니다.
>
> 7. 붉은 육류, 닭고기와 오리고기, 생선을 조리할 때는 독성 물질이
>   생기지 않도록 최대한 짧은 시간 동안 조리합니다.
>
> 8. 베이킹소다를 사용해 채소를 씻지 마세요. 색을 유지하는 데는 도움이
>   되지만 베이킹소다로 인한 알칼리성 환경에서는 비타민 C가 파괴됩니다.

조리법마다 특성 살펴보기

1. 물을 사용하는 조리법: 끓이기, 삶기, 데치기

많은 양의 물을 사용하는 조리법에서는 수용성 비타민 손실이 가장 많습니다. 특히 삶는 조리법을 사용할 때 비타민 C 파괴가 가장 많은데 브로콜리, 시금치 등의 비타민 C 절반이 파괴됩니다. 비타민 B는 열에 민감해서 고기를 삶게 되면 티아민, 니아신과 같은 비타민 B군의 60%가 파괴되고요. 다행히 생선의 오메가-3 영양소는 영향을 많이 받지 않아 조림, 찜 등의 조리 방법이 괜찮습니다.

2. 물을 사용하지 않는 조리법: 굽기, 볶기, 튀김

• 굽기: 수분 없이 열을 가하는 조리법으로 뛰어난 향미와 식감을 주지만 비타민 B와 미네랄이 40% 정도 파괴되고 다핵방향족탄화수소(Polycyclic Aromatic Hydrocarbons, PAH)라는 암 유발 물질이 생성됩니다.

• 볶기: 소량의 기름이나 버터를 사용해서 중불 또는 센 불에 익히는 조리법입니다. 고온에서 짧은 시간에 조리하는 튀김에 비해 조리 온도와 시간, 기름의 양에서 차이가 있어 일반적으로 건강한 조리법이라고 할 수 있지요. 물 없이 짧은 시간 조리하여 비타민 B군의 파괴를 줄이고, 기름을 사용하여 지용성 비타민과 파이토케미컬의 흡수율을 높일 수 있습니다. 생당근보다 살짝 볶은 당근의 베타카로틴이 6.5배 많고, 생토마토보다 살짝 볶은 토마토가 라이코펜의 흡수율이 높습니다.

• 튀김: 다량의 기름에 높은 온도에서 조리하는 방법으로 음식 맛을 좋게 하지만, 생선의 경우 오메가-3가 고온에서 70~85%까지 파괴되기 때문에 튀김보다 구이가 낫습니다. 수용성 비타민인 비타민 C와 비타민 B군은 파괴되지 않고 전분 형태가 저항성 전분으로 변화되어, 감자튀김의 경우에 식이섬유 성분이 증가합니다.

그러나 오랜 시간 고온에서 기름에 조리하면 암을 유발하는 알데하이드와 같은 독성 물질이 생성되니, 너무 오래 조리하지 말고 되도록 건강한 기름을 사용해야 합니다.

최소한으로 조리하여 '에이지(AGEs)' 독소를 줄여라

고온에서 오랫동안 조리할 경우 영양소 파괴도 문제지만 에이지(AGEs, Advanced Glycation End products, 최종 당화 산물)라는 독소가 생기므로 주의해야 합니다.

에이지는 당 독소(Glycotoxin)라고도 하는데요, 식품 속의 당분과 단백질이 조리 과정에서 열에 의해 함께 화학 반응을 일으켜 만들어집니다. 에이지는 일단 섭취하면 활성 산소와 염증을 증가시켜 결국 당뇨와 심혈관 질환과 같은 다양한 만성 질환들을 발생시킵니다. 또한 에이지라는 명칭답게 '노화(Aging)'도 빨라지죠.

24명의 당뇨병 환자를 두 그룹으로 나누어 한 그룹은 에이지가 많은 식사를 하고, 다른 그룹은 에이지가 적은 식사를 하여 6주 후 체내 염증 지표를 살펴본 실험이 있습니다. 그 결과 에이지가 많은 식사를 한 그룹에서 C반응성단백질 수치가 35% 증가하였고, 에이지가 적은 식사를 한 그룹에서는 20% 감소했습니다. 또한 에이지가 많은 식사를 한 그룹에서는 LDL콜레스테롤 수치가 32% 증가하고, 그렇지 않은 다른 그룹에서는 33% 감소했습니다. 에이지가 많이 함유되어 있는 탄 음식을 자주 먹으면 혈중 나쁜 콜레스테롤 수치와 만성염증이 증가하는 것을 관찰할 수 있었던 것이죠.

그렇다면 에이지는 어떤 음식에 많을까요? 용어는 익숙하지 않지만 우리는 에이지가 있는 음식을 일상에서 굉장히 자주 접하고 있습니다. 고소한 맛의 노릇노릇 잘 구워진 음식들에 에이지가 있기 때문입니다. 한번 떠올려 볼까

고지방, 고단백 식품일수록, 고온에서 조리할수록
에이지 함량이 증가합니다

음식	조리 방법	AGEs 함량(kU)
소고기 요리 (90g)	팬에 구운 스테이크	9,052
	오븐 구이	6,674
	햄버거 패티(맥도날드)	4,876
	레몬즙에 마리네이드한 후 구이	3,450
닭 요리 (90g)	닭튀김	8,965
	구이	5,975
	삶기(백숙, 카레)	1,011
	레몬 넣고 삶기	861
달걀 요리 (한 개)	달걀 프라이	2,749
	오믈렛	152
	삶은 달걀	27
감자 (100g)	맥도날드 프렌치프라이	1,522
	홈메이드 프렌치프라이	694
	구이	218
	삶기	17

ref. Uribarri et al. Advanced glycation end products in foods and a practical guide to their reduction in the diet. J Am Diet Assoc. 2010; 110(6): 911-16

요? 고소한 감자칩과 프렌치프라이, 군고구마, 겉이 바삭한 빵, 쿠키와 토스트, 구운 고기와 군만두에 바로 에이지가 들어 있답니다.

고열 조리법은 에이지 독소를 늘린다

에이지가 만들어지는 화학 반응 과정을 프랑스의 화학자 루이 까미유 마이야르의 이름을 따서 마이야르 반응(Millard Reaction)이라고 합니다. 120도 이상의 높은 온도에서 식품 속의 당분과 단백질이 만나 마이야르 반응을 일으키면 아크릴아마이드라는 발암 물질이 만들어집니다.

이렇게 마이야르 반응이 일어나면 음식의 맛과 향기는 좋아지는데 건강 측면에서 음식의 질은 떨어집니다. 에이지가 만들어지는 것은 조리 과정에서 어쩔 수 없는 자연스러운 결과라고 할 수 있지만, 지나치게 많은 양을 섭취할 경우에 우리 몸의 정상 단백질을 교란해 구조와 기능을 변화시킵니다. 한 실험에서 에이지가 많은 먹이를 쥐들에게 먹이면 동맥경화와 당뇨병, 신장 질환이 증가했고, 반대로 에이지 섭취를 줄이면 혈관과 신장 기능이 좋아지고 인슐린 저항성이 개선되고 상처 회복이 빨라졌다고 합니다.

마이야르 반응은 수분 함유량과 온도에 따라 반응 정도가 달라지기 때문에 특히 조리 방법에 주의해야 합니다. 건조한 상태에서 고열로 조리할 경우, 조리하지 않았을 경우에 비해 에이지가 10배에서 100배 정도 많이 만들어지지요. 튀기기, 굽기와 같이 수분 없이 고온에서 조리하면 에이지가 늘어나지만, 찌거나 데치기, 삶기 등으로 조리하면 에이지 생성을 줄일 수 있고요. 예를 들어 달걀 프라이보다 오믈렛과 삶은 달걀의 에이지가 적습니다.

일단 에이지 생성을 줄이기 위해서는 수분이 있는 상태에서 낮은 온도로 조리하는 것이 좋습니다. 또 왼쪽 표에서 볼 수 있듯이 같은 조리법이어도 마리네이드처럼 레몬즙이나 식초와 같은 산성의 식품을 추가하면 에이지 생성을 줄일 수 있습니다. 레몬즙에 마리네이드해서 구운 소고기가 그냥 팬에 구운 스테이크에 비해 에이지 생성이 3분의 1 정도로 줄어듭니다.

조리법뿐만 아니라 식품의 종류도 에이지 생성에 영향을 미칩니다. 지방과 단백질을 많이 함유한 육류는 조리 과정에서 에이지가 많이 생성되고, 반대로 탄수화물이 풍부한 채소, 과일, 통곡류는 상대적으로 덜 만들어집니다.

특히 당뇨병 환자는 에이지 섭취를 줄일 것

에이지 섭취량에 대한 데이터는 아직 많지 않은데, 뉴욕시에서 조사한 바로는 건강한 성인들에서 하루 평균 14,700±680kU를 섭취한다고 합니다. 구이나 튀긴 육류, 가공식품을 많이 섭취하는 사람들은 에이지의 하루 섭취량이 20,000kU가 넘으리라 보고 있고요. 이와 반대로 채식 위주로 식사하고 구이보다 스튜나 수프처럼 수분 있는 조리법으로 육류를 소량 섭취하는 경우에는 에이지 섭취량이 절반 이하가 됩니다.

사람의 건강과 관련해 에이지 섭취량의 기준은 아직 정해져 있지 않지만, 동물 실험에서는 그 섭취량을 절반으로 줄이면 산화 스트레스와 인슐린 저항성이 줄어들고 신장 기능이 좋아지며 수명도 길어졌답니다.

그렇기 때문에 특히 당뇨병 환자나 신장 질환이 있는 경우에 에이지 섭취를 줄이는 것이 매우 중요합니다. 최근에 비만, 당뇨, 심혈관 질환 환자들을 치료하는 식사법 중에 저탄고지 다이어트(저탄수화물, 고지방, 고단백질)이 유행하고 있는데, 고지방, 고단백의 식품 구성상 에이지 섭취가 늘어날 수 있기에 단기간의 체지방 감소 효과는 있을지 몰라도 장기간에 걸쳐 건강에 어떠한 영향을 미칠지 우려가 됩니다.

양념 추가 없이 재료 자체의 맛에 익숙해져라

음식의 영양과 맛, 두 가지를 잡기 위해서 가장 중요한 것이 무엇일까요? 바로 식재료죠. 신선한 재료가 풍부하게 들어가면 따로 양념을 하거나 무언가를 추가하지 않아도 재료 맛 그 자체로 맛있고 영양이 풍부하여 건강에 좋은 음식이 됩니다. 이러한 좋은 재료가 제대로 들어가지 않았을 때 맛과 향, 색을 흉내 내기 위해 활용되는 것이 바로 식품 첨가물이에요.

흔히 식품 첨가물은 외식을 하거나 가공식품을 사 먹을 때만 문제가 된다고 생각합니다. 하지만 직접 요리하는 집밥도 식품 첨가물 문제를 완전히 피해가기 어렵습니다. 왜냐하면 가정에서 요리할 때 기본적으로 사용하는 된장, 고추장, 간장과 같은 양념과 장류가 이미 첨가물로 범벅이 된 가공식품이기 때문이죠. 직접 만드는 경우를 제외하고 대부분 양념과 장류를 구입하게 되는데, 마트 진열대에 있는 공산품으로 나온 장류들은 대부분 전통적인 방법에 의한 발효를 거치지 않고 속성으로 가공하여 만들어집니다. 이로 인한 부족한 맛과 색감을 채우기 위해 감미료와 색소 등 다양한 식품 첨가물들이 추가되고요. 이렇게 음식의 맛을 내는 데 사용되는 양념 자체가 식품 첨가물 범벅이다 보니, 집에서 음식을 만들어도 가공식품처럼 원치 않는 각종 첨가물이 들어가게 되는 것이죠.

이러한 문제를 피하기 위해서는 식품 표시를 꼼꼼히 살펴 첨가물을 사용하지 않고 제대로 만든 상품을 선택할 수 있는 똑똑한 소비자가 되어야 합니다. 지금 당장 집의 찬장과 냉장고를 열어 식품들의 뒷면을 살펴보세요.

같은 식품이어도 내용물이 완전히 다르다는 것을 환자분들에게 교육하기 위해 제가 종종 보여 드리는 것이 있습니다. 바로 같은 종류의 식품 뒷면에 있는 식품 표시를 비교하는 것이죠. 너무나 다른 성분들로 구성되어 있어 같은 종류의 식품이라고 하면 많이들 놀라시는데요. 아래 그림을 보고 어떤 종류 식품의 식품 표시인지 한번 생각해 보세요.

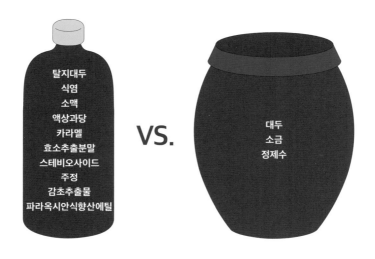

둘 다 간장의 식품 표시입니다!

똑같은 간장이지만 식품 표시에는 차이가 크지요? 많은 성분이 들어 있는 왼쪽 간장이 좋은 걸까요?

오른쪽처럼 대두콩과 소금, 정제수만 있으면 발효를 통해 간장을 만들 수 있는데도, 왼쪽처럼 여러 성분이 추가되는 데에는 이유가 있습니다. 바로 재료가 좋지 않고 만드는 과정에서 제대로 된 발효 과정을 거치지 않기 때문이지요. 결국 제대로 된 간장의 맛과 향을 흉내 내기 위해 다양한 성분이 들어가는 것입니다.

이러한 간장은 영양가가 온전히 살아 있는 대두 대신에 식용유를 짜내고 남은 찌꺼기인 탈지대두를 원료로 사용합니다. 1년 동안 숙성 발효시키는 과정 없이 염산을 이용해 한 달이라는 짧은 시간 동안 단백질을 분해시키고요. 이것이 바로 산분해 간장이 만들어지는 과정입니다. 올바른 재료와 숙성 과정을 거치지 않은 모자란 식품이기에 스테비오사이드, 효소추출분말, 액상과당으로 맛을 내고 카라멜 소스로 향과 색을 흉내 내는 겁니다. 미생물이 풍부해 자연적으로 저장 기간이 긴 발효 식품과 달리, 부패의 위험성을 낮추기 위해 합성보존료인 파라옥시안식향산에틸이 추가되고요. 이렇게 이것저것 들어가는 것이 바로 식품 첨가물입니다.

자, 이제 왼쪽과 오른쪽 중 어떤 간장을 택하겠습니까?

이러한 과정을 알고 나면 누구나 당연히 오른쪽 간장을 택할 것입니다.

하지만 현실에서는 왼쪽 간장이 한국에서 가장 많이 팔리는 간장 중 하나입니다. 왜 그럴까요? 늘 익숙하게 써 와서 장 볼 때 무의식중에 손이 가거나, 이미 그 맛에 익숙해졌거나, 또 광고를 통해 많이 접했기 때문입니다. 그리고 무엇보다 값이 저렴하기 때문입니다.

가장 심각한 점은 우리 입맛이 인공적인 양념 맛에 길들어 '맛있다'고 느끼게 된다는 것입니다. 그러면 더욱더 자연식품이 아니라 가공식품이나 자극적인 맛을 찾는 악순환에 빠지게 되지요.

특히 한식에 기본적으로 사용되는 된장, 고추장, 간장 등을 구입할 때는 식품 뒷면의 식품 표시를 반드시 확인해 보는 게 중요합니다. 대부분 첨가물이 들어 있고 재료도 좋지 않아서 저는 친환경 가게에서 장류들을 구입하는 편인데요, 음식을 조리할 때 맵고 짠 양념을 자주 사용하는 습관이 있다면, 그 전에 재료 본연의 맛을 즐겨 보시기 권합니다. 이런 과정을 통해 인공적인 맛에 길든 상태에서 점차 진짜 자신만의 맛을 찾아갈 수 있으니까요.

이 훈련에 대해서는 3부에서 다룰 '내 몸의 소리를 듣는 일주일' 과정에서 좀 더 자세히 다루겠습니다.

> **tip 재료 본연의 맛을 즐기세요**
>
> - 청색(녹색) 음식 → 신맛: 매실, 포도, 청사과
> - 적색 음식 → 쓴맛: 수수, 은행, 자몽, 토마토, 가지
> - 황색 음식 → 단맛: 참외, 호박, 대추, 고구마, 감
> - 백색 음식 → 매운맛: 생강, 양파, 파, 마늘, 달래, 무, 도라지
> - 검은색 음식 → 짠맛: 미역, 다시마, 김

조리 시 설탕, 소금 사용을 줄이는 천연 양념 사용법

우리에게 익숙한 단맛, 짠맛만이 아닌 다양한 맛을 경험해 보면 설탕과 소금 사용량을 줄이게 되어 건강에 도움이 됩니다. 식초를 사용한 신맛, 허브 채소의 톡 쏘는 맛으로 단맛이나 짠맛을 대체해 보세요. 또 양념을 별도로 준비해 놓고 필요하면 찍어 먹거나 추가해서 먹도록 하고, 조리 시에 미리 양념을 넣지 않도록 합니다. 이러한 방식으로 최대한 재료 자체의 맛을 느끼게 되면 점점 그 맛에 익숙해져 별다른 추가 양념을 넣지 않게 되고, 결과적으로 소금과 설탕의 섭취량을 줄이게 되는 겁니다.

특히 단맛 중독이라는 말이 있을 정도로 단맛에 길든 우리의 입맛을 바꿔 나가는 게 매우 중요합니다. 정제된 설탕과 주스나 음료 등에 들어 있는 고과당 옥수수 시럽의 과도한 섭취는 현대인을 괴롭히는 다양한 만성 질환의 주요 원

인으로 꼽힙니다. 건강한 사람에게 100g(25티스푼)의 자당과 포도당, 과당을 먹이면 백혈구의 하나인 호중구(Neutrophil)의 탐식 작용이 일시적으로 감소하는 현상이 관찰되는데, 여기서 설탕이 우리 몸의 면역 기능을 떨어뜨린다는 것을 알 수 있지요. 또 정제된 설탕은 다른 음식보다 빨리 혈액 속으로 흡수되어 혈당을 높이고 이로 인해 인슐린 저항성과 당뇨, 심혈관 질환 발생률을 높입니다.

그런데 설탕보다 더 해로운 것이 고과당 옥수수 시럽이에요. 옥수수 시럽에 있는 단당류가 설탕보다 흡수가 빨라 혈당을 더 급격히 높이는 요인이 되기 때문입니다. 비만, 당뇨, 비알코올성 지방간 등의 위험도 더 커지고요. 이러한 고과당 옥수수 시럽은 물에 잘 녹아 사용이 간편하기 때문에 다양한 주스, 탄산음료와 같은 음료수, 액상 조미료, 카페용 시럽 등 액체 형태의 식품에 많이 활용된답니다.

이러한 이유로 정제 설탕이나 고과당 옥수수 시럽 사용을 되도록 줄이고 그 대신에 천연 재료로 단맛을 내는 것이 좋습니다. 양파, 배, 파인애플, 바나나 등의 과일이나 채소 속의 단맛을 활용하는 거죠. 이 천연의 단맛은 설탕보다 감미도가 1.5배 높아서 적은 양만 써도 설탕과는 다른 고급스러운 단맛을 낸답니다. 또 식품에 들어 있는 식이섬유 등의 성분이 혈당의 갑작스러운 상승을 막아 줄 뿐만 아니라, 비타민과 미네랄 등 다양한 영양소도 함께 섭취할 수 있다는 장점도 있습니다.

다양한 당에 대한 질문들

Q 1. 매실청은 천연 재료로 만들었으니 듬뿍 넣어도 되지 않나요?

매실이라는 과육을 당 발효시킨 것이 매실청이기 때문에 매실청을 만들 때도 설탕이 사용됩니다. 매실의 구연산 성분이 피로 해소나 소화를 도와줄 순 있지만, 결국 당 성분이 들어 있어 혈당을 높이게 되는데요, 마음 놓고 듬뿍 넣는 것이 아니라 다른 당들과 마찬가지로 소량 사용하는 것이 좋습니다.

Q 2. 꿀은 괜찮은가요?

꿀이 정제 설탕과 다른 점은 비타민과 미네랄 등이 포함되어 있다는 것이죠. 또한 설탕이 자당과 포도당과 같은 단당류로 되어 있다면, 꿀은 과당, 포도당과 같은 단당류와 말토오스, 갈락토오스 등 이당류의 혼합체로 구성되어 있습니다. 이런 성분의 차이로 꿀이 설탕보다 혈당을 더 빨리 올리지는 않지만, 둘 다 혈당을 높이기는 마찬가지예요. 소량 사용하는 것이 적절하지요.

Q 3. 올리고당은 장 건강에 좋다고 하던데 맘 놓고 듬뿍 넣어도 되나요?

올리고당은 칼로리가 없는 식품이 아니라 설탕에 비해 약 2/3 정도로 적을 뿐입니다. 따라서 장 건강에 좋다고 무턱대고 많이 먹으면 설탕과 비슷하게 비만의 원인이 될 수 있으니 적당량을 사용하는 것이 좋습니다.

Q 4. 인공감미료는 어떤가요?

사카린과 아스파탐 등 인공감미료의 안전성에 대해서는 논란이 있습니다. 그러나 인공감미료가 직접적으로 건강에 해가 된다는 과학적 근거는 아직 없기 때문에 단맛을 끊지 못하는 당뇨병 환자에게 혈당 조절을 위해 제한적으로 사용하기도 합니다. 하지만 일부 의학자들은 인공감미료가 단맛에 대한 의존성을 일으키고 신경계에 영향을 미쳐 심신 의학적 평가가 필요하다고 주장하고 있어요. 따라서 남용하지 않는 것이 좋겠습니다.

———————————

진료실에서도 여러 가지 '대체 당'에 대한 질문들을 상당히 많이 받습니다. 그만큼 단맛에 대한 미련이 많음을 방증하는 것이겠지요. 세계보건기구에서는 설탕뿐 아니라 인공감미료, 꿀, 시럽 등 모든 종류의 당을 포함해 추가적으로 섭취하는 당분의 양을 줄이도록 권고하고 있습니다. 다양한 형태의 당마다 각각의 장점이 있다고 하더라도 결국 우리 몸에서 혈당을 높이는 공통점이 있으니, 마음 놓고 많은 양을 쓰는 것이 아니라 설탕의 대체재로서 소량을 쓰도록 해야 합니다.

열과 빛을 피해 조리하고 보관하라

기름은 빛과 열, 산소와 만나면 산화 변질되어 트랜스지방이 됩니다. 특히 건강에 좋은 불포화지방이 많을수록 반응성이 높아져 변질되기 쉽기 때문에 좋은 지방일수록 용도에 맞게 사용하고 보관을 잘해야 합니다.

가끔 마트에서 햇볕이 드는 한쪽 구석에 쌓여 있는 올리브유 병들을 볼 때가 있습니다. 심지어 플라스틱 용기에 들어 있는 올리브유라면 상황은 더욱 심각한데요. 열과 빛에 의해 올리브유의 불포화지방이 트랜스지방으로 변하기 때문이죠. 이런 이유로 불포화지방이 많은 올리브유와 참기름, 들기름 등은 보관에 유의해야 하는데, 어두운색 유리병에 담아 어둡고 냉한 곳, 혹은 냉장고에 보관해서 빛과 열을 차단하는 것이 좋습니다. 되도록 소량씩 구입해서 신선한 상태로 짧은 시간에 다 사용하는 것이 건강하게 기름을 섭취하는 방법입니다.

기름의 보관 용기도 중요한데, 빛에 대한 노출을 막고 환경호르몬을 줄이기 위해서는 불투명한 유리병이 좋습니다. 아무리 좋은 올리브유, 참기름, 들기름이라도 플라스틱병에 담긴 채 햇볕을 받으면 플라스틱의 성분들이 기름에 녹아 나오기 때문이죠. 이것이 1부에서 다룬 내분비교란물질인 환경호르몬 성분인데요, 정상적인 호르몬 균형을 깨뜨려 건강에 악영향을 미칩니다.

지방 성분은 공기에 접촉하거나 온도가 높을수록 산화가 빨라져 독소가 생성됩니다. 따라서 버터나 우유, 고기와 같이 포화지방을 함유한 식품도 공기와 접하지 않게 밀폐 용기에 담아서 냉장고에 보관해야 하지요. 염증을 줄이는 다중불포화지방도 산화되면 과산화지질과 같은 독소가 생기기 때문에 다중

남은 재료 보관법

두부	끓는 물에 살짝 데쳐서 깨끗한 물에 넣으면 좀 더 오래 보관할 수 있습니다
양배추	잎보다 줄기가 먼저 썩어 가는 성질이 있습니다 칼로 줄기를 잘라낸 후 물에 적신 타월을 잘라낸 부분에 대고 넣어 둡니다
파	잘게 썬 것은 밀폐용기에 넣어 냉동시킵니다 통째로 보관할 때는 물기를 없애고 종이에 말아 냉장실에 넣어 둡니다
감자	• 껍질 벗긴 감자: 물에 식초를 몇 방울 떨어뜨린 후 담가 두면 3~4일 동안 변하지 않습니다 이때 식초 물에 감자가 푹 담기도록 합니다 • 껍질 벗기지 않은 감자: 햇빛이 통하지 않는 봉지에 담아 서늘한 곳에 놓아 둡니다
당근	뿌리채소는 씻지 않은 채 종이에 싸서 보관합니다
마늘	• 껍질을 깐 마늘: 밀폐용기에 담아 냉장고에 보관합니다 • 껍질을 까지 않은 마늘 : 비닐 팩에 넣어 냉동시켜도 됩니다
토마토	먹기 전에 냉장고에 넣어 차가워졌을 때 먹고 빨갛게 익은 토마토는 냉동시켜 보관해도 됩니다

불포화지방이 많은 견과류나 홍화씨 오일, 해바라기씨 오일도 공기와 접촉하지 않도록 밀폐해 냉장고에 보관해야 하고요.

특히 감자칩, 감자튀김, 도넛, 닭튀김 등은 높은 온도에서 기름으로 튀겨 더욱 안 좋습니다. 앞서 얘기했던 것처럼 고온에서 수분 없이 조리하면 식품의 단백질 성분과 당 성분이 반응해 에이지를 만들어 내고, 지방 성분이 열에 의해 트랜스지방으로 변질되어 나쁜 성분들로 바뀌기 때문입니다. 이 나쁜 성분들은 한 번 사용한 기름을 계속 쓸 때 더 많이 만들어지는데요, 식당이나 패스트푸드점에서 기름을 재사용하는 경우가 많으니 외식할 때나 배달 음식을 주문할 때 주의해야 합니다.

올리브유가 좋다는 정보에 볶거나 튀길 때처럼 열을 가하는 조리까지 모두 올리브유를 쓰는 분들도 종종 있어요. 되도록 튀긴 음식은 먹지 말아야 하지만 부득이한 경우에는 옥수수 오일, 대두콩 오일, 해바라기씨 오일, 홍화씨 오일보다는 포도씨 오일, 코코넛 오일, 아보카도 오일을 쓰는 것이 낫습니다. 발연점이 높아 높은 온도에서도 타지 않아서 변성이 덜 일어나기 때문이죠. 올리브유는 일반적으로 차가운 요리인 샐러드용으로 사용하고, 열을 가하는 요리에는 발연점이 높은 퓨어 올리브유를 사용하도록 하세요.

항염증 조리법 6
육류는 튀기거나 굽지 않고 찌거나 삶는다

닭고기와 오리고기 같은 가금류는 기름이 있는 껍질을 떼어 먹고, 소고기와 돼지고기도 되도록 기름 부위를 제거하고 먹으면 과도한 포화지방 섭취를

염증을 줄이는 보관 용기와 조리 도구

유리그릇이나 스테인리스 그릇이 염증을 줄이는 보관 용기로 적당합니다.
플라스틱 용기에는 내분비계를 교란시키는 환경호르몬인 프탈레이트, 비스페놀 같은 성분이 들어 있습니다. 이러한 성분들은 당뇨, 암, 정자의 운동성 저하, 유산, 조기 유방 발육, 자가 면역 질병 등의 원인으로 추정되고 있지요. 플라스틱 용기는 특히 열과 기름에 취약하기 때문에, 조리하자마자 뜨거운 식품을 옮겨 담거나 기름 성분이 있는 육류 등을 담아 두면 환경호르몬 성분들이 더 많이 녹아 나옵니다.
음료수도 산 성분 때문에 알루미늄 캔에 보관하면 유리병에 보관할 때보다 알루미늄 독소가 3~6배 이상 검출됩니다. 알루미늄은 만성염증을 유발하는 중금속 중 하나로 오랜 시간 몸속에 축적되어 골다공증, 알츠하이머병의 위험성을 높이죠. 따라서 캔 형태로 된 사과 주스, 오렌지 주스보다는 유리병에 있는 주스와 음료수를 선택하는 것이 좋아요. 또한 겨울에 온장고에 넣고 판매되는 음료수 캔은 집지 말아야 합니다. 더운 곳에 보관하면 캔에 함유된 주석 농도가 높아지기 때문이죠. 다행히 맥주는 산 성분이 들어 있지 않아 캔 맥주나 병맥주에 큰 차이가 없어요.
특히 캔에 담긴 산 성분이 있는 식품은 뚜껑을 열어 두면 캔에 함유된 주석이 녹아 나옵니다. 과일 통조림, 골뱅이나 참치, 꽁치 캔의 내용물을 한 번에 다 먹지 못할 경우 원래 담겨 있던 캔에 보관하지 말고 반드시 유리 용기로 옮겨 담아 보관하세요.
조리 도구로도 유리나 스테인리스 도구를 사용하는 것이 좋습니다.
최근에는 많이 찾아볼 수 없지만 알루미늄 소재의 냄비나 프라이팬을 쓰면 알루미늄 독소가 녹아 나오기 때문입니다. 다만, 니켈 성분에 대해 알레르기 반응이 있는 분들은 스테인리스 도구를 이용해 토마토나 레몬즙 등 산성 성분이 들어간 음식을 조리할 때 유의해야 합니다.

줄일 수 있습니다. 또 조리할 때에도 기름을 사용하는 튀김이나 볶음보다는 찜이나 수육을 선택하면 포화지방 섭취를 줄일 수 있습니다.

앞에서 살펴봤듯이 기름에 열을 가하면 트랜스지방으로 변하고, 식품을 고온에서 조리할수록 당화 산물, 즉 '에이지' 독소가 생겨 혈관의 콜라겐을 손상시키고 고혈압, 뇌졸중, 심근경색, 알츠하이머병 등을 유발할 수 있습니다. 과도하게 고온에서 오래 익히고 굽거나 그릴을 사용하는 요리보다는 살짝 볶거나 찌거나 삶는 조리법이 아무래도 낫지요.

이러한 원칙을 식단에 적용해 보면, 곱창 구이보다는 고등어나 꽁치 조림, 닭튀김보다는 닭 가슴살 샐러드, 삼겹살 구이보다 수육을 선택하는 것이 트랜스지방, 포화지방, 당화 산물을 줄이는 데 도움이 됩니다.

채소를 먹을 때에도 튀기는 조리법을 사용하면(감자튀김, 고구마튀김), 비록 육류가 아니더라도 그 과정에서 트랜스지방과 산화지질 등이 만들어져 염증을 높이는 요리가 될 수 있습니다. 대표적인 항염증 식품인 생선도 튀겨서 먹으면 염증을 증가시키는 음식이 됩니다. 튀긴 생선은 오븐 구이, 찜 요리, 조림 생선보다 심장에 해로우니, 조리법 선택에 유의해야겠습니다.

더불어 육류를 조리할 때 다양한 채소나 버섯과 함께 조리하면 육류 섭취량을 줄일 수 있습니다. 레몬주스, 와인, 맥주와 같은 산성 성분 액에 30분 정도 담가 두었다가 요리하면 지방과 단백질 체인이 분해되어 소화를 돕고 에이지 생성도 줄여 주고요. 생강 뿌리와 함께 수프나 스튜 형태로 조리하면 생강이 육류의 독소를 제거하는 효과도 냅니다. 채소, 특히 푸른 잎 채소 또는 배추, 브로콜리, 양파, 마늘과 같은 식이 유황 성분을 가진 채소와 함께 섭취하면, 간의 해독을 돕는 영양소도 공급해 줍니다.

다음의 정리된 표를 참고하여 현명한 조리법을 선택하길 바랍니다.

염증을 높이는 조리법 vs. 줄이는 조리법

염증을 높이는 조리법	염증을 줄이는 조리법
튀김, 굽기, 볶기, 그릴	신선한 샐러드, 찜, 끓이기
삼겹살 구이	수육
닭튀김	닭 가슴살 샐러드
새우튀김	새우찜

항염증 조리법 7

채소와 과일은 담금물로 씻고 최소의 조리법으로

최고의 항염증 식품인 채소와 과일을 껍질째 마음껏 먹으면 좋겠지만, 잔류 농약에 대한 위험성 탓에 껍질째 먹는 것에 대한 우려가 있습니다. 그래도 껍질째 먹는 것이 건강에 더 유익하니, 이번에는 잔류 농약을 깨끗이 씻어 낼 방법에 대해 알아보도록 하겠습니다.

초음파 세척법과 담금물 세척법

초음파 세척은 초음파 파장으로 물에 기포를 발생시키고 발생한 기포가 파괴되면서 과일과 채소의 잔류 농약을 제거하는 방법입니다. 잔류 농약이 많은 대표적인 과일인 딸기를 대상으로 여러 세척법의 잔류 농약 제거율을 살펴본 논문에서, 초음파 세척의 제거율은 약 90% 정도일 정도로 효과적이었답니다.

이러한 초음파 세척기 없이, 집에서 쉽게 효과적으로 잔류 농약을 제거하는 방법으로는 담금물 세척법이 있습니다. 채소와 과일을 물에 1분 동안 담근 후 물을 버리고, 세척 용기에 물을 새로 받아 손으로 저어 주면서 30초 동

농약을 많이 사용하는 과일과 채소는 무엇일까?

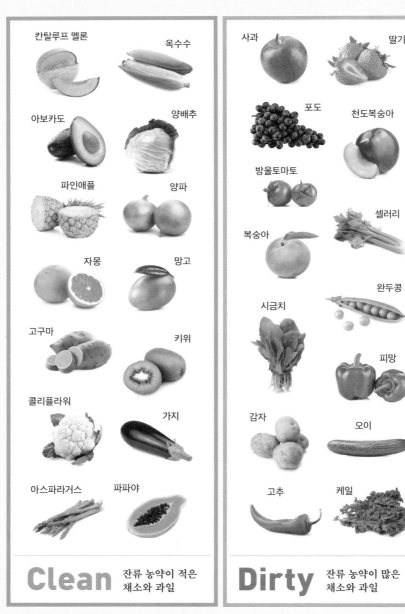

Clean 잔류 농약이 적은 채소와 과일

칸탈루프 멜론 · 옥수수 · 아보카도 · 양배추 · 파인애플 · 양파 · 자몽 · 망고 · 고구마 · 키위 · 콜리플라워 · 가지 · 아스파라거스 · 파파야

Dirty 잔류 농약이 많은 채소와 과일

사과 · 딸기 · 포도 · 천도복숭아 · 방울토마토 · 셀러리 · 복숭아 · 완두콩 · 시금치 · 피망 · 감자 · 오이 · 고추 · 케일

안 세척합니다. 다시 새 물을 받아 같은 방법으로 30초간 저어 주면서 세척하고, 마지막에는 흐르는 물로 헹구면 비교적 효과적으로 잔류 농약과 이물을 제거할 수 있습니다. 제가 집에서 흔히 쓰는 방법은 음식을 준비할 때 가장 먼저 채소와 과일부터 물에 담가 두는 것입니다. 그리고 다른 재료들을 준비하고 나서 미리 물에 담가 놓았던 채소와 과일을 씻어 주면 시간을 절약하는 데 도움이 된답니다.

담금물 세척법은 물과 접촉하는 횟수 및 시간이 길어 농약을 제거하는 효과가 높습니다. 우리가 흔히 알고 있는 식초나 소금, 숯, 베이킹파우더 등은 농약을 제거하는 데에는 별 도움이 되지 않고요.

농약을 많이 사용하는 과일과 채소

과일과 채소도 그 종류에 따라 잔류 농약의 정도가 다릅니다. 왼쪽 그림에서 'Dirty'에 해당하는 농산물은 재배 과정에서 농약을 많이 사용하는 것들이니, 특히나 친환경 식품을 선택하여 잔류 농약을 피해야겠습니다. 반대로 'Clean'에 해당하는 농작물은 재배 과정에서 농약을 많이 사용하지 않는 것들이니, 친환경 식품이 아닌 제품을 구입해서 담금물 세척법으로 잘 씻어 먹는 것도 합리적인 방법이 될 수 있습니다.

영양분 손실을 최소화하는 채소와 과일 조리법

채소와 과일에서 최대한 많은 영양소를 섭취하고 맛있게 먹으려면, 구입한 지 3일 내의 신선한 채소를 소량의 물로 가능한 한 빨리 조리해 섭취하는 것이 좋습니다. 특히 물에 녹기 쉬운 수용성 비타민은 가열하여 조리하면 없어지기 쉬우니 주의가 필요합니다. 당질을 에너지로 바꿀 때 필요한 비타민

B1, 당질이나 단백질의 대사, 지방 분해에 관여하는 비타민 B12 등의 비타민 B군과 피부의 촉촉함을 유지하고 항산화 작용도 하는 비타민 C 등이 조리 과정에서 파괴되기 쉬운 영양소입니다.

채소를 조리하는 과정에서 비타민의 50%가 손실됩니다. 스팀 형태로 찌는 것이 비타민 파괴를 줄이는 채소 조리법이고, 프라이팬에 살짝 볶는 것도 괜찮습니다. 브로콜리나 콜리플라워, 방울다다기양배추, 양배추 같은 채소는 10분간 삶으면 항암 작용을 하는 인돌-3-카비놀이 20% 줄어들죠. 보통 끓일 때 비타민 손실이 가장 큰데, 채소 끓인 물을 수프나 소스, 다른 요리에 재활용하면 영양소를 최대한 섭취할 수 있습니다. 반면 감자나 고구마 등의 비타민 C는 전분을 함유하고 있어서 가열하는 조리 과정에서도 비교적 안정적이며 잘 파괴되지 않는 것이 특징이지요.

따라서 샐러드나 나물 형태로 살짝 데쳐 먹는 것이 채소의 영양소를 최대한 섭취하는 가장 좋은 조리법이라고 하겠습니다. 다만 판매되는 샐러드드레싱에 첨가물과 당분 함량, 칼로리가 높기 때문에 올리브유나 와인 식초 등으로 간단히 그때그때 만들어 사용하는 것이 좋습니다.

최근에는 과일이나 채소를 즙을 내 먹는 경우도 많은데요, 그러나 즙을 내면 식이섬유를 제거해서 먹게 되어 당분이 많을 수 있습니다. 소화 기능이 떨어진 환자나 어르신을 제외하고는 되도록 즙을 내기보다는 항염증 효과를 위해 전체를 갈아서 모든 성분을 다 섭취하는 게 좋습니다.

"사과가 건강에 좋다고 하여 당연히 사과 주스도 건강에 좋다고 생각했다. 그래서 그동안 사과를 직접 먹기보다는 편하게 먹을 수 있는 가공식품 주스로 즐겨 먹었었다. 그런데 사과와 사과 주스는 식이섬유나 미네랄, 비타민 등의 성분이 많이 다르다는 것을 알게 되었다. 그동안 음식을 선택할 때 칼로리만 신경을 썼었는데,

첨가물에 대해 배우고 나서는 어떻게 먹어야 하는지, 무엇을 먹지 않아야 하는지에 대해서도 생각할 수 있었다."

– 오지은(45세, 간호사)

항염증 조리법 8

발효는 염증을 줄이는 최고의 해결사

보통 음식물을 통해 에너지를 얻는 과정에는 산소가 필요합니다. 세포 안 미토콘드리아에서 위와 장을 통해 흡수한 영양소와 폐를 통해 들어온 산소가 만나 화학반응을 일으켜 에너지 물질인 ATP를 만들어 냅니다. 그런데 산소가 부족한 환경에서는 이러한 환경에 적응해서 산소 없이도 에너지를 얻는데요, 이렇게 곰팡이와 세균 같은 미생물이 산소 없이 당을 분해해서 에너지를 얻는 과정을 발효(Fermentation)라고 합니다.

발효를 거치면 유기산, 가스 또는 알코올이 생성됩니다. 된장을 만들기 위해 콩을 잘 익혀 덩어리로 만들어 처마 밑에 달아 두는 메주를 떠올려 보세요. 바깥에 메주를 달아 놓는 것은 거기에 있던 세균과 곰팡이가 달라붙도록 하기 위해서죠. 그렇게 세균과 곰팡이가 달라붙은 메주를 장독에 넣고 밀폐해 두면, 산소가 없는 환경에서 세균과 곰팡이가 콩을 분해해 에너지를 얻고 다양한 물질들을 만들어 냅니다. 이러한 발효의 과정을 거쳐 된장과 간장이 만들어지는 거죠.

알코올 발효와 젖산 발효

인류는 신석기 시대부터 식량과 음료를 생산하기 위해 발효를 이용해 왔습니다. 발효의 과정 끝에 어떤 물질이 만들어지느냐에 따라 알코올 발효와 젖산 발효로 나뉘는데요. 효모균이 포도당을 분해해 알코올을 만드는 발효를 통해 막걸리와 맥주가 만들어지고, 젖산균이 포도당을 분해해 젖산을 만드는 발효를 통해 김치나 된장, 요구르트나 치즈가 만들어지죠. 이 젖산으로 인해 시큼한 맛이 나고 저장성이 높아지는 거고요.

발효 식품의 효능

발효 과정에서는 유익한 미생물이 증가하고, 젖산과 같은 산성 물질이 증가해 부패균 등 유해한 미생물의 번식이 억제됩니다. 발효 식품이 쉽게 부패하지 않고 보존성이 좋아지는 이유죠. 또한 식품 고유의 영양소에다 미생물이 새로 만들어 내는 다양한 물질들이 더해져 영양가가 더 높아집니다. 미생물에서 나온 다양한 효소들이 탄수화물이나 단백질 등을 분해하여 음식의 소화 흡수율이 높아지기도 합니다.

사람의 장 안에도 몸에 이로운 세균들이 살면서 장 점막을 튼튼하게 해 주고, 해로운 균이나 곰팡이가 자라는 것을 막고 면역 기능을 조절하여 건강에 이로움을 줍니다. 장 안도 산소가 적은 환경이기 때문에, 이러한 장내 미생물들은 위장관에서 다 소화되지 않은 식이섬유를 발효시켜 에너지원인 ATP를 생산해 살아가게 되는데, 그 과정에서 우리 몸에 유익한 물질들을 만들어내 우리에게 도움을 주는 것입니다.

최근 이러한 미생물과 인간의 건강 및 질병의 관련성을 연구하는 움직임이 급속도로 증가하고 있습니다. 사람의 장내 미생물 불균형(Dysbiosis)이 알레르기나 아토피와 같은 면역 질환, 비만이나 당뇨, 심혈관 질환과 같은 대사성 질환, 심지어는 암과 관련되어 있다는 연구 결과들이 나오고 있는 것이죠.

전통적으로 요구르트나 치즈와 같은 발효 식품이 장수와 관련돼 있다는 사실이 이미 오랜 관찰을 통해 확인된 만큼, 앞으로 폭발적으로 성장하고 있는 미생물 연구가 그 관찰된 사실들의 기전과 원리를 과학적으로 밝혀 주리라 기대합니다.

프로바이오틱스+프리바이오틱스=신바이오틱스

이러한 이유들로 인해 장의 유익한 세균이 잘 유지되기 위해서는 청국장이나 낫또, 요구르트 등 다양한 발효식품을 섭취해야 합니다. 또한 유익균이 좋아하는 식이섬유가 많은 채소와 과일을 충분히 섭취하는 것도 증식에 도움이 되겠죠? 최근에 많이들 이야기하는 프리바이오틱스가 바로 이러한 장내 미생물의 먹이가 되는 수용성 식이섬유인데요, 다양한 식물성 식품을 발효해서 먹으면 미생물과 함께 유익균의 먹이인 채소를 함께 섭취할 수 있어서 1석 2조가 되는 셈이죠.

그 좋은 예가 바로 한국의 김치, 그리고 양배추를 이용한 서양식 김치라고 할 수 있는 사워크라우트입니다. 이 음식들은 유익균인 프로바이오틱스와 유익균의 먹이인 프리바이오틱스가 합쳐져 시너지를 이루는 신바이오틱스(Synbiotics)의 대표적인 예죠. 아무래도 신바이오틱스의 효과가 프로바이오틱스만 있는 것보다 좋을 수밖에 없기 때문에 최근의 유산균제제 개발은 신바이오틱스가 트렌드이기도 합니다

요즘에는 식초나 막걸리, 장 등 다양한 발효 식품을 만드는 교육들이 활발히 이루어지고 있으니 집에서 간단한 요구르트부터 시도해 보고, 다른 발효 조리법도 배워 활용해 보시기 바랍니다.

피로감을 느끼는 50대 여성

나름 평소에 골고루 잘 먹고 있다고 생각했는데, 막상 일주일 식단을 적어 보니 내 식습관이 너무 부끄럽다. 아침을 거르고 점심과 저녁을 과하게 먹고 있다는 생각이 든다. 게다가 생각보다 가공식품을 꾸준히 섭취하고 있다는 점에 놀랐다. 당연히 드는 피로감이라고 대수롭지 않게 여기고 있었는데, 실은 내가 하루하루 잠을 못 잘 정도로 매우 지쳐 있다는 사실을 이번에 식단을 작성하면서 새삼 느끼게 되었다.

아침 식사를 살펴보면, 매일 아침 토마토를 통째 갈아 먹는 것이 좋은 방법이긴 하나 하루 시작의 에너지를 내기에는 턱없이 부족하다. 그리고 그저 피로감이 쌓일 때마다 한 잔의 아메리카노로 습관적으로 위로를 받는 것이 아닌가 싶다. 그동안 믹스커피보다는 아메리카노가 건강에 더 나을 것이라고 위안 삼았다면, 이제부터는 내 피로가 어디에서 시작됐는지를 생각해 볼 때인 것 같다.

아침을 부실하게 먹으니 점심을 조금 과하게 먹었던 것은 사실이다. 과식하는 경향이 있고 외식도 잦으니 자연스럽게 가공식품을 많이 접하게 되었다. 저녁은 식사 시간이 너무 불규칙하다는 점이 가장 잘못된 식습관일 것이다. 게다가 너무 늦게 먹게 되면 소화를 다 시키지 못한 채 잠이 들게 되는데, 아침에 몸이 무겁고 제대로 잔 것 같지 않은 느낌이 드는 것은 이 때문인 듯하다.

요즘 영양적인 측면이 이슈가 많이 되면서 항상 '이 음식은 어디에 좋으니 많이 먹어라.'라는 문구만 접하다가, 항염증 식사를 통해서 영양에 대해 보는 관점이 많이 달라졌다. 내 몸에 염증을 일으키는 요인을 줄이고 최소화할 방법을 선택하는 것이 바로 새로 접근해야 할 건강법인 것이다.

Recommended by Dr. 힐링푸드

처음부터 너무 여러 가지를 한꺼번에 실천하려면 지치기 쉬우니, 아침에 복합탄수화물(고구마, 현미 주먹밥 등)과 단백질(계란 프라이, 삶은 달걀 등)을 꼭 든든하게 먹는 것으로 시작하라고 권해 드립니다. 아침에 뇌를 깨우기 위해서는 단백질을 꼭 먹어야 한답니다.

그리고 단순탄수화물은 혈당이 빠르고 높게 올리는 만큼 인슐린이 많이 분비되어 그 반동으로 혈당이 더 내려가 달달한 간식에 유혹을 더 느끼게 합니다. 단맛 중독이 생기는 과정이죠. 결국 혈당이 내려간 만큼 점심을 허겁지겁 폭식하게 만드는 겁니다.

하루의 식사 사이클은 아침을 제대로 먹으면 쉽게 개선될 수 있습니다. 그리고 가공식품 간식을 줄이기 위해 충분히 물을 마셔 주고 견과류나 과일 등을 가지고 다니며 먹기를 권합니다.

11.
집 밖에서는
무엇을 먹지 않느냐가
더 중요합니다

- 항염증 가공식품과 외식 선택법

바쁜 현대인들이 외식과 가공식품, 패스트푸드를 피하기는 쉽지 않습니다. 특히 식문화는 사회적인 부분이 많아서 업무 관련 식사를 자주 해야 하는 중년의 남성들, 또래 친구와 놀며 함께 먹게 되는 아이들의 경우에는 무조건 먹지 않도록 하는 것은 너무나 비현실적이죠. 차라리 무엇을 골라서 먹고 무엇을 되도록 줄여야 할지를 알려 주는 것이 실천하기에 훨씬 낫습니다. 저는 이때 환자분들에게 100% 완벽하게 잘하려고 하지 말라고 이야기해 줍니다. 습관은 오랜 시간 꾸준히 지속하는 게 중요한데, 처음부터 너무 완벽하게 하려고 하다 보면 지쳐 포기하게 되기 때문이죠. 조금이라도 개선하면서 유지하는 게 차라리 낫습니다.

그러니 외식할 때는 몸에 좋다는 무언가를 추가로 더 먹기보다는 건강에 안 좋은 식품 섭취를 줄이는 것이 훨씬 효과적이라는 사실을 꼭 기억하고 메뉴를 선택해 주세요. 중금속, 환경호르몬, 정제 설탕, 트랜스지방, 잔류 농약 등 우리 몸에 자연적으로 원래 있지 않았던 물질들이 우리 몸속에 들어와 만성염증을 일으키고, 이러한 염증이 결국 고혈압, 당뇨병과 같은 다양한 만성 질환이 됩니다. 고로 외식 메뉴를 고를 때 만성염증을 일으키는 식품을 덜 먹는 것이 건강을 위해 무엇보다도 중요한 선택이지요.

그럼 좋은 성분과 나쁜 성분이 섞여 있는 경우는 어떻게 해야 할까요?

식품과 음식의 질은 그 안에 함유된 가장 나쁜 성분을 기준으로 평가하면 됩니다. 아무리 좋은 성분이 들어 있다 해도, 다양한 첨가물도 함께 들어 있다면 그 첨가물이 식품과 음식의 질을 결정하는 거죠. 이것은 건강 기능 식품도 마찬가지예요. 다양한 비타민과 미네랄이 들어 있더라도 무슨 성분인지 모를 불순물이 들어 있다면 그 불순물이 건강 기능 식품의 질을 결정하게 됩니다.

가공식품과 만성염증의 관계

우리 몸에 자연적으로 원래 있지 않던 물질들이 몸속으로 들어오면, 이것들을 이물질로 인식한 면역세포들이 제거하기 위해 움직이기 시작합니다. 이때 만들어지는 활성산소가 적군만이 아니라 아군까지 공격해서 정상 세포와 조직에 손상을 입히고 우리 몸에 만성염증을 유발하지요. 이 과정에 대해서는 1부에 더 자세히 설명되어 있으니 이쯤 해서 다시 처음으로 돌아가 복습하는 것도 좋습니다.

가장 대표적인 예가 가공식품의 식품 첨가물입니다. 가공식품에는 트랜스지방과 함께 맛과 모양을 내고 보관 기간을 길게 하기 위한 수많은 화학 첨가물들이 들어 있습니다. 식품에 첨가되는 당분, 염분과 조미료는 알레르기를 일으키고 면역력을 떨어뜨리고요, 햄, 소시지 등 육가공품에 발색제로 첨가되는 질산염 제제는 암을 유발하기까지 합니다. 만성염증을 예방하고 줄이기 위

식품 첨가물의 용도와 사용 식품

분류	용도	식품 첨가물	사용 식품
합성감미료	설탕 대신 단맛을 냄	D-소르비톨, 아스파탐 삭카린나트륨, 수크랄로스 효소처리 스테비아 등	무설탕 음료나 과자 껌, 아이스크림 요구르트 등 단맛 나는 가공식품
합성착색료	식품에 색소를 넣거나 복원함	캐러멜색소, 치자적색소 식용색소 황색 제4호 녹색 제 3호, 청색 제1호 적색 제3호 등	과자, 탄산음료 사탕, 젤리, 빙과류
합성보존료	미생물에 의한 변질을 방지하여 보존 기간을 연장함	아황산나트륨, 무수아황산 소르빈산, 소르빈산칼륨 데히드로초산, 안식향산 프로피온산, 파라옥시안식향산 아질산나트륨	빵, 소시지, 치즈
산화방지제	식품에 함유된 기름의 산화를 막고 식품의 저장 기간을 연장함	아황산나트륨, 차아황산나트륨 L-아스코르빈산나트륨 이산화황	식용유, 마요네즈 버터, 마가린 건오징어, 젓갈
표백제	선명하게 색을 입히기 위해 식품의 원래 색을 탈색함	산성아황산나트륨 차아황산나트륨, 무수아황산 치아염소산나트륨	건조과실류 어묵 단무지
향미증진제	맛이나 향미 증가시킴	L-글루타민산나트륨(MSG) 핵산류	조미료, 라면 과자, 어묵
발색제	육류가공품의 발색	아질산나트륨	햄, 소시지 명란젓

해서는 몸에 좋다는 음식을 먹기보다는 염증을 유발하는 나쁜 성분들을 많이 함유한 가공식품과 인스턴트식품의 구매와 섭취를 줄이는 것이 가장 효과적이죠. 이것이 공산품이 아닌 진짜 식품을 먹어야 하는 이유입니다.

외식 메뉴를 선택할 때도 되도록 소시지와 햄이 많이 들어 있는 부대찌개보다는 해물탕을 선택하고, 고열로 조리해 트랜스지방과 에이지가 많이 생기는 삼겹살 구이나 소고기 구이보다는 샤브샤브를 선택합니다. 저렴한 데에는 다 이유가 있기 때문에 좋은 식재료를 사용한 음식을 먹기 위해서는 너무 가격이 싼 식당은 피해야 하고요.

다양한 식품 첨가물들

현대 사회의 가공식품들에는 수백 가지 이상의 다양한 첨가물들이 사용되고 있습니다. 이 첨가물들은 색과 향을 내고, 보관 기간을 길게 하며, 다양한 성분들을 섞이게 도와주지요.

식품의약품안전처에 따르면 한국의 경우 2013년 기준으로 지정된 식품 첨가물은 총 654품목입니다. 식품 첨가물의 분류는 국가별로 많은 차이가 있는데, CODEX 국제식품규격위원회에서는 23개 종류로 분류하고 있습니다. 왼쪽 표에 대표적인 식품 첨가물의 용도와 많이 사용되는 식품들을 정리해 놓았으니 한번 보시길 바랍니다.

이렇게 다양한 화학 성분에 노출되었을 때 알레르기 반응과 세포 대사 과정의 교란, 몸의 해독 기능의 과부하, 면역 약화 등이 발생할 수 있습니다. 아이들의 집중력 저하 과다행동장애(ADHD)와 만성적인 두드러기, 당뇨와 같은 질환과의 관련성도 제기되고 있고요.

이러한 증상이 있을 때는 증상을 일으키는 것으로 의심되는 식품을 끊고 그 증상이 줄어드는지 관찰해 봅니다. 그리고 다시 먹었을 때 증상이 나타나면 그 식품이 증상의 원인일 가능성이 매우 큰데요, 이것이 앞서 알려 드린 특정 원인 식품을 파악하는 방법입니다. 이 방법을 시도하기가 어렵다면 그다음으로 합리적인 방법은 식품 첨가물 섭취를 최대한 피하는 것인데, 한마디로 가공식품과 패스트푸드, 외식을 줄이고 자연식품을 먹는 것입니다. 이렇게 화학 성분 섭취를 줄이고 배출해 내는 과정을 통해 많은 환자분의 다양한 증상들이 개선되는 모습을 볼 수 있었답니다.

1일 섭취허용량의 함정

식품 첨가물은 매우 엄격한 평가 과정을 거쳐 안전하다고 입증된 것만을 사용할 수 있도록 정하고 있습니다. 국제기구인 FAO/WHO 합동 식품 첨가물 전문가위원회(JECFA)에서 식품 첨가물마다 일평생 매일 먹더라도 유해한 작용을 일으키지 않는 '1일 섭취허용량'을 정하는 거지요. 이 수치는 동물 실험을 통해 무독한 양을 구한 후 동물과 사람 간의 차이를 고려한 안전계수를 적용해 구하게 됩니다. 가공식품에 사용하는 식품 첨가물의 양은 이보다 훨씬 낮은 수준에서 정해지므로 소비자들이 선택하는 가공식품의 식품 첨가물 양은 실제 1일 섭취허용량과 비교해 봐도 훨씬 낮은 편입니다.

하지만 이런 기준이 있다고 식품 첨가물이 안전성 문제에서 완전히 자유로울 수 있는가에 대해서는 우려의 목소리들이 존재합니다. 섭취 허용량을 정할 때의 기준과 실제 현실이 다르기 때문이죠. 쉽게 얘기해서 현실에서는 여러 가지 식품 첨가물이 복합적으로 섞여 있는 식품을 장기간 먹게 되는데, 식품 첨가물의 안전 허용량은 단기간 동안 한 가지 물질만 섭취했을 때를 전제로 하기 때문에 현실과 동떨어져 있다는 것입니다.

실제로는 하나의 가공식품에 한 가지의 식품 첨가물만 들어가지는 않습니다. 향미증진제, 방부제, 발색제 등등 다양한 종류의 식품 첨가물이 사용되지요. 그리고 아침부터 저녁까지 하루 동안 먹는 가공식품의 개수를 생각해 본다면, 우리의 몸은 하루에도 수십 가지의 식품 첨가물로 범벅이 된다는 것을 알 수 있죠. 당연히 장기간 여러 가지 식품 첨가물을 먹었을 때의 영향에 대해서는 확인된 바가 없고요. 결론적으로 말하자면, 수십 가지의 첨가물을 장기간 섭취했을 때 건강에 미치는 영향에 대해서는 자료나 사회적 규제가 거의 없는 상태입니다.

식품 첨가물이 사람의 건강에 미치는 영향에 대한 연구들을 한번 살펴볼까요? 영국 사우샘프턴에서 만 3살의 아동 153명과 만 8세 또는 9세의 아동 144명을 세 그룹으로 나눠 진행한 연구가 있습니다. 각각의 그룹에 인공 색소, 방부제 등 식품 첨가물이 다른 성분비로 들어간 음료수 두 종류와 식품 첨가물이 아무것도 들어가지 않은 음료수를 약 6주간 먹도록 하였죠. 6주 후 아이들의 행동을 관찰하여 비교한 결과가 어땠을까요? 놀랍게도 식품 첨가물이 든 음료수를 먹은 아동들에서 과다 행동 및 충동성이 더 많이 관찰되었습니다. 특히 나이가 어릴수록 충동적인 행동을 더 많이 보였습니다. 이 연구의 결과는 세계적으로 권위 있는 의학 잡지에 게재되었는데, 그 이후 영국 사회에서 어린이용 음료수의 인공 색소와 방부제 사용에 대한 경종을 울리는 계기가 되었습니다.

나라마다 허가된 식품 첨가물들이 다르고 허가가 됐다가도 심각한 부작용이 발견될 경우 취소되기도 하는데요, 건강에 대한 잠재적인 유해성이 있는 만큼 인스턴트식품과 가공식품 구입을 줄여야겠습니다. 식품 표시를 자세히 읽고 보다 안전한 식품을 구입하는 것이 그 첫걸음이 될 것입니다.

"초등학교 때까지는 고기나 인스턴트식품을 먹으면 구역질을 했던 기억이 있다. 중학교 이후에 육식에 대한 구역질이 사라졌고 인스턴트 음식에도 눈을 떠, 막 붐이 일기 시작했던 피자, 햄버거 가게에 자주 갔다. 특히 고등학교 때는 야간 자율학습과 학원까지 마친 밤 12시에 치킨, 피자, 떡볶이를 열심히 사 먹었다. 그런데 그때부터 얼굴 오른쪽에 뾰루지가 넓게 올라오기 시작하더니, 사라진 자리에 자국이 남아 제법 넓게 붉은 자국을 갖게 되었다. 피부과에서 레이저 시술을 받았고, 피부과와 한의원뿐 아니라 매선요법, 침술, 테이핑 등 여러 요법을 받으러 다녀야 했다.

대학 입학 후 외국 어학연수 시절, 샌드위치, 머핀, 소시지, 초콜릿, 과자 등을 주식으로 먹는 생활이 반년가량 지속되면서 얼굴 뾰루지 자국의 가려움이 심해졌다. 늘 배 속에 가스가 가득 차 수업을 듣기가 어려울 정도였으며, 종아리 부종 또한 엄청나 고생을 했다. 사춘기에도 많지 않던 여드름이 20대 초반에 얼굴의 동서남북으로 피어났던 경험도 있다."

— 장서영(26세, 학생)

"그동안의 내가 장 보는 방식은, 가장 저렴한 제품은 왠지 찝찝하니 두 번째 저렴한 제품을 선택하는 것이었다. 식품 표시를 읽더라도 '수입산, 과당, 첨가물 등이 없을 수는 없나 보다.'라고 판단했던 것 같다. 대표적으로 20마리에 만 원 한다는 중국산 조기를 사서 구워 먹은 적이 있다. 수입산이라고 애매하게 적은 것도 의심해 봐야 할진대 대놓고 값싼 중국산을 구입한 것이다. 아이들에게 콩을 먹여야 한다며 사 놓은 두유도 식품 표시를 보니 수입산에, 당분도 상당하다. 시간이 걸리더라도 당장의 싼 가격에 현혹되지 말고 꼼꼼히 확인하여 좋은 제품을 사도록 노력해야 할 것 같다."

— 고영실(35세, 주부)

가공식품 섭취할 때
첨가물 섭취 줄이기

바쁜 현대 사회에서 가공식품이나 패스트푸드를 완전히 먹지 않기는 사실 쉽지 않습니다. 그래도 줄이려는 생각을 갖고 있느냐 아니냐가 매끼 식품 선택에 영향을 주지요. 줄이려고 의식적으로 노력하되 어쩔 수 없이 편의상 먹게 될 때는 다음과 같은 방법이 도움이 됩니다.

가공식품	첨가물	첨가물 섭취를 줄이는 방법
햄	아질산염, 보존료	끓는 물에 2~3분 데침. 노란 기름은 제거
베이컨	아질산염, 보존료	물에 데친 후 키친타월로 눌러 기름기 제거
소시지	아질산염, 보존료	칼집을 살짝 낸 뒤 끓는 물에 데침
두부	황산칼슘, 응고제	찬물에 몇 번 헹군 뒤 요리
단무지	사카린나트륨, 감미료	찬물에 5분쯤 담갔다 사용
맛살	푸마르산, 산도조절제	흐르는 물에 한두 번 헹구고 사용
어묵	아질산염, 보존료	뜨거운 물에 데치거나 끓인 물에 살짝 헹구기
라면	인산염, 산도조절제	끓는 물에 면을 삶은 뒤 다시 물을 부어 끓임
옥수수 등 통조림 식품	방부제, 산화방지제	체에 받쳐 물기를 제거하고 물에 살짝 헹굼 남은 내용물은 유리병에 옮겨 담아 보관

외식 메뉴의 열량 : 1회 제공량 기준

음식		열량(kal)
고기류	소불고기	680
	돈가스	651
	돼지불고기	510
	탕수육	456
	삼겹살 구이	348
	소고기 샤브샤브	264
해산물류	가자미조림	298
	대구지리탕	262
	아구탕	246
	꽃게탕	238
면류	짜장면	864
	짬뽕	680
	물냉면	551
	스파게티	354
	쌀국수	320

	음식	열량(kal)
국.탕	삼계탕	917
	설렁탕	419
	부대찌개	400
	추어탕	341
	두부전골	316
	갈비탕	236
	된장찌개	144
밥류	돌솥비빔밥	692
	카레라이스	672
	생선초밥	444
	햇반	310
	쌀밥	272
피자류	피자	403
과자	초코파이(100g)	428
	새우깡(30g)	44
조리가공	3분 카레	340

ref. 식약처. 2016년 외식영양성분 자료집 제4권 외

자기만의 건강한 외식 노하우를 만들라

여성의 사회 활동과 1인 가구가 증가하는 현대 사회에서 외식을 안 하기는 쉽지 않습니다. 과식과 염분, 트랜스지방 섭취의 주요 원인이 되는 외식, 줄이긴 해야겠지만 현실적으로 어려움이 있다면, 되도록 현명하게 건강한 메뉴를 선택해야 합니다.

먼저 우리가 흔히 먹는 외식과 가공식품의 열량을 왼쪽 표에 정리해 놓았으니 한번 살펴보시기 바랍니다.

현명한 외식 선택과 관련해서 10년 이상 된 당뇨 병력의 70대 남자분이 기억에 남습니다. 이분은 은퇴 후에도 활발한 사회 활동으로 다양한 사람들과 함께 점심을 먹는 일이 많았습니다. 자주 외식을 할 수밖에 없는 상황이었죠. 그래서 당뇨병을 관리하면서도 사람들과의 교류는 지속하기 위해 다양한 외식 노하우를 개발했다고 했습니다. 두 마리의 토끼를 놓치지 않으며 외식을 즐기고 계시는 이분의 노하우를 잠시 참고해 볼까요?

이분은 외식을 하되 그 외의 식사는 잡곡밥을 포함한 한식 위주의 집밥을 철저히 지켰습니다. 한식이나 일식, 이탈리안 식당과 같이 육류가 많지 않은 장소를 주로 이용했는데요, 평소 맛있고 건강한 단골 식당을 곳곳에 파악해 두고 약속 장소는 주로 본인이 정해 사람들을 불렀답니다. 물론 장소를 본인이 정하는 바람에 밥값을 내야 하는 경우가 많다는 단점은 있었지만, 건강과 사회 활동을 성공적으로 병행할 수 있다는 모범을 보여 주었죠.

정리해 보자면, 외식할 때 지켜야 할 일반적 원칙은 첫째, 평소 건강한 단골 식당을 만들어 둘 것. 둘째, 과식의 주범이 되는 뷔페를 되도록 피할 것. 셋째, 튀긴 음식 등 기름이 많은 메뉴를 고르지 않을 것. 넷째, 주문할 때 덜 짜게 해 달라고 미리 얘기해 둘 것 등입니다.

위 원칙을 지키면서 다음의 외식 장소별 음식 선택법을 적용해 보세요.

1. 한식집에서

비빔밥, 쌈밥 등 채소를 많이 먹을 수 있는 메뉴로 선택합니다.

찌개는 건더기 위주로 먹고, 밥은 1/2~2/3 공기로 줄입니다.

2. 일식당에서

회덮밥, 초밥 등의 메뉴를 선택합니다. 튀김 음식을 제외하고는 비교적 기름기가 적어 자유롭게 선택해도 되지만, 대체로 채소를 많이 먹기가 어려우니 미리 샐러드를 주문하는 것도 좋습니다. 회전 초밥집에서는 자칫 과하게 먹을 수 있으므로 미리 양을 정하고 먹도록 하고요.

3. 중식당에서

중국 음식은 되도록이면 피하는 것이 좋습니다. 먹게 된다면 짜장면보다는 짬뽕을, 짬뽕보다는 우동을 선택합니다. 먼저 채소를 다 먹은 후 면을 먹고, 요리는 소스를 걸어 내고 적게 먹는 것이 좋습니다. 튀김, 녹말을 쓰지 않은 냉채가 비교적 저칼로리 메뉴입니다.

4. 분식점이나 패스트푸드점에서

분식점에서는 여럿이 다양하게 시켜 과식하기 쉬우니 주의해야 합니다. 패스트푸드점에서는 햄버거 패티가 닭고기로 된 것을 선택하는 편이 좋습니다. 탄산음료보다는 주스나 우유로, 치킨은 껍질을 벗겨 내 먹도록 합니다.

5. 뷔페에서

먼저 신선한 채소류나 샐러드를 충분히 먹고 난 뒤, 튀김과 후식을 제외한 음식을 기호에 따라 골라 먹습니다. 처음부터 음식의 양에 주의를 기울이는 것이 좋습니다.

"점심에 흰 쌀밥과 각종 소시지, 라면 등 가공식품이 잔뜩 들어간 부대찌개를 먹게 되었다. 오후 일과를 위해서는 먹지 않을 수 없어서 가공된 재료는 적게 먹고, 함께 나온 콩나물 반찬과 두부나 양파 같은 부재료 위주로 식사를 하여 최대한 항염증 식사를 하려고 노력했다. 식사가 끝나고 후식으로는 설탕과 시럽을 넣지 않고 그 자리에서 직접 짠 자몽즙과 탄산수를 섞어 만든 자몽에이드를 마셨다. 외식을 하면 아무래도 염증 유발 식품을 섭취하기가 쉽다는 것을 알았고, 그로 인해 골고루 영양소를 섭취하지 못한다는 사실을 깨달았다."

— 이승주(35세, 회사원)

"일주일간의 식사 기록을 통해 알게 된 불편한 진실은 엄청난 과식을 하고 있다는 점이었다. 특히 뷔페 출입은 경조사나 행사 시 부득이한 경우 외에는 절대 가지 말고, 회식할 때에도 튀긴 닭이나 삼겹살처럼 포화지방이 많은 동물성 단백질 안주의 유혹을 끊고 적당한 음주 문화의 필요성을 실감했다. 가급적 회사 근처 친환경 식당을 알아보거나 건강 도시락을 준비하는 것이 좋겠지만 현실적으로는 너무 어려우니, 식당 주인에게 싱겁게 해 달라고 미리 주문하는 것도 나트륨 과다 섭취를 줄이는 한 방법이 될 것 같다. 지나치게 많이 커피를 마시지 않고, 특히 믹스커피는 끊으려 한다. 평소 혈압이 약간 높고 당뇨가 의심될 정도여서 심혈관 질환을 예방하는 생활 습관과 건강 밥상이 반드시 필요하다."

— 손창욱(48세, 회사원)

항염증 식사를 위해 피해야 할 3대 외식과 대안

애슐리 기어하트 미국 예일대 교수는 배가 불러도 음식 섭취를 스스로 절제하지 못하고 계속 먹어 치워야만 하는 과식과 폭식 상태를 '음식 중독'이라고 정의했습니다. 음식 중독의 대표적인 원인 식품으로 고당분, 고지방 식품, 가공식품과 패스트푸드라고 지목했지요. 이러한 식품들은 칼로리 가 높아 비만 문제를 일으킬 뿐만 아니라, 인공적인 맛으로 인해 중독의 증상을 일으키고, 여러 가 지 첨가물로 인해 다양한 건강 문제를 일으키기 때문에 되도록 피해야겠습니다.

1. 부대찌개

소시지, 베이컨, 햄과 같은 가공육류는 첨가 물과 트랜스지방이 많아 염증을 유발하며 칼로리도 높습니다. 차라리 고기를 먹거나 샤브샤브가 나은 선택입니다.

2. 짜장면

정제 탄수화물로 이루어진 면과 다량의 설 탕을 함유한 소스로 당지수가 매우 높아 인 슐린 저항성을 높이고 염증을 유발합니다. 쌀국수나 메밀국수가 나은 선택입니다.

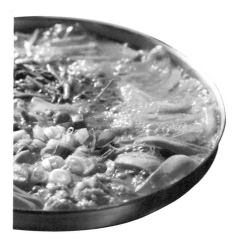

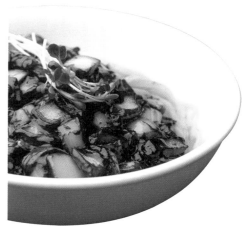

	걷기	자전거	수영	달리기
치킨 1조각	82분	71분	30분	28분
계란 프라이 1개	43분	37분	15분	20분
피자 1쪽	90분	77분	34분	40분
라면 1봉	178분	154분	63분	80분
짜장면	190분	167분	68분	87분

<참고> 섭취한 음식의 칼로리를 태우기 위해 필요한 운동량

3. 피자와 콜라

고열에 구운 트랜스지방 도우로 에이지 생성이 많은 피자, 그리고 당분이 많은 콜라는 당지수와 칼로리가 높습니다. 트랜스지방이 많은 냉동된 피자 도우보다 직접 만든 도우로 된 얇은 피자, 탄산수나 과일 주스가 나은 선택입니다.

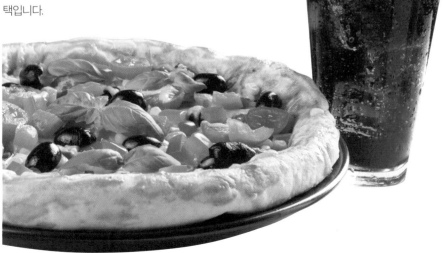

피부 트러블이 있는 30대 초반 여성

중국에서 오랜 시간 유학 생활을 하면서 기름진 음식들로 위가 상해 고생을 많이 했었다. 유학 당시 피부 트러블이 10대 때보다 더 많이 생겼었는데, 음식 때문일 거라고는 미처 생각하지 못했다. 그저 날씨의 변화나 물의 질이 지역마다 다르기 때문이라고 생각했었다.

전에는 없던 변비도 그때부터 시작되었는데, 이 또한 나의 삶이 바빠졌기 때문이라 여겼었다. 한국에서는 알지 못했던 진드기 알레르기나 꽃가루 알레르기 등 여러 가지 알레르기 증상도 나타났다.

이러한 증상들을 고치기 위해 중의학을 전공하면서 소화기계를 다스리는 탕약도 먹고 스스로 침구 치료도 하는 등 여러 가지 방법을 시도해 보았지만, 생각보다 해결책은 간단했다. **내가 효과를 본 해결책은 바로 도시락이었다.**

학업과 병행하며 스스로 도시락을 준비해 다닌다는 것이 쉬운 일은 아니었지만, 다행히도 집 근처에 큰 시장이 있어서 집에 돌아오는 길에 그때그때 신선한 채소와 과일을 구매할 수 있었다. 덕분에 의도치 않았지만 신선한 야채로 채식 위주의 식단을 하게 된 것이다.

일주일간의 나의 식단을 기록해 보니 집에서는 저당지수의 복합탄수화물, 콩 단백질 위주의 육류 섭취가 적은 식단을 유지했다. 하지만 실제로는 외식이 더 잦았을 뿐만 아니라 외식하면서 고당지수의 정제된 쌀밥, 가공된 식품 위주의 식사를 하게 되고, 아이스크림 등의 디저트를 먹는 것을 알 수 있었다.

집에서 만든 음식으로 도시락을 싸서 다니는 것이 가장 좋은 해결법이 되겠지만, 현실적으로 실천이 쉽지 않다. 다른 직장인들의 입장에서도 고려해 보면, 외식을 하더라도 메뉴를 고를 때 한식 위주의 식단과 최대한 가공된 재료를 사용하지 않은 식품을 선택하도록 더욱 노력해야 할 것이다. 또한 주말에 약속이 있을 때도 과식을 하지 않도록 주의해야겠다.

Recommended by Dr. 힐링푸드

아침 식사를 현미잡곡밥으로 먹은 날과 그렇지 않은 날의 하루 식사가 확실히 다르다는 것을 느끼셨으리라 생각됩니다. 아침 식사를 부실하게 한 날은 점심과 저녁에 칼로리 섭취가 많았고, 그만큼 배에 가스도 많이 차서 음식이 신체에 미치는 영향을 관찰할 수가 있었지요?

스스로 관찰하신 대로 직장인들, 특히 1인 가구가 많아지는 현 상황에서 현대인의 식사에 대한 고민을 잘 볼 수 있었습니다. 외식할 때는 어떻게 항염증 식사를 유지할 수 있을지 고민과 연구가 필요한 것 같습니다. 일단 한식이 좋은 선택이고, 튀기는 조리법을 사용한 요리를 피하고, 건강한 음식을 만드는 단골 식당을 찾아내는 것도 현실적인 방법입니다. 실천해 오셨던 것처럼 도시락을 준비해 다니는 것도 아주 좋고요. 참고로 저도 도시락파입니다.

앞으로 이 부분에 대해 대안을 제시할 수 있도록 계속 함께 고민해 주시면 감사하겠습니다.

tip
만성염증을 유발하는 식품 vs.
만성염증을 줄이는 식품 총정리

만성염증을 유발하는 식품

특징	식품	만성염증과의 관련성
포화지방 함유량이 높은 식품	육류, 우유, 버터 등 유제품	염증을 촉진하는 아라키돈산과 프로스타글란딘, 류코트리엔 합성을 증가시킴
오메가-6 지방산 함유량이 많은 식품	트랜스지방 마가린, 식물성 유지 옥수수 기름, 콩기름 해바라기씨유 유통 기한이 긴 식품들 (페스츄리, 감자칩, 크래커 등)	염증을 촉진하는 아라키돈산과 프로스타글란딘, 류코트리엔 합성을 증가시킴
고당부하 식품	베이글 머핀 구운 감자 백미밥 시리얼	정확한 메커니즘은 아직 불분명함 인슐린이 과다하게 분비되도록 하여 TNF-α, C반응성단백질 활성산소 생성이 증가되는 것과 관련 있는 것으로 보고 있음
알레르기 유발 식품	유제품 밀 달걀 (개인에 따라 다양함)	G 타입 면역글로불린 분비와의 관련성이 제기되고 있음 알레르기 반응을 유발할 수 있는 단백질에 대한 장 점막의 투과성 증가와 관련됨

만성염증을 줄이는 식품

특징	식품 예시	만성염증과의 관련성
오메가-3 지방산 함유량이 많은 식품	생선(연어, 청어, 정어리, 고등어) 아마씨 또는 아마씨 오일 호두 녹색채소	염증을 촉진하는 아라키돈산과 경쟁적인 작용을 해서 염증 관련 물질이 덜 만들어지도록 함
항산화 영양소가 풍부한 식품	노란색, 오렌지색, 빨간색 채소 자주색, 파란색 채소 진녹색 채소 십자화과채소 (브로콜리, 콜리플라워) 신맛 과일(오렌지, 귤) 블랙티 톡 쏘는 알리움 함유 채소 (양파, 마늘)	만성염증을 유발하는 혈중 활성산소 감소시킴 알리움 함유 채소는 혈소판 응고를 줄이고 지질대사를 변화시켜 혈액 순환에 도움이 되도록 하는 황 화합물을 함유하고 있음
항염증 화합물을 함유한 양념 식품	생강 로즈마리 강황 오레가노	염증 물질이 만들어지는 경로를 방해함 염증 관련 사이토카인 생성을 감소시킴 천연 항생제, 항산화제로 작용하여 염증을 감소시킴
항염증 화합물을 함유한 허브	클로브 보스웰라	종양괴사인자, 프로스타글란딘 등 염증 촉발 물질 생성을 방해함

ref. Rakel et al. Southern Medical Journal. 2005. vol 98(3) : 303-310

3부

항염증 효과를 두 배로!
마인드풀 식사법

"행동의 씨앗을 뿌리면 습관의 열매가 열리고,
습관의 씨앗을 뿌리면 성격의 열매가 열리고,
성격의 씨앗을 뿌리면 운명의 열매가 열린다."

나폴레옹(1769~1821)

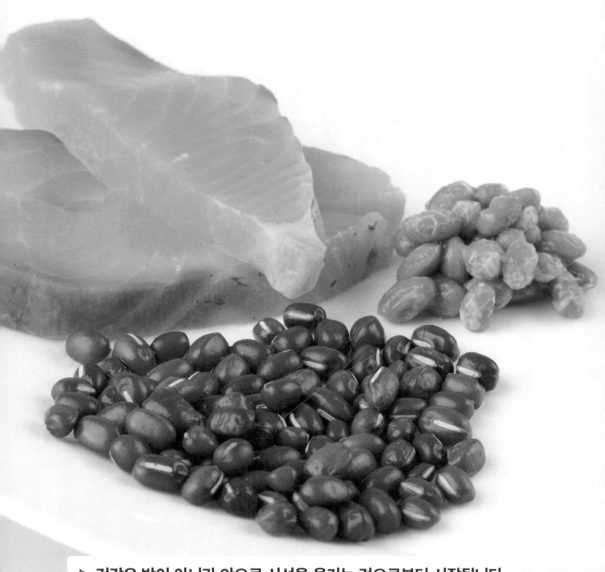

▷ 건강은 밖이 아니라 안으로 시선을 옮기는 것으로부터 시작됩니다.

▷ 일주일 동안 자신의 식습관과 몸, 마음의 상태를 관찰합니다.

▷ 지금까지 배운 항염증 식사를 기준으로 자신의 식습관을
평가하고 실천 가능한 개선점 세 가지를 찾아냅니다.

12.
소화 흡수력을 높이면
음식은 약이 됩니다

아무리 좋은 걸 먹어도 우리 몸이 받아들이지 않으면 '말짱 꽝'입니다.

같은 음식을 먹어도 사람마다 반응이 다른 것을 볼 수 있는데요, 소화와 흡수 기능, 흡수한 영양소를 세포로 실어 나르는 심혈관 기능, 영양소를 받아들이는 세포막의 기능 등이 각기 다르기 때문이죠. 물론 영양소와 산소를 공급받아 에너지를 만들어 내는 세포 안 미토콘드리아의 능력에도 차이가 있고요.

그렇기 때문에 우리가 먹는 음식이 건강에 제대로 도움이 되려면, 우선 소화와 흡수 과정이 원활해서 영양소가 최종적으로 세포로 잘 도달할 수 있어야 합니다. 음식이라는 큰 덩어리를 가장 작은 수준으로 잘게 쪼개는 과정이 소화인데, 이 과정에서 탄수화물이 포도당으로, 단백질이 아미노산으로, 지방이 지방산 상태가 될 때까지 작게 분해됩니다. 우리 몸에 필요한 영양소를 흡수하기 위해 꼭 필요한 과정이죠.

소화와 흡수에 문제가 있는 대표적인 경우가 바로 2부에서 다룬 '식품 알레르기'와 '식품 불내성'과 같은 상태입니다. 호두나 잣과 같은 견과류, 게나 새우와 같은 갑각류 등 특정 식품을 먹었을 때 피부에 두드러기가 나거나 심하게는 호흡 곤란까지 오는 경우가 대표적인 식품 알레르기 사례지요. 우유를 마시면 배가 아프거나 설사를 하는 경우는 우유의 당 성분인 유당을 분해하지 못해 소화 흡수가 안 되는 식품 불내성이라고 할 수 있고요. 영양상으로 훌륭한 식품이더라도 소화를 못 하기 때문에 우리 몸이 받아들이지 못하는 현상입니다. 아무리 좋은 음식도 누구에게나 꼭 그렇지는 않다는 것을 보여 주는 좋은 예라고 할 수 있죠.

지금까지 어떤 식품이 좋은지 그 정보에 귀를 곤두세웠다면, 앞으로 더 중요하게 신경 써야 하는 것은 그것을 받아들이는 우리 몸의 기능입니다. 반가운 점은 그러한 기능은 우리 몸과 마음의 습관을 통해 충분히 개선될 수 있다는 것입니다. 2부를 통해 지금까지 무엇을 먹지 않아야 하고 어떻게 먹어야 하는지에 대해 알아봤다면, 이제는 우리 몸 밖 식품이 아니라 우리 몸 안의 소화력, 흡수력을 높이는 방법에 대해 살펴보도록 하겠습니다.

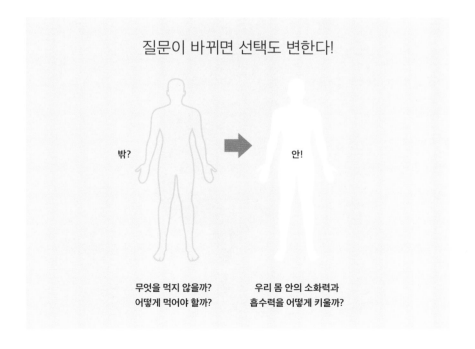

질문이 바뀌면 선택도 변한다!

밖? → 안!

무엇을 먹지 않을까?   우리 몸 안의 소화력과
어떻게 먹어야 할까?   흡수력을 어떻게 키울까?

우리 몸의 소화 과정

1) 입: 음식물을 씹어서 물리적으로 잘게 쪼갬
침과 음식을 섞어 탄수화물 소화가 시작됨

8) 뇌: 감정 소모와 스트레스가 많으면 부교감
신경 활성이 저하되어 위장관의 연동 운동과
소화액 분비가 저하됨

2) 식도: 연동 운동을 통해 음식물을 위로 내려
보냄. 먹고 바로 눕거나 고지방 식이를 하면
위액이 역류하여 역류성 식도염 발생함

7) 간: 해독 작용. 장에서 흡수된 영양소와
독소들을 실은 혈액이 일차적으로 간을
통과하며 해독 과정을 거침

3) 위: 음식물과 위액을 휘젓고 섞어 소화가
잘될 수 있도록 함. 위산으로 미생물을
1차적으로 죽이고 단백질 소화 및 미네랄
흡수를 도움. 스트레스가 있으면
연동 운동 저하

4) 담낭과 췌장: 소화액을 분비

5) 소장: 담낭과 췌장에서 분비된 소화액과
음식물을 섞어 탄수화물, 단백질, 지방의 소화와
흡수 대부분이 일어남

6) 대장: 수분을 흡수하여 대변을 만듦. 미생물
생태계가 있어 우리 몸에 필요한 비타민과 면역
물질을 만들며, 장 세포를 보호함

입에서부터 대장까지… 소화와 흡수의 여정

사극 드라마나 영화를 보면 건강 상태를 살피기 위해 매일 아침 임금의 대변 색을 살피고 냄새를 맡고 심지어는 맛까지 보는 어의들이 나옵니다. 음식을 먹으면 소화와 흡수를 거쳐 결국 대변으로 배설이 되는데, 마지막 배설되어 나온 모습을 보면서 간접적으로 배 속 위장관의 소화 흡수 기능을 추측해 보는 것이죠. 아기들의 하루하루 건강 상태를 점검할 때 기저귀에 묻어 있는 변의 상태를 살펴보는 것도 같은 원리입니다.

그렇다면 이번 장에서는 우리가 먹은 음식물이 어떠한 여정을 거쳐 소화 흡수되는지 한번 따라가 볼까요? 염증을 줄이는 식품을 고르는 것 못지않게, 소화와 흡수를 제대로 해서 원하는 영양소를 얻고 찌꺼기가 남지 않도록 하는 것도 중요한 일이기 때문입니다.

1. 소화의 시작은 입!

우리 몸에서 소화 기능을 담당하는 곳을 떠올려 보라고 하면 흔히 위나 장을 생각합니다. 하지만 그 시작은 바로 입안이지요. 혀와 치아, 침샘이 소화에 있어서 매우 중요한 기능을 한답니다.

음식을 먹을 때, 가장 먼저 치아로 씹어서 음식물을 물리적으로 작게 쪼갭니다. 그러면서 침샘에서 침이 나오고, 혀로 침과 음식물을 잘 섞습니다. 침에는 아밀라아제라는 탄수화물 소화 효소가 많이 들어 있으니, 소화는 입에서부터 시작되는 것이라 할 수 있죠.

채소와 과일의 겉껍질을 구성하는 식이섬유는 매우 질깁니다. 치아로 잘 부수어 주어야만 그다음 소화 과정이 수월해지고, 영양소를 잘 흡수할 수 있습니다. 채소와 통곡을 먹었을 때 소화가 잘 안 된다면, 질긴 식이섬유를 잘 소화 못 해서이니 더 오래 자주 씹어 주어야 합니다. 또 이렇게 씹는 과정에서 자극된 뇌가 왕성하게 호르몬을 분비해서 위와 장에 소화 과정을 준비하도록 신호를 보내어 이후의 소화 과정 또한 수월해집니다.

치아 상태가 안 좋은 어르신들은 소화의 첫 단계인 입에서부터 어려움이 생겨 영양소의 소화와 흡수가 쉽지 않습니다. 또 암 환자분들은 암 치료에 따른 부작용으로 침샘이 파괴되고 입안이 말라서 소화에 어려움이 따릅니다. 그럴 때는 더 오래 열을 가하거나, 믹서로 잘게 갈거나, 겉껍질을 깎는 등 조리법을 변화시켜 음식물을 부드럽게 해 주면 소화에 도움이 됩니다.

> **tip** 소화와 흡수를 돕는 생활 습관 1
>
> - 30회 이상 꼭꼭 잘 씹기
> - TV를 보거나 다른 일을 하면서 먹지 않고, 먹는 데 집중하기
> - 천천히 먹기
> - 치아 관리

2. 위

입에서 1차적으로 소화된 음식물이 식도를 통해 위로 전달됩니다. 위는 단단한 근육층으로 되어 있는데, 이 근육이 수축과 이완을 하면서 음식물을 주물럭거려 위산과 소화 효소가 음식물과 잘 섞이게 해 줍니다. 이러한 운동을

파도처럼 구불거린다고 해서 '연동 운동'이라고 하는데요, 식도에서부터 위, 소장, 대장까지 소화를 돕고 음식물을 이동시키는 소화 기관 전체의 운동이라고 보시면 됩니다.

위에서는 강한 산성의 위산이 나옵니다. 위산에는 다양한 기능이 있지요. 펩시노겐이라는 단백질 소화 효소를 활성화하여 펩신으로 전환시켜 주고, 칼슘이나 철분과 같은 미네랄들이 흡수될 수 있도록 이온 형태로 만들어 줍니다. 또 췌장과 담낭에 소화 효소와 담즙을 분비하라는 신호를 보내 음식이 소장에서 소화 흡수되게 하지요.

그런데 속이 쓰리다며 제산제를 무심코 습관적으로 복용하거나 진통제와 함께 처방되는 위산 억제제 등을 자주 복용하면, 위의 위산이 중화되어 약해집니다. 그렇게 되면 단백질 소화 효소가 활성화되지 않아서 단백질 식품의 소화가 쉽지 않겠죠. 나이가 들수록 고기를 먹었을 때 더부룩하고 소화가 안 된다고 호소하는 환자분들이 많은데, 그럴 땐 자신이 무심코 복용하고 있는 약들을 살펴보세요. 또한 위점막이 얇아지는 위축성 위염을 앓을 때에도 위산 분비가 줄어든답니다.

이처럼 위산 억제제를 장기간 복용하거나 위축성 위염 등을 앓을 경우, 우리 몸의 기능에 중요한 칼슘 같은 미네랄들이 이온 형태가 되지 못해 흡수가 잘 안 됩니다. 그래서 위산 억제제를 오랜 시간 복용하면 뼈가 약해지는 골다공증과 이로 인한 골절이 증가한다는 연구 결과들이 나와 있습니다. 《미국의사협회지(JAMA)》에 발표된 영국의 대규모 의료 데이터를 분석한 연구에 의하면, 장기간 위산 억제제를 복용한 50세 이상의 환자가 그렇지 않은 사람들에 비해 골반뼈 골절의 위험도가 2.5배 이상 높았습니다. 약 복용 기간이 길어질수록 골반 골절이 일어나는 위험도가 더 높았고요.

위산은 강한 산성으로 위장관으로 들어오는 세균을 소독하는 역할도 합니다. 위산 억제제를 장기간 복용하면 어르신들의 폐렴 발생률이 증가한다는 보고들도 늘어나고 있지요. 이렇게 연구 결과들이 많아지면 그 다양한 연구들을 종합 분석하는 메타분석을 하게 되는데,(쉽게 얘기해 여러 연구를 평균 내는 개념으로 생각할 수 있습니다.) 이러한 메타연구를 살펴보니 위산 억제제를 사용하는 경우가 그렇지 않은 경우에 비해 약 1.5배 폐렴 발생이 많았습니다. 특히 위산 억제제 복용 후 한 달 이내의 폐렴 발생률이 2배 이상이었죠. 약물 복용 초기에 폐렴이 많이 발생하였던 것입니다.

연구진들은 이에 대한 메커니즘으로 위산 억제로 인한 장내 미생물 변화 가능성을 제시하고 있습니다. 위산 억제제를 복용하면 위액이 중화되어 유해 미생물이 위에서 제거되지 못한 채 장까지 도달하게 되고, 이로 인해 장내 미생물의 유해균 비율이 늘어 불균형이 심해진다는 것입니다. 장 안에 있는 유익균들은 산성을 좋아하기 때문에 위산이 줄어들면 유익균이 줄어들고 유해균이 자라나게 됩니다.

우리에게 이로움을 주는 대표적인 유익균(프로바이오틱스)으로 익숙하게 들어 본 이름이 '유산균'일 거예요. 이 명칭은 균들이 식이섬유를 소화해서 '유산(Lactic Acid)'을 만들어 내는 데서 비롯되었는데, 이로 인해 장내에 산성 성분이 많아지면 유해균들이 자라지 못해 장내 미생물 균형이 좋아집니다. 그런 방식으로 장 건강에 기여하는 거죠.

하지만 위산 억제제를 복용하여 장내 미생물 균형이 깨지면 면역력이 저하되어 폐렴과 같은 감염 질환이 발생하게 됩니다.

소화를 돕는 식품들

• **무**: 소화 효소의 보고. 풍부한 아밀라아제는 위장 활동을 조절하는 효과가 있어 위장약 등에도 들어 있는 성분이죠. 탄수화물을 소화하는 아밀라아제는 열에 약해서 무를 열을 가하지 않고 그대로 먹는 것이 효과적입니다. 기름기가 많은 생선구이와 무즙은 궁합이 잘 어울립니다.

• **마**: 전분 분해 효소인 아밀라아제가 무의 3배나 들어 있어서 소화 촉진과 피로 회복에 큰 위력을 발휘합니다. 게다가 마의 끈적끈적한 점액질이 위점막을 보호하지요. 마의 소화 효능을 경험해 보고 싶다면 갈아서 생식하는 것이 가장 좋습니다.

• **생강**: 옛날부터 약으로 이용되어 왔습니다. 매운맛 성분인 진저론과 쇼가올은 발한 작용 외에 위액 분비를 촉진시켜 식욕을 늘리거나 세균 번식을 막는 항균 작용과 항산화 작용도 합니다. 소화력 저하를 만병의 원인으로 생각하는 아유르베다 의학에서는 생강 물을 수시로 마시도록 권하고 있답니다.

• **양배추**: 비타민 C가 많아 큰 잎사귀를 한 장 정도 먹으면 하루 필요량의 20%를 섭취할 수 있습니다. 위궤양, 십이지장궤양 예방에 도움이 되는 비타민 U도 가지고 있고요. 유황, 염소 성분도 들어 있어 위장에서 소화 흡수를 돕고 소화 불량으로 인한 메스꺼움도 막아 줍니다.

tip 소화와 흡수를 돕는 생활 습관 2

- 제산제나 위산 억제제 등을 무분별하게 먹지 않기
- 위산을 희석시키지 않도록 식사 중에 물 마시지 않기
- 규칙적인 식사로 과식이나 폭식하지 않기(역류성 식도염 예방 및 치료)
- 식사 후 2시간 이내에 자지 않기(역류성 식도염 예방 및 치료)

3. 소장과 대장

소장은 우리 몸에서 가장 긴 장기입니다. 쭉 펼쳐 보면 7~9m나 될 정도로 우리의 키보다 훨씬 길답니다. 내부 점막에는 잘게 소화된 영양소를 충분히 흡수할 수 있도록 '미세융모'라 불리는 돌기들이 구불구불하게 있는데요, 우리가 먹은 음식물들은 입, 식도, 위를 지나는 긴 여정을 통과하여 이 장점막의 미세융모를 통해 효과적으로 우리 몸에 흡수됩니다.

길고 긴 소장이 시작되는 곳이자 위와 소장이 만나는 부위를 십이지장이라고 합니다. 이 부위로 췌장에서 단백질과 지방, 탄수화물을 소화하는 효소들을 분비하지요. 또 담낭에서 담즙을 분비해서 지방의 흡수를 돕고요.

입과 위에서 잘게 부서지고, 침이나 위액과 잘 버무려져 흐물흐물한 반유동성 죽 상태가 된 음식물은 조금씩 십이지장으로 내려 보내집니다. 이때 이동 시간은 음식물의 종류에 따라 천차만별인데, 짧게는 몇 분에서 길게는 3~6시간 정도가 소요됩니다. 이러한 과정을 통해 소장에서 여러 영양소들의 최종적인 소화와 흡수가 일어나는 겁니다.

대장에서는 영양소가 흡수되는 경우가 거의 없고 수분을 흡수하는 정도예요. 음식물 쓰레기를 배출할 때 수분을 제거하듯이, 소화와 흡수를 마쳐 영양소가 없는 찌꺼기들에서 수분을 제거하여 대변 덩어리를 완성하는 과정이라 볼 수 있지요.

또한 우리 몸에서 곰팡이, 세균, 바이러스 등의 미생물이 가장 많은 부위가 바로 대장입니다. 장내 미생물들은 장점막 세포와 면역세포들과 상호 소통하며 장점막이 튼튼하게 유지되도록 하지요. 또 장내 산도를 낮춰 유해균을 억제하고, 장벽막의 기능을 강화하며, 면역 기능을 조절하고요. 우리의 장내에서 인간과 상생하며 살고 있는 미생물의 역할에 대해서는 지금도 지속적으로 연구되고 있답니다.

장내 미생물 중 유익균과 유해균의 균형이 깨졌을 때, 몸에 이물질로 작용하는 해로운 식품이나 약을 남용했을 때, 그리고 스트레스를 받았을 때 장점막에는 염증이 발생합니다. 면역 기능 이상으로 장점막에 염증이 생기는 자가면역성 장염도 있는데, 궤양성 대장염이나 크론병이 대표적인 염증성 장 질환이죠. 또한 장점막 세포의 식량이 되는 수용성 식이섬유(채소, 과일, 콩)가 부족하면 장점막 세포가 부실해지고 장점막에 작은 구멍이 생기기도 합니다.

피부에 상처가 생기면 그 틈으로 균이 들어가듯이, 여러 가지 이유로 인해 장점막에 염증이 발생하면 그곳을 꼼꼼히 연결해 채우던 장점막 세포 사이사이에 미세한 틈이 생기고, 이 느슨해진 틈을 통해 소화가 안 된 음식 분자와 나쁜 균들이 혈액으로 들어옵니다. 그 미세한 구멍으로 보통 때 같으면 절대 흡수될 수 없는 소화가 덜 된 음식 분자들, 해로운 균들, 또는 이러한 균이 내뿜는 독소들이 들어가 혈액을 타고 전신에 염증 반응을 일으킬 수 있는데, 이를 '장누수증후군'이라고 합니다. 수도관이 누수되어 물이 새는 것처럼 장이

장누수증후군 자가 진단 테스트 (ref. Lipski E. Leaky gut syndrome)

이 설문은 정확한 진단을 위해 사용하는 것이 아니며 전문의의 진단을 대신할 수 없습니다.
점수가 높을 경우 의사와 상의하시기 바랍니다.

질문	점수 0점: 아주 드묾 / 1점: 가끔 나타남 2점: 자주 나타남 / 3점: 항상 있음
변비 또는 설사	
복통 또는 복부 팽만	
점액변이나 혈변	
관절통이나 부종, 관절염	
만성 또는 빈발되는 피로	
음식 알레르기, 과민성 또는 불내성	
비염	
자주 발생하는 염증 질환	
습진, 피부발진 또는 두드러기	
천식 또는 꽃가루 알레르기	
기억력 저하 및 기분 변화	
아스피린, 타이레놀과 같은 진통소염제 복용	
항생제 사용 경험	
음주 및 음주에 의한 메스꺼움	
궤양성 대장염, 크론병 또는 장 질환	
총점	

<평가>
총점 1~5 가능성 낮음 / 총점 6~10 가능성 있음 / 총점 11~19 가능성 높음 / 총점 20 이상 거의 확실한 장누수증후군

누수되어 몸속으로 해로운 물질들이 새어 나간다는 의미죠. 염증 반응과 관련된 면역세포들은 장벽에서 소화가 다 되지 않은 단백질과 글루텐을 적으로 오인하여 공격하고, 이때 다시 염증을 일으키는 물질과 활성산소를 만들어 냅니다. 염증 관련 물질과 활성산소가 결국 장벽을 상하게 하여 장내 독소가 몸속으로 더 잘 들어오는 악순환이 일어나는 거죠.

이렇게 되면 비타민이나 미네랄과 같은 다양한 미량 영양소 결핍이 생길 수 있고, 전신의 만성적인 염증 반응으로 이유를 알 수 없는 다양한 증상이 발생할 수 있습니다. 예전에는 괜찮았던 음식이 언젠가부터 먹고 난 후 두드러기가 생기거나 가려운 증상들이 나타난다고 호소하는 경우가 있어요. 2부에서 다룬 것처럼 이러한 증상들은 식품을 먹어서 나타나는 부작용이어서 식품 불내성이라고도 하는데, 그 기저에는 이렇게 장에 문제가 있는 경우들이 많습니다.

왼쪽에 간단히 정리한 장누수증후군 자가 진단 테스트를 통해 자신의 점수를 확인하고, 예방 생활 실천법을 통해 장점막을 건강하게 관리해 보세요. 이 예방법은 앞에서 언급한 장내 유익균을 증가시켜 장내 미생물 균형을 좋게 하는 데에도 도움이 됩니다.

> **tip** 소화와 흡수를 돕는 생활 습관 3
> : 장누수증후군 예방 생활 실천법
>
> **1. 채소와 과일 자주 먹기**
> 채소와 과일의 풍부한 수용성 식이섬유는 장점막의 건강을 지켜 주는 유익한 장내 미생물의 먹이가 되어 도움을 줍니다.

2. 밀가루 음식 섭취 줄이기

밀가루의 글루텐 성분은 장점막에 미세한 염증을 일으킬 수 있습니다. 대부분 제조 과정에서 밀가루뿐만이 아니라 트랜스지방과 첨가물, 당류들이 포함되어 장 건강에 좋지 않습니다.

3. 항생제, 소염진통제 등 약 복용 줄이기

항생제 성분은 해로운 세균만이 아니라 유익한 장내 미생물에게도 해를 줍니다. 항생제를 복용했을 때 설사가 나오는 것은 바로 장내 유익균이 감소하기 때문입니다. 너무 자주 항생제를 복용하면 오히려 장내 건강한 미생물의 균형이 깨지고 면역력이 약해져 다양한 감염병에 더 잘 걸리게 됩니다.

4. 자극적인 음식과 가공식품 섭취를 줄이기

알코올, 트랜스지방, 설탕, 식품 첨가물 등은 장점막에 자극을 주고 장내 유해 세균이 왕성하게 활동하게 합니다.

5. 균형 잡힌 영양 섭취

장점막 재생과 유익한 장내 미생물총의 번식을 위해 필수적입니다.

6. 스트레스 관리

심리적인 스트레스도 교감 신경 흥분과 스트레스 호르몬 분비로 소화, 흡수 기능을 떨어뜨립니다.

7. 유산균이 풍부한 발효 식품 섭취

유산균은 외부로부터 유익균을 공급하여 장점막의 재생을 돕습니다.

얼굴 피부 습진으로 피부과, 한방 진료 받아도
해결 안 되던 50대 남성

얼굴에 피부 습진이 있어 사회 활동을 하는 데 있어서 굉장히 고민스럽습니다.
평소 저는 자기 관리를 열심히 하는 편이라 운동을 많이 합니다. 고지혈증 때문에
고지혈증약 한 알 복용한 것 말고는 건강상 특별한 문제는 없는데, 얼굴을 자주 뒤집
어 버리는 피부 문제로 고민이 많이 됩니다. 피부과에서 받은 스테로이드, 항생제를
복용하면 금방 가라앉지만, 효과는 약을 복용할 때뿐이고 계속 재발하여 스트레스
가 이만저만이 아닙니다.
평소 혼밥을 자주 하며, 대부분의 식사를 외식으로 합니다. 그러다 보니 기름진 음
식을 많이 먹게 되는데, 햄버거 같은 패스트푸드를 주로 먹고 빵으로 간단히 때울
때도 있습니다. 채소와 과일은 거의 먹기가 힘들고요. 항상 배가 더부룩하면서 가스
가 차고 변비도 있습니다.

recommended by Dr. 힐링푸드

복부에 가스도 많이 차고 변비도 있어 장내 미생물 불균형이 의심됩니다. 항생제와
스테로이드를 자주 복용하면서 장 안의 건강한 미생물들이 억제되고 칸디다 곰팡
이를 비롯한 유해 세균이 많아져 이러한 장 증세가 생기는데요, 장점막의 장누수증
후군으로 피부 문제가 더 발생하는 악순환 상태라고 볼 수 있습니다.
장내 미생물 불균형과 장 염증을 유발하는 원인을 제거하는 것, 장내 미생물을 건
강하게 하여 장점막을 튼튼하게 하는 것, 이 두 가지 방향의 전략이 필요합니다.
먼저, 장내 미생물 불균형과 장 염증 유발의 원인을 제거하기 위해서는 스테로이드
와 항생제 사용을 가급적 줄이고, 밀가루와 같은 글루텐 함유 식품의 섭취도 줄여야
합니다. 패스트푸드와 빵에는 트랜스지방이 많아 염증을 유발하니 그 섭취를 줄이고,
식이섬유가 많은 채소를 많이 먹으면 피부에 도움이 되고 변비 또한 개선될 겁니다.

그다음으로, 장내 미생물을 건강하게 하기 위해서는 유산균을 고용량으로 복용하고, 유산균이 좋아하는 먹이인 프리바이오틱스 식품, 예를 들어 바나나, 양파와 같은 수용성 식이섬유 섭취를 늘려야 합니다. 초콜릿과 같은 달달한 가공식품은 장내 미생물 불균형을 악화시키므로 먹지 말아야 하고요. 외식을 할 수밖에 없는 상황이라면 되도록 채소를 많이 먹을 수 있는 비빔밥, 고기를 먹더라도 샤브샤브 형태로 선택해 주세요.

—————————

실제로, 이분은 한 달간 실천을 하면서 피부 문제가 많이 해결되었습니다. 더불어 식이섬유를 섭취한 덕에 그동안 떨어지지 않던 콜레스테롤까지 덤으로 감소하여, 평소 먹던 콜레스테롤약을 한 알에서 반 알로 줄이게 되었죠. 이분은 기러기 아빠여서 평소엔 외식으로 끼니를 때우곤 했습니다. 그런데 이러한 과정을 계기로 마트에서 샐러드 채소나 식재료 사는 데 재미를 붙이게 되었고, 스스로 건강한 음식을 만들어 먹는 즐거움을 만끽하게 되었다고 피드백을 주셨지요. 이런 분들을 보면 큰 보람을 느낍니다.

스테로이드도 듣지 않는 피부 두드러기를 호소하는 40대 여성

과일을 먹고 한 번 심하게 두드러기가 난 후 빵이나 키위, 포도 같이 여러 가지 다양한 음식에도 두드러기가 나고 설사까지 생겨 너무 힘들어요. 얼굴, 목까지 두드러기가 올라올 정도여서 응급실에 가서 주사 맞고 알레르기 검사까지 했지만 특별한 문제는 없었습니다. 그래서 더 답답합니다.

두드러기가 심해 피부과에서 스테로이드 주사를 맞고 약을 처방받아 복용하면 가라앉긴 하지만, 그때만 잠시 좋았다가 다시 반복해서 나타나니 이제 음식 먹는 게 두려울 정도입니다. 점점 심해져 걱정이에요.

발톱 무좀이 심하고 질염, 방광염에 자주 걸려 항생제를 자주 복용했고요. 빵이나 과일, 초콜릿처럼 단 음식을 좋아합니다. 밥 대신 과일을 먹는다고나 할까요?

recommended by Dr. 힐링푸드

이야기를 들어 보니 단 음식과 과일로 인해 장내 미생물의 균형이 깨지고 칸디다 곰팡이가 많이 있을 가능성이 의심됩니다. 과일에도 당이 많아서 곰팡이의 좋은 먹이가 된답니다. 또한 항생제를 오랫동안 자주 복용한 것도 장내 미생물 균형을 해치고 장점막에 염증을 일으켜 두드러기와 같은 전신적인 반응을 유발할 수 있고요.

일단 장내 미생물 균형을 위해 단 음식, 가공식품, 과일 섭취를 멈추고 주된 식사를 채소와 생선, 통곡으로 구성해 주세요. 스테로이드와 항생제를 많이 복용하면 장내 좋은 균도 함께 줄어들고 이로 인해 피부 증상이 오히려 심해질 수 있어, 무엇보다도 먼저 피부 염증의 원인이 되는 식품의 섭취를 줄이는 게 중요합니다. 장내 미생물이 잘 자랄 수 있도록 양파, 바나나, 우엉과 같은 프리바이오틱스 식품과 청국장과 같이 유산균이 많은 식품을 섭취해 주는 것도 병행하면 장내 환경을 개선하는 데 훨씬 효과적입니다.

이분의 경우 평소 과일과 단 음식을 너무 좋아하는 식습관이 눈에 띄었고, 단 음식을 먹으면 배가 아픈 증상이 있었다는 점과 항생제 복용이 많았다는 점에서 장내 미생물 불균형, 장누수증후군에 의한 피부 증상으로 의심을 하였습니다. 그런데 단 음식을 안 먹는 식습관 변화만으로도 피부 증세가 눈에 띄게 좋아졌어요. 불과 3~4일 만에 피부가 달아오르는 증세가 가라앉았고, 스스로도 그 결과에 깜짝 놀라서 더 열심히 실천하고 있다고 합니다. 또 스트레스로 생활 리듬이 깨져 더더욱 식습관이 안 좋은 상태였기 때문에, 식습관 변화와 병행해서 스트레스 관리 능력 또한 꾸준히 기르도록 하였고요.

스트레스 관리가 소화 흡수에 영향을 미친다

누구나 화가 난 상태에서 급하게 식사했을 때 체하거나 속이 아팠던 경험이 있습니다. 마음이 불편한 상태에서 우리 몸은 생리적으로 소화, 흡수 기능을 떨어뜨리기 때문이죠. 똑같은 음식을 먹어도 편안한 상태에서 먹느냐 아니냐가 큰 차이를 만들어 내는 것입니다. 조금만 신경을 쓰면 배가 아프고 설사를 하게 되는 과민성 장증후군이 그 대표적인 경우예요.

소화 활동은 자율신경 중 부교감신경의 작용으로 이루어집니다. 식사를 하는 행위 자체가 부교감신경을 활성화하여 스트레스를 해소시키고 자율신경의 균형을 바로잡는 효과적인 방법이 되는 거죠. 그런데 스트레스를 많이 받는 상태에서는 부교감신경이 아니라 교감신경이 활성화되어 근육을 긴장시키고 소화 효소와 호르몬을 분비를 억제하기 때문에 소화와 흡수에 불리한 상태가 됩니다.

스트레스를 받는 경우 외에도 염분이 많은 음식을 섭취하면 교감신경을 자극하게 됩니다. 이와 반대로 마그네슘, 칼슘, 칼륨 등 미네랄이 풍부한 식품, 현미나 해조류, 채소, 과일 등을 먹었을 때는 부교감신경이 우위를 차지하게 되어 스트레스 해소에 도움이 되고요.

그런데 사람들은 보통 스트레스를 받을 때 당분이나 염분을 과도하게 섭취해서 그렇게 건강하다고는 할 수 없는 몸이 되어 갑니다. **따라서 배는 고프지 않은데 무언가 자극적인 먹거리를 찾게 되면, '내가 지금 스트레스를 받고 있구나.'라고 거꾸로 스스로를 돌아보는 것이 좋습니다. 이때는 스트레스를 높이는 맵고 짜고 단 음식이 아니라, 견과류처럼 미네랄이 풍부한 간식이 스트레스 해소에 더 효과적이죠.**

스트레스 상황에서 보충이 필요한 영양소와 식품

영양소	역할	식품
가바	분노, 스트레스를 조절하는 수용체를 조절하며 뇌에서 포도당 분해를 촉진하고 기능을 활발히 함	녹차, 뽕잎, 배추, 버섯, 현미
칼륨	단백질 대사와 에너지를 만드는 데 필요한 다양한 효소에 필요함	아보카도, 토마토, 감자, 고구마, 호박, 오이, 피망, 바나나 살구, 녹색잎 채소
비타민 C	스트레스 호르몬인 아드레날린과 코티졸이 합성될 때 사용되기 때문에 부신 기능을 위해 필요함	체리, 레몬, 귤, 딸기, 사과, 멜론, 파인애플, 블랙커런트 피망, 감자, 케일 등 모든 신선한 과일과 채소
마그네슘	부신 기능, 특히 아드레날린 생성을 위해 필요함	귀리, 현미, 퀴노아, 호박씨, 해바라기씨, 렌즈콩 녹색잎 채소, 견과류

왼쪽은 스트레스 상황에서 보충이 필요한 영양소와 식품이니 한번 살펴보세요. 대체로 식이섬유와 칼륨, 마그네슘과 같은 미네랄이 풍부한 식품인 견과류, 통곡류, 채소류가 스트레스 해소에 도움이 됩니다.

만성염증을 줄이는 스트레스 관리

탄수화물, 단백질, 지방 중에서 지방 성분이 미각을 만족시키는 정도가 가장 큰 반면 포만감을 주는 정도는 가장 작습니다. 그래서 보통 스트레스를 받으면 고지방 식품을 선택하게 되고, 과다한 칼로리를 섭취하여 비만이 되기 쉽지요. 또 2부에서 말씀드린 것처럼 포화지방은 몸 안의 염증을 증가시켜 심혈관 질환, 관절염, 당뇨병, 골다공증을 비롯한 다양한 질환을 유발하는데요, 결국 스트레스가 다양한 만성 질환의 원인이라는 것을 알 수 있습니다.

이렇게 스트레스는 음식을 소화하는 과정뿐만 아니라 대사와 염증 상태에도 영향을 미칩니다. 2017년 《분자 정신의학(Molecular psychiatry)》지에 실린 미국 오하이오대학의 연구는, 식사의 종류와 스트레스의 차이에 따라 C반응성단백질을 포함한 혈중 염증 수치를 측정하여 스트레스가 염증에 미치는 영향을 보여 주었습니다. 스트레스가 없는 상태에서는, 염증을 높이는 동물성 포화지방이 많은 식사를 할 때 예상한 것처럼 혈중 C반응성단백질 수치가 높았고, 올레산과 같이 불포화지방이 많은 식사를 할 때 염증 수치가 낮았습니다. 그러나 스트레스가 있는 상태에서는, 염증을 낮추는 불포화지방이 많은 식사를 할 때조차도 포화지방이 많은 식사를 할 때와 비슷한 정도의 염증 수치를 보여 주었죠. 이는 건강한 식사를 해도 스트레스를 받았을 때는 그 효과가 감소한다는 것을 보여 주는 연구예요. 만성염증을 줄이기 위해서는 스트레스 관리가 건강한 식사 못지않게 중요하다는 것을 알 수 있지요.

소화와 흡수를 돕는 생활 습관 4: 스트레스 해소법

1. 적당한 운동은 최고의 스트레스 해소법

일주일에 3일, 하루에 20분 정도라도 숨이 찰 정도로 뛰거나 스쿼트와 같은 근력 운동을 10분 정도 합니다. 평소 머리를 많이 쓰는 직업을 가진 분들의 경우 몸을 움직이는 것이 스트레스 해소에 매우 중요합니다.

2. 복식호흡(478 호흡법)

깊고 느린 호흡은 스트레스 상황에서 과흥분되는 교감신경의 활성을 가라앉히고 회복을 위한 부교감신경 활성을 증가시킵니다. 특히 내쉬는 숨에서 부교감신경 활성이 증가하기 때문에 들숨:멈춤:날숨의 비율을 4:7:8로 하는 호흡법이 효과적입니다.

3. 실컷 웃거나 실컷 울기

감정은 억압하지 말고 그때그때 풀어 주어야 합니다. 감정을 밖으로 배출하는 게 익숙하지 않다면 자기만의 노트에 기록을 해 보는 것도 좋습니다. 자신의 감정을 객관화하는 과정이 필요합니다.

4. 따뜻한 물을 받아 푹 담그기

너무 뜨거운 물과 차가운 물은 교감신경을 긴장시킬 수 있습니다. 따뜻한 물에 20분 정도 반신욕이나 10분 정도 족욕을 합니다.

5. 가벼운 스트레칭과 마사지

스트레칭을 통증이 있을 정도로 과하게 하면 근육과 인대에 상처가 납니다. 아프지 않을 정도로만 근육을 늘려 주고 관절을 풀어 줍니다. 서서히 근육을 늘리고 관절의 운동 범위를 더 넓혀 줍니다.

먹을 때만이라도 마음을 편하게!

개인적인 경험을 하나 꺼내 볼까요?

항암 밥상이라는 주제의 방송에 전문가 패널로 참여했을 때 만났었던 한 유방암 환자 얘기입니다. 유방암에 걸려 항암 치료를 받았었지만 이후 건강을 되찾아 방송국에서 방청객 활동을 하며 활기차게 살아가는 분이었습니다. 이분은 암에 걸리기 전에도 음식에 신경을 많이 썼는데요, 유기농 여부를 깐깐하게 따져서 채소나 과일도 골라서 먹고, 몸에 안 좋다는 것은 최대한 먹지 않았다고 합니다. 그런데도 유방암에 걸리고 말았고, 오히려 그 이후에는 맘 편하게 가리지 않고 다 드셨다고 해요. 좋은 음식을 먹는 것도 중요하지만 맘이 편한 것, 즉 스트레스가 적은 것이 더 중요하더라는 게 그분의 말씀이었습니다.

앞서 미국 오하이오대학의 연구 결과가 보여 주었듯이, 자신의 스트레스를 관리해야만 건강한 식사의 효과를 최대로 얻을 수 있습니다. 건강한 식사에 신경 쓰지 말라는 게 아니라 스트레스를 관리하지 않으면 아무리 좋은 것을 먹어도 크게 이점이 없다는 것이죠. 음식뿐만 아니라 스트레스도 우리 몸의 염증과 관련되어 있기 때문이랍니다.

이것이 바로 건강한 식사를 얘기하면서 무엇을 먹어야 하는지뿐만이 아니라 어떻게 먹어야 하는지, 즉 스트레스 관리에 대해서 강조하는 이유이기도 합니다.

최근 대상포진을 앓은 60대 여성

원래 건강해서 아픈 적이 별로 없었는데, 요즘에는 감기를 심하게 앓고 한 달이 지나도 완전히 낫지를 않아요. 게다가 최근에 대상포진까지 앓고 일주일간 약을 먹었는데도 다시 회복이 안 되는 것 같습니다. 너무 피곤해요. 잠도 푹 못 자겠고 얼굴에도 울긋불긋 뭐가 잔뜩 일어났습니다.

이런 일을 겪고 나니까 다시 예전의 건강 상태로 돌아갈 수 있을지 불안하고 자신 없고 힘드네요. 가만히 있다가도 눈물이 납니다.

큰 병은 아니지만 평소 화장실을 잘 가지 못하고, 허리가 너무 늘어서 옷 입는 것도 스트레스입니다. 작년부터 고지혈증이 있다고 듣고 약도 먹고 있고요.

평소에는 밥과 김치로 간단히 식사를 때우고 빵, 떡, 국수를 많이 먹는 편입니다.

recommended by Dr. 힐링푸드

대상포진에 걸린다는 것은 면역력이 많이 저하되어 있고 피로감도 크다는 것입니다. 예전에는 대상포진이 70대에 걸리는 병이었는데, 최근에는 30~40대에도 걸리는 병이 되었습니다. 현대인이 얼마나 면역력이 떨어져 있는지를 분명히 보여 주는 사례죠. 이런 때에는 일단 휴식을 취하고 면역력 저하와 피로감의 원인 중 하나인 영양 불균형을 회복시켜 주는 것이 도움이 됩니다.

체지방 분석을 해 보니 이분은 지방량은 많은데 근육량은 적었습니다. 변비 또한 있어서, 평소 탄수화물 섭취량이 많고 단백질, 채소, 과일 섭취량은 적다는 걸 의심해 볼 수 있습니다. 체내 지방량 증가와 장내 미생물 불균형이 체내 염증을 높이고 면역을 떨어뜨립니다. 그래서 이분에게는 빵, 떡, 국수 섭취를 줄이고, 흰 살 생선, 두부와 같은 양질의 단백질, 채소 섭취를 늘리도록 권고하였습니다.

또한 이런 분들에게 공통적으로 듣는 하소연은, 본인은 아무것도 하지 못할 정도로 힘든데 주위에서는 잘 먹고 운동하라는 뻔하디뻔한 충고만 해서 더 서러워진다는 것입니다. 운동보다 휴식과 영양 균형이 먼저입니다. 피로감이 줄어들고 나면 스스로도 몸을 움직이고 싶게 되는데, 운동은 그때부터 시작하면 됩니다. 강도 높은 운동을 갑자기 시작하는 것이 아니라 걷기부터 시작해서 강도를 서서히 높여 나가야 합니다.

———————————

이분은 3개월간 이러한 과정을 거쳐 피로가 회복되었을 뿐만 아니라 3kg 정도 체지방도 줄어들어 중성지방과 콜레스테롤이 감소하는 효과까지 덤으로 누릴 수 있었습니다.

13.
무엇을 먹느냐보다
어떻게 먹느냐가 중요합니다

마인드풀(mindful)은 '무언가를 마음에 풍부하게 두는' 것을 의미합니다. 한순간 한순간 그냥 '지나치지(mindless)' 않고 하나하나 의식을 두고 하는 것을 말합니다.

현대인은 배가 고파서 먹는 것이 아니라 마음이 고파서, 즉 감정적인 요소에 의해 먹는 경우가 더 많습니다. '배고픔 신호에 따라서 먹고 포만감 신호에 따라서 먹기를 멈추는' 너무도 당연한 원리로 식사를 한다면, 현대 사회의 비만 문제는 발생하지 않았을 거예요. 칼로리가 소모되어 에너지가 더 필요하면 '배고픔 신호'가 오고, 음식을 먹어 에너지가 채워지면 배고픔이 사라지는 '포만감 신호'가 오는데, 이에 따라 필요한 양을 적절히 먹도록 되어 있기 때문입니다.

그렇다면 오랜 인류 역사상 유례가 없는 비만이라는 문제는 왜 생겨났을까요? 지구상의 어떠한 생명체도 불필요한 에너지를 몸에 무겁게 저장하지 않습니다. 겨울잠을 자는 동물이나 사육되어 야생의 신호를 잃어버린 동물들을 빼고는요.

그런데 현대인은 배고픔 때문이 아니라 입이 심심해서 먹고, 불안과 우울, 스트레스 때문에, 또는 맛을 탐닉하기 위해서 먹습니다. 더 이상 몸 안에 내재한 자연스러운 신호 회로에 따라 식사가 이루어지지 않기 때문에 인류는 먹는 것을 스스로 조절하는 기전인 배고픔과 포만감 신호를 아예 놓쳐 버리게 된 것이죠. 자신의 몸이 필요로 하는 것 이상을 먹고 그렇게 해서 남은 칼로리는 그대로 지방의 형태로 우리 몸 곳곳에 저장되는데, 그것이 바로 비만이랍니다.

그러므로 이 장에서 말하는 '마인드풀 식사'란 잃어버린 배고픔과 포만감의 신호를 예민하게 감지해 우리 스스로 식습관을 조절하도록 하는 과정, 즉 이미 내재돼 있는 우리 몸의 회로를 다시 살리는 과정이라 할 수 있습니다.

마인드풀 식사 vs. 마인드리스 식사

몸에 좋다는 식품과 영양소에 대한 정보는 넘쳐 나지만, 사실 인위적으로 만든 가공식품을 제외하고는 안 좋은 식품은 거의 없습니다. 그렇기 때문에 이제 더 생각해야 할 것은 '무엇을 먹느냐'가 아니라 나의 상태에 맞게, 내가 소화하고 흡수할 수 있게 먹느냐, 즉 '어떻게 먹느냐'가 되어야 합니다.

다음의 '마인드리스 식사(Mindless Eating)'와 '마인드풀 식사(Mindful Eating)'를 보고 자신이 어떻게 먹고 있는지 대략적으로라도 판단해 보길 바랍니다.

과연, 우리는 음식을 먹어 치우고 있는 것일까요? 아니면 온전히 먹고 있는 것일까요?

Mindless Eating is......

마인드리스 식사

식욕이 아니라 감정적 충동에 의해 식사하는 것

습관적으로 먹는 것

TV를 보거나 스마트폰을 검색하거나 신문이나 책을 보는 등 다양한 다른 활동을 하며 먹는 것

하루 종일 제대로 된 식사가 아니라 이것저것 간식거리로 때우는 것

식사(특히 아침 식사)를 거르는 것

배에서 꼬르륵 소리가 나거나 몸의 에너지가 떨어지는 것과 같은 배고픔을 알리는 몸의 신호를 무시하는 것

배가 부른데도 계속 먹는 것

음식량에 상관없이 차려진 음식은 모두 깨끗이 비우는 것

'살기 위해 먹는(Eat to Live)' 것이 아니라 '먹기 위해 사는(Live to Eat)' 것

편안함을 위해 먹는 것(배가 고파서가 아니라 심리적인 요인으로 음식 섭취)

음식 섭취와 관련된 '이래야 한다', '이러지 않아야 한다' 등등의 규칙들에 집착하는 것

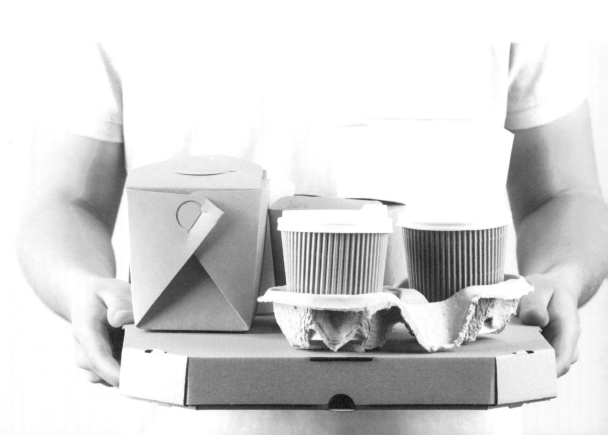

Mindful Eating is……

마인드풀 식사

자기 자신의 감정적인 충동, 음식에 집착하게 하거나 음식을 못 먹게 만드는 감정적인 요소들을 이해하는 것

스스로 어떻게 먹고 있는지 인식하는 것

정확히 몸에 영양분을 공급하고 배고픔을 달래기 위해 먹는 것

음식을 먹는 과정에 주의를 기울이며 먹는 것(젓가락을 집는 손의 움직임 하나하나를 놓치지 않기)

진정으로 충분히 음식을 맛보고 마음껏 즐기는 것

자기 자신의 배고픔과 포만감을 알리는 몸의 신호를 아는 것

식욕 변화를 인식하는 것

음식을 선택할 때 의식적으로 선택하는 것

자신이 음식에 대해 어떻게 생각하고 있는지 스스로 관찰하고 깨어 있는 것

음식을 먹기 전과 먹은 후의 감정 변화에 부지런히 주의를 기울이는 것

음식을 좋은 것, 나쁜 것으로 구분 짓기보다는 있는 그대로 먹고 맛을 느끼는 것

자기 자신을 판단, 비난하지 않는 것

자기 자신과 자신의 몸에 대해 있는 그대로 받아들이는 것

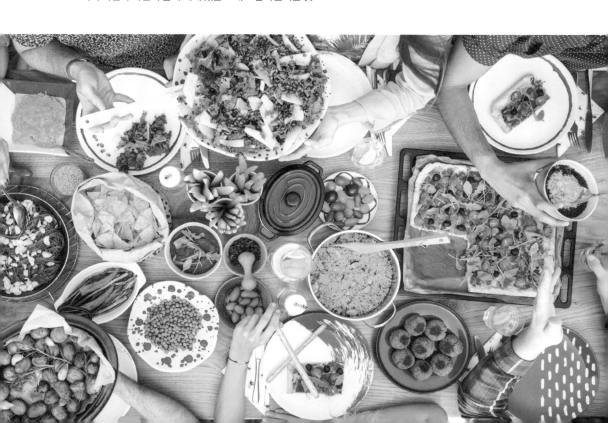

마인드리스 식사 1: 과식

과식은 마인드리스 식사의 대표적인 형태이기도 하고 그 결과이기도 합니다.

1부에서 살펴봤듯이 소식, 즉 적게 먹기는 건강을 위한 가장 현명한 선택이면서 젊음을 유지하기 위한 가장 효과적인 식사법이죠.

그런데 '과유불급(過猶不及)'이라는 말처럼 과식을 하면 소화 기능에 부담을 줘 소화 불량, 속쓰림 등 다양한 증상을 유발할 수 있습니다. 소화 기관에 과부하가 걸리다 보니 피로감, 무기력함 등으로 몸 전체의 컨디션이 저하되고, 또 필요 이상의 열량을 섭취하여 대사 증후군, 당뇨병, 암 등을 유발하는 비만의 원인이 되는 거죠.

> "무엇이든 과식을 하는 것은 좋지 않다고 생각한다. 과식한 뒤에는 하루 종일 하품을 자주 하며 피곤한 느낌이 든다. 배가 고프지 않아 저녁을 건너뛰게 되고 결국 밤에 허기가 져서 야식을 찾게 된다. 과식은 그다음 이어지는 식사까지 영향을 미쳐 식사 리듬을 깨뜨리고 불규칙한 식사를 하게 만든다. 게다가 소화기에도 피로를 준다. 위에 든 과다한 음식물을 소화하기 위해 평소 필요한 양보다 많은 혈액이 몰리고 더 많은 에너지를 써서, 다른 곳에 가야 할 혈액을 상대적으로 갈 수 없게 한다. 평소와 비교해 볼 때, 뇌에도 충분한 혈액이 공급되지 않아 멍하고 하품을 자주 하는 등 몸이 더욱 피곤해지는 듯하다."
>
> — 선우필(51세, 자영업)

우리 몸에 내재되어 있는 배고픔 신호에 따라 먹는다면, 현대 사회에 만연한 체중으로 인한 문제는 크게 없었을 것입니다. 배고픔이라는 순수한 생리적 욕구 때문이 아니라 우울해서, 입이 심심해서, 맛있는 것이 앞에 있어서 무심코 입에 넣는 것처럼 다른 요소들에 영향을 받아 무의식적으로 먹게 되는데, 과식은 바로 이러한 마인드리스 식사의 결과라고 할 수 있어요.

과식을 하지 않기 위한 마인드풀 식사법

1. 배가 부르면 그만 먹어라

배가 부른데 억지로 먹거나 앞에 있는 음식을 다 먹으려 하지 말고 수저를 내려놓습니다.

2. 입이 심심하다고 해서 습관처럼 먹지 않는다

딱히 배가 고프지 않은데 눈앞에 놓여 있는 주전부리를 먹게 되는 경우가 많습니다. 이왕 먹을 거라면 몸에 좋은 견과류를 간식으로 가지고 다니다가 허기질 때 먹으면, 식사 시간에 급하게 폭식하는 것, 입이 심심해서 먹는 것을 줄일 수 있습니다. 견과류는 식이섬유가 풍부해 천천히 씹어 먹으면 소량을 먹어도 포만감이 느껴집니다.

3. 빨리 급하게 먹지 않는다

빨리 급하게 먹으면 배가 부르다는 포만감 신호를 뇌가 보내기 전에 이미 많이 먹게 됩니다. 몸의 자연스러운 신호 체계를 따르려면 최소 20분 이상 음식을 천천히 먹어 몸의 신호 리듬에 맞춰야 합니다. 꼭꼭 씹어 먹는 습관을 들이면 자연스럽게 빨리 급하게 먹지 않게 됩니다.

> "나는 육류를 즐기고 한국인답게 '맵고 짠' 음식에 길들어 있지만, 그보다 더 큰 문제점은 과식이다. 어릴 적 동생이 생기면서 나는 단식투쟁을 하듯이 음식을 잘 먹

지 않고 토하곤 했다. 그런 나와 몇 년을 씨름했던 기억 탓에 엄마는 내가 음식 남기면 정말 싫어하셨다. 남기면 혼나고 다 먹으면 칭찬을 받았다. 나는 예쁨을 받기 위해 밥을 다 먹었고, 그게 옳다는 생각에 배가 불러도 내 앞에 있는 것은 남기지 않는 습관이 생겼다."

— 정소연(25세, 학생)

마인드리스 식사 2: 미각 중독

현대인들은 여러 가지 맛 중에서도 특정한 맛, 특히 짠맛과 단맛에 중독되어 있습니다. 평소 담백하게 조리해 식품 본래의 맛을 접해 왔다면 굉장히 다양한 맛을 느끼고 구분할 수 있는데요, 하지만 자극적인 음식을 지속적으로 접하다 보면 이렇게 특정한 맛만을 맛있다고 느끼게 됩니다.

우리의 입맛은 어렸을 때 형성됩니다. 그래서 어릴 때 다양한 식품, 특히 자연식품을 접해서 식품 자체의 맛을 느끼는 것이 중요하죠. 이때 형성된 입맛이 평생을 가기 때문입니다.

식습관을 바꾸는 데 있어서도 미각 중독, 입맛의 문제는 굉장히 중요합니다. 익숙한 입맛과는 다른 선택을 해야 하는 상황이 '식습관을 바꾸기 어렵다.'고 느끼게 되는 첫 번째 걸림돌이 되니까요. 본능적으로 끌리는 맛 대신에 의식적으로 자신의 기호와 다른 건강한 맛을 선택해야 하기 때문이죠. 그래서 흔히 건강식이라고 하면 맛이 없다며 거부감을 갖게 되는데, 실제 음식이 맛없는게 아니라 자신의 입맛이 짠맛과 단맛 등 자극적인 맛에 중독되어 맛없게 느껴지는 것은 아닌지 살펴볼 필요가 있습니다.

식습관을 바꾸기 전에 입맛을 바꿔 보라

자극적인 맛에 중독된 상태는 어떻게 벗어날 수 있을까요?

일단 앞서 2부에서 얘기했던 항염증 식사의 원칙에 따라 1~2주일만 꾸준히 실천해 보세요. 그리고 물을 많이 드셔 보세요. 염증을 줄이고 노폐물을 배출하는 과정을 통해 우리 몸과 미각이 좀 더 순수한 상태가 되면 맛에 대해서도 좀 더 민감한 상태가 됩니다. 예전에는 아무 맛도 없다고 생각했던 초록색 푸성귀들이 어느 순간 군침이 도는 식품이 되는 거지요. 내 몸의 소리에 귀 기울이는 능력이 향상되면서 그동안 나를 속여 왔던 가짜 미각이 아니라 진짜 미각을 찾게 됩니다.

물론 우리 몸 또한 변화에 저항하는 관성을 가지고 있습니다. 초기에는 더 강렬하게 예전에 익숙했던 음식을 먹고 싶은 마음이 생길 수 있지요. 하지만 이 시간만 견뎌 보세요. 입맛 자체가 변하면 식습관을 바꾸는 과정이 훨씬 쉬워지니, 충분히 견딜 만한 가치가 있습니다. 이는 저의 경험이기도 하니 여러분도 한번 시도해 보시면 좋을 것 같습니다.

> "처음 식단을 바꾸고 나니 달거나 짠 자극적인 음식이 많이 당겼다. 군고구마나 견과류, 과일 등을 먹으면서 참았고, 시간이 많이 지난 지금은 예전에 비해 자극적인 것들이 생각나지 않는다."
>
> – 이주영(45세, 프리랜서)

'초딩 입맛'은 어떻게 만들어질까

성인이 되어서도 아이들이 좋아할 만한 음식을 계속 선호할 때 요즘 말로 '초딩 입맛'이라고 합니다. 이런 '초딩 입맛'은 어떻게 만들어질까요?

흔히 '키즈밀'이라고 불리며 어린이용으로 따로 만든 메뉴는 일반적으로 치킨과 피자, 소시지와 햄, 핫도그, 도넛, 과자, 음료수 등으로 구성됩니다. 항염증 식사의 관점에서 본다면 당분과 나트륨, 트랜스지방이 너무나 많아 염증을 유발하는 음식들이죠. 우리 어른들은 이를 아이들이 좋아하는 음식이라고 규정하며 아이들에게 기꺼이 주고 있는 겁니다.

외식 업체나 식품 산업체들은 예쁜 장난감을 선물로 주거나, 애니메이션 캐릭터로 포장하거나, 아이들이 좋아하는 연예인들을 통한 마케팅으로 이런 음식들에 대한 아이들의 호감도를 높입니다. 그런데 이렇게 아이들이 좋아하는 음식으로 구성했다고 하는 키즈밀의 메뉴는 과연 누가 정한 것일까요?

한국에서 점점 증가하고 있는 소아 비만, 소아 성인병, 성조숙증 등의 문제는 고당분, 고트랜스지방 식습관으로 인한 것입니다. 어릴 때의 질병은 성인기로 진행된다는 점에서 더 심각하죠. 아이들의 평생 건강이 상업 논리에 의해 위협받는 지금, 무엇보다 가정에서 올바른 식습관 교육이 시작되어야 합니다.

가장 효과적인 교육은 일방적으로 가르치는 것이 아니라 모범을 보여 주는 것입니다. 가정에서 부모가 아이들에게 좋은 식품을 섭취하는 롤 모델이 되어 주어야 합니다. 또 아이가 스스로 좋은 식품을 고를 수 있도록 어려서부터 건강한 평생 입맛을 만들어 주어야 합니다. 입맛이 건강하면 굳이 싸우며 강요하지 않아도 자신의 입맛에 따라 스스로 건강한 음식을 선택할 테니까요.

"가공식품을 많이 줄여 그동안 입에 달고 살았던 과자, 빵을 적게 먹거나 과일 정도로만 간식을 끝내는 날도 생겼다. 밥상에 육류가 올라오지 않으면 반찬이 없어 보이고 단백질이 부족할 것만 같아 소시지라도 구워 아이들에게 주던 것을 생선이나 계란 등으로 바꿨다. '소시지가 없으면 아이들이 안 먹겠지.'라는 생각은 무지한 엄마만의 생각이었는지 아이들은 북엇국도 콩나물무침도 잘 먹고 있다."

– 홍수희(38세, 주부)

슈가 크레이빙, 단맛 중독

특히 스트레스가 미각 중독에 미치는 역할이 크기 때문에 스트레스 관리가 매우 중요합니다. 스트레스를 받았을 때 왠지 진한 맛에 끌려 달달하거나 매운맛을 찾았던 적이 있지요? 달달한 간식을 많이 찾지 않는 편인 저도 스트레스를 받을 때면 달달한 탄수화물에 손이 가곤 합니다.

스트레스를 받았을 때 단맛에 끌리는 데에는 명확한 이유가 있습니다. 달콤한 음식을 먹으면 긴장이 풀리고 행복감을 느끼게 되는데, 스트레스를 받을 때 나오는 코티졸 호르몬이 긴장감과 불안, 우울감을 일으키는 반면, 단 음식을 먹을 때 우리 뇌에서는 기쁨과 의욕의 신경전달물질인 도파민이 분비되는 신경 회로가 활발해지기 때문입니다.

그런데 문제는 도파민으로 인해 기분이 나아지는 것을 단 음식을 먹었을 때 기분이 나아지는 것이라고 뇌가 착각하여 자꾸 단 음식을 찾게 된다는 겁니다. 담배나 게임 중독처럼 개인의 의지로는 벗어나기 힘든 중독의 문제도 이와 비슷합니다. 도파민이 나오는 뇌의 회로를 자극하는 것이죠. 하지만 시간이 지날수록 행복감은 짧아지고 결국 도파민 부족으로 허탈감이 커지기 때문에 다른 중독의 문제들과 마찬가지로 단 음식을 더 많이 찾게 됩니다. '중독'이라는 이름이 붙은 이유는 내 의지로는 변화시키기 어려울 정도로, 저절로 손이 단 음식에 갈 정도로, 음식 선택이 단순한 개인의 입맛과 기호의 문제를 넘어섰기 때문입니다. 그래서 단맛을 '원하는' 정도를 넘어 '갈구한다'는 표현으로 '슈가 크레이빙(Sugar Craving, 설탕에 대한 갈망)'이라는 용어를 사용할 정도이지요.

단맛에 어느 정도 중독되었는지 다음 문항을 한번 체크해 보세요.

> **tip** 단맛 중독 자가 진단
>
> ① 신맛 나는 과일보다 단맛 나는 과일이 좋다.
>
> ② 스트레스 받으면 초콜릿, 케이크가 당긴다.
>
> ③ 원두커피보다 달달한 믹스커피가 좋다.
>
> ④ 배고프지 않은데, 뭔가 늘 먹고 싶다.
>
> ⑤ 손 닿는 곳에 과자, 초콜릿이 항상 있다.
>
> ⑥ 배가 불러도 달콤한 디저트를 찾는다.
>
> ⑦ 늘 다이어트를 하지만 효과가 없다.

7개 문항 중 3개 이상이면 단맛 중독을 의심해 볼 수 있습니다. 4, 5, 6번의 경우 중독성이 더 심하다고 할 수 있고요.

미각 중독에서 벗어나기 위한 마인드풀 식사법

1. 천천히 오래 씹어라

담백한 맛의 밥이지만 씹는 동안 가장 저분자 상태의 포도당까지 분해됩니다. 그래서 오래 씹었을 때 단맛이 나는 것을 느낄 수 있었을 거예요. 천천히 오래 꼭꼭 씹으면 음식의 제맛을 느낄 수 있고 과식과 폭식을 줄일 수 있습니다. 씹고 삼키는 데 걸리는 20여 분은 배부르게 먹었다는 신호를 뇌에 보내는 데 필요한 시간입니다. 이 20분 동안 되도록 적게 먹으려면 한 입을 조금씩 꼭꼭 씹어 먹는 것이 가장 좋습니다.

2. 식사 때 TV나 책을 보지 말고 음식에 집중하라

혼자 하는 식사가 늘어나면서 TV 앞에서 먹는 경우가 늘어나고 있습니다. 이렇게 되면 먹는 행위보다 TV의 시각 자극에 집중이 되면서 음식을 씹고 맛보는 것을 놓치게 됩니다.

3. 가공식품보다 자연식품을 택하라

가공식품의 자극적인 맛이 아니라 식재료 자체의 담백한 맛에 익숙해지기 위해서는 평소에 자연식품을 최소한으로 단순하게 조리해 그 맛에 익숙해지는 것이 필요합니다.

4. 시판 음료보다는 생수를 마셔라

특히 무심코 마시는 음료에 설탕량이 굉장히 많은데, 이것이 입맛에 많은 영향을 줍니다. 음료가 아니라 깨끗한 물을 마셔야 합니다.

마인드풀 식사: 식사는 오감으로 체험하는 즐거운 과정

앞에서 얘기했던 마인드풀 식사를 쭉 훑어보니 어떠한 생각이 드시나요? 마인드풀 식사는 말 그대로 배고픈 몸의 신호를 읽고 식사하는 과정 전체를 인식하며 풍부하게 체험하며 먹는 것입니다.

감이 잘 안 잡힌다면 와인을 마시는 방법을 생각해 보세요. 실제로 이 방법대로 마시진 않더라도 여러 매체를 통해 와인 문화는 접해 봤을 겁니다.

와인을 마실 때는 오감을 모두 활용합니다. 천천히 코로 향을 맡고 눈으로 색을 보고 혀 안에서 굴리며 맛을 음미하여 정확히 맛을 묘사하죠. 이것이 바로 마인드풀 식사의 좋은 예입니다. 또 와인을 마실 때는 특별하게 식탁을 꾸미거나 조명 등으로 식사 장소의 분위기를 만들어 놓고 천천히 음미하죠? 마찬가지로 일상 속에서 세끼 식사를 할 때에도 섬세하게 세팅한 후 먹는 과정을 하나하나 느끼는 것이 바로 마인드풀 식사라고 생각하면, 더욱 쉽게 이해할 수 있으리라 생각합니다.

제가 마인드풀 식사를 강조하는 이유 중 하나는 식사가 문화적인 행위이자 사회적 활동이기도 한 즐거운 과정임을 이해하는 것이 항염증 식사의 핵심이기 때문입니다. 건강하지 못한 식품을 과도하게 먹으며 체내 염증을 높이는 경우뿐만 아니라, 건강에 신경 쓴다며 건강 관련 뉴스와 규칙들에 과도하게 집착하는 경우도 결코 건강한 선택은 아닙니다. 밖으로 표현되는 모습은 다르지만 동전의 양면처럼 두 경우 모두 내 몸의 소리에 귀 기울이지 못한 결과에 지나지 않죠.

고당분, 고지방의 건강하지 못한 식사를 하는 사람들과 정반대편에 있는, 건강한 식사에 대한 집착이 커서 식품을 과도하게 가려먹는 식품 포비아(Food Phobia)나 영양학적인 정보나 규칙에 매인 사람들이 최근 자주 눈에 띕니다. 한동안 유행했던 1일 1식의 열풍이 지나고 남은 것은 요요로 다시 살이 많이 찌고 위염을 호소하는 분들이었습니다. 고지방다이어트가 유행했을 때는 혈당과 콜레스테롤이 올라가고 위궤양이 생긴 분들이 진료실을 찾았지요. 아무거나 먹는 것도 건강에 해롭지만, 식사에 지나치게 민감하거나 집착하는 것 또한 문제가 될 수 있으니 그보다는 자신의 몸의 소리를 들으며 그 소리를 존중했으면 합니다. 오랜 시간 과학적인 검증을 거치지 않은 채 미디어에서 얘기하는 소수의 성공 사례를 따라 내 몸에 무리하게 적용하지 말아야 합니다. 즉 내 건강을 담보로 실험을 할 필요는 없다는 겁니다.

우리는 우리 자신의 선택에 따라 무엇이든 원하는 대로 먹을 수 있습니다.

절대로 먹어선 안 되는 것은 없습니다. 가끔 먹는 패스트푸드나 가공식품 정도는 우리 몸이 다 해독할 수 있습니다. '제한'하고 '금지'하는 것이 오히려 더 그것을 갈구하게 만드는 부작용이 있을 뿐입니다. 과자나 불량식품을 전혀 먹지 못하게 하면서 키운 아이가, 길거리에 떨어진 과자를 주워 먹었다는 얘기를 어디선가 들어 보셨을 거예요.

'식사 시간은 스스로를 접대하는 시간'이라고 생각하고 다음 방법 중 자신에게 맞는 것을 선택해서 적용해 보세요.

---

tip **마인드풀 식사 실천법**

1. 혼자 먹어도 우아한 식사가 될 수 있도록 좋아하는 그릇, 가장 좋은 그릇에 음식을 담아 봅니다.

2. 기분 전환용 테이블보나 초, 꽃을 식탁에 올려 봅니다.

3. 감사히 잘 먹겠다는 인사를 해 봅니다.

4. 오감(향, 색, 맛, 소리, 식감)을 모두 동원하여 식사합니다.

5. 한 입, 한 입 먹을 때마다 음미하고 있는지 그냥 먹고 있는지 살펴봅니다.

6. 한 입, 한 입 먹을 때마다 배고픔과 포만감이 어떻게 변화하는지 살펴봅니다.

7. 음식을 먹는 일뿐만이 아니라 수저를 드는 것을 포함해 식사의 모든 과정에 주의를 기울입니다.

8. 배고플 때 내 몸이 어떤 신호(꼬르륵 소리와 같은)를 보내는지 파악합니다.

9. 배가 불렀을 때의 감각을 느껴 봅니다.

10. 어떤 감정 상태(지루함, 스트레스, 통증, 외로움 등)일 때 먹을 것을 찾게 되는지 살펴봅니다.

11. 먹고 난 후 어떤 느낌(기쁨, 만족감, 편안함 등)이 따라오는지 살펴봅니다.

12. 과식 후 어떤 느낌(부끄러움, 슬픔, 죄책감, 후회 등)이 드는지 살펴봅니다.

13. 마인드풀 식사 후 따라오는 느낌(에너지, 만족감, 편안함 등)을 살펴봅니다.

14. 생각이 배고픔과 포만감에 미치는 영향(배불러, 이 정도면 충분해, 내일 다이어트 시작할 거야 같은 생각들)을 관찰합니다

"식사가 단지 음식을 먹는 것일 뿐만이 아니라 다음 사항들과 총체적으로 관련되어 있다는 사실을 발견하는 계기가 되었다. 첫째, 배고픔의 욕구와 직결되어 있다는 것. 둘째, 기호와 의지와 관련 있다는 것. 셋째, 기분과 밀접하다는 것. 넷째, 관계와도 관련이 깊다는 것. 다섯째, 건강과도 직결된다는 것.

몸과 마음, 그리고 정신이 모두 식사와 관련되어 있다는 통찰이 있었다. 어쩌면 한 끼 한 끼 때우고 넘기려던 주부의 우울감을 스스로 조금씩 눈치채게 되면서 오히려 속상한 것인지도 모르겠다. 어쨌든 중요한 깨달음은 식사가 중요하다는 재발견이다. '나는 내가 먹는 것이다.(I am what I eat.)'라는 말처럼, 내 사랑하는 가족도 내 식단에 따라 달라질 수 있다는 책임감이 든다."

– 김형선(48세, 주부)

"나는 5년 이상 심리 상담을 공부하며 내 마음의 소리에 귀 기울여 자기 탐색을 해 왔으며, 마음과 몸이 연결되어 있음을 깨닫고 느낀다. 그런데 마음에 귀 기울이듯 몸의 신호에도 민감성을 가져야 한다는 걸 알면서도, 그동안 은근히 몸은 빼놓고 무시했었다. 마음이 원하는 대로 따르는 부차적인 존재 정도로 몸을 대했는지도 모르겠다. 그러나 이번에 나의 식사를 살펴보는 시간은 좀 다르게 와 닿는다. 마음에 기울이는 에너지와 수고를 몸에도 나눠 줘야겠다는 생각이 들었던 것

이다. 어쩌면 마음보다 더 구체적이고 분명한 몸을 먼저 느끼고 챙겨 줘야 할지도 모르겠다. 마음의 소리에 귀 기울여 몸을 혹사하거나 방임적으로 대하지는 않았는지 돌아보았다. 내 목은 아직도 좀 따가운데, 결절이 오기까지 왜 먼저 아껴 주고 쉬어 주지 못했던가. '목아 미안하다.' 이 반성을 계기로 몸 구석구석을 좀 더 살피고, 그 몸을 직접적으로 위할 수 있는 음식, 즉 식습관에 대해 훨씬 더 많이 마음을 쓰기로 했다. 몸─마음─정신이 유기적인 관계임을 알고, 누가 먼저고 나중이랄 것 없이 모두 적절히 살피고 반응해야겠다."

— 강영숙(55세, 심리상담사)

14.
내 몸의 소리에
귀 기울이는 일주일

지금까지 어떤 식품과 조리법을 선택하는 것이 우리 몸의 염증을 줄이는 지, 또 음식을 먹을 때는 어떤 자세를 가져야 하는지 살펴보았습니다. 이제는 공부한 내용을 실전에 적용해 볼 차례입니다.

일주일이라는 시간 동안 밖으로 향해 있던 우리의 시선을 안으로 돌려 '내 안의 의사'를 찾는 작업을 하게 됩니다. 스스로 내 몸이 보내는 신호를 듣고, 내 몸을 보살피며, 나에게 맞는 식습관을 찾아갑니다. 이 과정을 통해 내 몸의 불편함에 그때그때 반응해서 임시방편으로 잠재우는 것이 아니라, 근본적으로 건강을 지키고 질병을 예방하는 면역력을 키우게 될 것입니다.

답은 내 안에 있습니다. 자신의 삶을 관찰하는 실습을 통해 지식을 내면화 하고, 건강에 있어 자기 주도성을 갖게 될 것입니다.

변화를 두려워하지 말라

스트레스 지수라는 게 있습니다.

이 지수를 가만히 살펴보면 고개를 갸우뚱하게 됩니다. 결혼, 직장 승진처럼 흔히 우리가 좋다고 생각하는 일도 스트레스 점수가 꽤 높기 때문입니다. '좋은 일' '나쁜 일'이라는 이분법적인 구분은 우리 마음과 생각 속에서나 의미 있을 뿐 몸의 생리 현상의 측면에서 본다면 똑같은 '변화'죠. 좋은 변화든 나쁜 변화든 변화의 크기만큼 내 몸에는 모두 스트레스로 작용한다는 점에서 이는 시사하는 바가 굉장히 큽니다.

건강한 식생활에 관심 있는 엄마들이 열심히 배우고 열의에 차서 집으로 돌아갑니다. 그리고 좋은 음식을 만들어 주고 나서 가족들의 환대를 받는 것이 아니라, 오히려 귀찮은 엄마로 취급받곤 합니다. 강의와 상담을 통해 만났던 엄마들은 한결같이 이러한 고민을 호소하고 속상해합니다. 가족들에게 좋은 걸 해 주는데 모두 싫어한다고 당혹스러워하는 것입니다. 그래서 저는 가까이 있는 사람들의 식생활을 바꾸려고 스트레스를 주지 말고 본인도 스트레스 받지 말라고 꼭 당부합니다.

이는 당연한 현상입니다. 좋은 변화도 변화의 한 종류이기 때문에 그 변화량만큼 스트레스로 작용하는 것이죠. 아무리 좋은 방향일지라도 습관을 바꾸는 것은 어렵고, 자발적인 변화가 아니라면 저항에 부딪힐 수밖에 없습니다.

이 점은 제가 늘 신신당부하는 내용인데, 꼭 기억을 했으면 합니다. 많이 아는 것과 습관을 변화시키는 것, 즉 행동이 바뀌게 하는 것은 서로 관련이 없고 전혀 다른 분야라는 겁니다.

"첫 일주일의 식사 일지를 보고 많은 반성을 했다. 혼자 산다는 이유로, 또 집(원룸)에 음식 냄새가 밸까 봐 평소 배달 음식을 자주 애용했다. 그리고 외식과 잦은 음주에 내 몸속 어딘가에 숨겨져 있는 염증 요인들을 무럭무럭 키워 내고 있었다는 사실에 창피하기도 한 일주일이었다.

현재 건강 음식 메뉴를 개발하는 입장에서 환자 보기 민망할 정도로 망가진 나의 식단에 많은 생각을 하게 되었고, 이 과정이 그렇게 감사할 수가 없다. 온갖 이론으로 무장하고 있던 내가 단지 귀찮다는 이유로 정작 내 몸에는 몹쓸 짓을 하고 있었다는 것에 큰 충격을 받기도 했다.

항염증 식사 평가로 나의 식습관을 체크해 보니, 그 결과는 충격적인 48점! 환자의 식습관만 뭐라고 할 게 아니라 나 자신도 심각한 수준이었다. 식단의 대수술이 필요한 시점이다."

―송미영(29세, 영양사)

영양소에 대해, 식품 정보에 대해 많이 알았다고 해서 가족의 식탁을 내가 아는 정보대로 급격히 바꾼다면, 건강한 식탁임에도 가족뿐만 아니라 내 몸에도 스트레스로 작용할 수 있습니다. 오히려 건강한 음식에 대한 심리적인 저항이 발생하는 경우도 생깁니다. 또 반대로 안 좋은 음식에 대한 욕구가 증가하기도 하고요. 억압과 결핍은 욕구를 더 증가시키기 때문입니다.

그래서 스트레스가 적도록 점진적인 변화를 위한 전략과 노하우가 필요합니다. 자신과 가족의 상황에 대한 충분한 이해와 현실적인 계획이 필요한 것이죠. 실천하기 쉬운 것부터 시작해야 합니다.

세찬 바람보다 따뜻한 햇볕이 외투를 벗게 하는 우화처럼, 다른 사람을 변화시키기보다 자기 자신을 변화시키는 게 더 빠르고 효과적이라는 말처럼, 가족이나 다른 사람의 식습관을 변화시키려 하기보다는 항염증 식사를 가장 먼저 자신에게 적용해 보시기 바랍니다. 처음에는 1주로 시작해서 최소 3주, 그리고 3달을 지속한다면 몸에 익숙해지는데, 그때 나타나는 긍정적인 효과들을 보며 가족이나 다른 사람들이 자발적으로 식습관 변화에 참여할 수 있도록 스스로 실천하며 기다리시길 바랍니다.

지식이 아니라 성찰이 식습관 변화의 시작

지식이 부족해서 건강하지 않은 것일까요?

아닙니다.

오늘날에는 너무도 많은 전문적인 지식들이 미디어에, 곳곳에 넘쳐 납니다. 오히려 너무 많아서 문제입니다. 지식은 많은데, 머리로 알고 있는 것에 비해 몸으로 실천하기는 어려워서 아직도 말도 안 되는 건강 비법에 혹하고 비싼 돈을 들이는 모습들을 봅니다. 직접 몸으로 실천하지 못하는 것은 제대로 알고 있는 것이 아닙니다. 머릿속에 박제화된 지식으로는 실질적인 변화를 가져오기 어렵습니다. 그럼 머릿속의 지식이 실천으로, 몸의 지혜로 바뀌려면 어떻게 해야 할까요?

더 이상 지식을 채워 넣는 것을 멈춰야 합니다!

남의 지식을 채워 넣는 것이 아니라 스스로 자신의 몸과 식습관을 돌아보며 자신에 대해 인식하는 것, 즉 지식(Knowledge)이 아니라 자기 인식(Self Awareness)으로부터 변화가 시작됩니다. 음식에 대한 지식 중심이 아니라 자신의 몸 상태를 중심으로 그동안 습득한 지식을 적용해서 삶의 지혜로 생생하게 살아나게 하는 것입니다.

모든 변화의 시작은 객관적인 자기 인식, 성찰로부터 시작됩니다.

1부에서 항염증 식사 점수를 체크하셨다면 자신의 현재 식습관이 어떠한지에 대해 대략적으로 파악하게 됩니다. 지금부터는 2부에서 배운 항염증 식사법을 기준으로 해서 자신의 일주일을 관찰해 보는 겁니다.

일주일 동안 자신이 언제, 어떻게, 무엇을 먹었는지 식전 식후의 몸 상태나 기분 등을 적어 관찰해 보면, 자신이 생각했던 식습관과 실제 생활에서의 식습관 간의 차이를 극명하게 볼 수 있답니다. 또한 그날 먹은 음식에 따라 몸과 기분의 상태가 어떻게 바뀌는지도 관찰할 수 있습니다. 이때 앞서 살펴본 마인드풀 식사를 참조하면 자신의 기분이나 배고픔 신호 등을 관찰하는 데 도움이 됩니다.

만약 귀찮다면 스마트폰으로 사진을 찍어 기록할 수도 있습니다. 다양한 앱을 활용해도 좋습니다. 간단하지만 아주 효과적이니 꼭 한번 해 보시기 바랍니다.(이 책 뒤편의 참고 자료에 제가 애용하는 앱 정보가 있으니 활용해 보세요.) 이 과정을 통해 자신에 대해 평가를 하게 되고, 각자의 여건에 맞게 항염증 식사의 원리를 적용하는 방법도 찾게 됩니다.

식사 일기를 통한 이러한 자기 관찰은, 음식 알레르기를 유발하는 원인 음식을 찾을 때도 어떤 검사보다 효과적이라 병원에서도 쓰는 객관적인 방법입니다.

자신의 육체적, 정신적 건강 상태를 1년 전 혹은 6개월 전과 비교해 보는 것도 중요합니다. 이렇게 기록을 남기면 자신의 상태를 이전 상태와 객관적으로 비교할 수 있게 됩니다. 특히 정상적인 범위를 넘어선 체중 증가, 혈당 증가, 혈압 증가, 몸의 통증 등이 있다면 식습관의 점검이 필요합니다.

저는 이 과정을 '내 몸의 소리를 듣는 일주일' 프로젝트라고 이름 붙였습니다. 지금까지 수많은 사람들이 효과를 보았는데, 이 책의 사이사이에 들어간 예시들도 모두 그 과정에서 나왔답니다.

좋다는 것을 찾고 먹기보다는 자신의 일주일 식습관을 돌아보는 것이 건강을 위한 첫 단계입니다. 수많은 지식을 알고만 있는 것보다 자신의 생활에 적용해서 하나라도 실천해 보는 것이 더 낫기 때문입니다. 바쁜 현대인의 생활에서 모든 것을 정석에 맞게 하기는 어렵습니다. 하지만 알고 선택하는 것과 모르고 지나가는 것 사이에 이미 엄청난 차이가 존재합니다. 포기하지 말고 자신의 상황에서 현실적인 개선점을 찾는 것이 중요합니다. 이러한 개선점은 전문가를 비롯한 타인보다 스스로 가장 잘 찾을 수 있습니다.

"이제 라면을 먹고 싶으면 컵라면에 물을 붓지 않고 냄비에 끓여 먹어요."

20대 남학생이 저에게 이렇게 자랑했었을 때 저는 진심으로 열렬히 칭찬했습니다. 자신의 여건에서 조금씩이라도 나은 선택을 실천하는 것이 중요하기 때문입니다. 라면을 먹었다는 것을 탓하기보다는 조리법의 변화를 실천했다는 점을 칭찬하는 것입니다.

첫 시작이 가장 어려운 법입니다. 일단 해 보고 그 차이를 느껴 보면 그다음 한 걸음 더 나아가기는 쉽습니다.

각자 자기만의 개선점을 찾아가는 것이 중요한 이유는, 사정이 안 되는데 책이나 미디어에서 제시하는 가장 좋은 방법을 완벽하게 하려고 하면, 시작을 하기조차 어렵기 때문입니다. 그래서 이 프로젝트의 이름은 다른 누구도 아닌 내 몸의 소리를 듣고, 나에게 맞는 방법을 전문가나 타인이 아닌 나 스스로 찾아가는 '내 몸의 소리를 듣는 일주일'입니다.

> "한국 여성들에게 워너비 몸매로 알려진 한 모델은 TV 프로그램에 나와 어떤 사람을 만나 어떻게 하루를 보내고 어떤 음식을 먹었느냐에 따라 그다음 날 몸 상태가 다르다고 말했다. 흔히 사람들은 '변화'라는 것에 대해서 장기간 지켜봐야 알 수 있다고 생각한다. 하지만 이러한 착각과 달리 우리 몸은 너무나도 정직하게 전날 내가 누구를 만나 어떤 시간을 보냈고 무얼 먹었느냐에 따라 다음 날 상태가 달라진다. 이것이 하루 만에 일어나는 '우리 몸의 변화'다. 일주일 동안 내가 무엇을 먹고 기분이 어떠한지 적어 보는 것은 나의 몸에 귀를 기울이고 어떻게 '건강의 길'로 가는지 알려 주는 하나의 나침반이라고 생각한다."
>
> — 고지은(31세, 회사원)

내 몸의 소리에 귀 기울이는 일주일

건강은 선택과 행동, 실천의 결과입니다. 식사를 보면 그 사람의 삶이 보입니다. 몸에 좋다는 음식이나 건강기능식품을 추가로 더 먹는 것이 아니라 몸에 안 좋은 것, 만성염증을 유발하는 요인들을 덜 먹는 데에서부터 건강은 시작됩니다.

물, 공기, 음식 등 삶을 이루는 다양한 요소 중 자신의 건강에 영향을 미치고 있는 요소들을 파악하고 개선할 방법을 생각해 봅니다. 자신의 습관을 점검하여 어떤 부분을 줄여 나갔을 때 건강이 더 나아질 수 있는지 파악해 봅니다.

일주일만이라도 자신이 어떻게 먹고 있는지를 기록하고 하루하루 몸과 마음에 대해 기록해 나가면서, 먹는 것과 나의 몸과 마음이 관련이 있는지 없는지, 있다면 어떻게 영향을 주고받는지를 차분히 평가해 봅니다. 평가를 위해서는 일종의 잣대가 필요한데 앞서 배웠던 항염증 식사라는 프레임으로 식사의 질을 평가하고 몸과 마음의 상태가 어떻게 관련되는지 살펴보는 것입니다.

그리고 난 후 자신의 생활에서 실천 가능하면서도 변화했을 때 다른 요소들에 비해 크게 여러 측면의 변화를 불러올 수 있는 요소들을 세 가지 찾아봅니다. 이 세 가지를 실천하거나, 적당한 기간을 두고 한 가지씩 추가하며 3개월을 지속적으로 실천해 봅니다.

이 프로젝트를 진행하면서 저는 생각지도 않았던 깊은 통찰과 놀라운 변화, 그리고 자기 결심들을 접하며 누구보다도 깊은 감동을 받았습니다. 전문가가 아니더라도, 관련된 경력이나 배경이 없더라도, 누구나 항염증 식사라는 개념을 너무나 쉽게 잘 이해하고 스스로 적용하여, 자신의 식습관을 평가하고 각자의 상황에 맞는 솔루션을 찾아내는 것을 볼 수 있었습니다.

프로토콜을 바탕으로 천편일률적인 원칙들을 제시한 후 그 원칙을 지키지 않으면 설득과 심지어 반협박과 비난까지 하게 되는 전문가들의 솔루션보다 훨씬 유연하고 효과적인 개선책들이 나옵니다. 왜냐하면 자기 삶의 환경과 현실적인 제약, 가용 가능한 자원 등을 가장 잘 아는 것은 본인이기 때문입니다. 스스로 선택했기 때문에 누군가에게 핑계를 대거나 변화에 저항하는 일도 적습니다. 변화를 위한 최적의 조건이 형성되는 거죠.

> "첫 일주일의 식사 일지를 보고 많은 반성을 했다. 평소 소화 불량으로 소화제를 자주 먹고 피부 탄력도 떨어지고 살도 찌고 변비도 있었는데, 튀김, 밀가루 음식, 술 등 그동안 내가 먹고 있었던 것들을 돌아보니 그 이유를 알 것 같았다."
>
> — 정인영 (28세, 회사원)

"내 몸의 소리에 귀 기울이는 일주일을 위해 식습관 일기를 기록하다 보니 처음에는 귀찮게 여겨지기도 했다. 하지만 일주일을 진행하는 동안 그새 많이 익숙해져서 식습관 일기를 작성하는 것이 생활화된다면 생각보다 어렵지 않게 자신의 습관에 대해 돌아보는 평가서가 될 수 있겠다는 생각이 든다. 정 실행하기 힘들다면 몸에 이상이 느껴지는 때에 단기간이라도 일기를 작성해 보기를 추천해 주고 싶다."

― 강민혁(34세, 운동 트레이너)

어렵지 않아야 꾸준히 할 수 있습니다.

정보도 많고 접근하기도 쉽기 때문에 대부분의 사람이 전문가보다 더 많이 아는 세상입니다. 그래서 마니아, 덕후라는 용어도 생겨났습니다.

하지만 중요한 것은 많이 아는 게 아니라 한 가지라도 꾸준히 실천하는 것입니다.

자신의 식습관을 돌아보고 스스로 실천했을 때 가장 쉬우면서도 효과가 클 수 있는 변화 한 가지를 골라 꾸준히 1주일, 2주일…… 실천해 보셨으면 합니다. 그 후에 한 가지씩 추가하는 겁니다. 1주일, 2주일마다 변화하는 몸의 상태가 그 노력에 대한 보상입니다. 몸의 변화를 직접 느끼면 그다음부터는 재미와 속도가 붙습니다.

그 구체적인 방법은 다음과 같습니다.

1. 다음에 나오는 표에 맞춰 일주일간 자신이 먹은 것을 기록해 보세요

잘하려고 따로 노력하지 말고, 평소 자신이 하던 대로 하면서 관찰하는 것이 더 좋습니다.

2. 자신의 몸의 변화나 기분의 변화를 관찰해 봅니다

변비나 더부룩함, 소화 불량, 두드러기와 같이 평소 자신을 귀찮게 하는 증상을 중심으로 관찰해도 좋습니다.

3. 1부의 항염증 식사 점수를 체크하며 항염증 식사의 관점에서 자신의 현재 식습관을 평가해 보세요

4. 자신의 여건에서 실천 가능한 개선점을 세 가지 생각해 봅니다

이때 중요한 것은 이상적인 방법이 아니라, 쉽게 실행 가능하면서 실천했을 때 여러 가지 변화를 함께 가져올 수 있는 효과적인 포인트를 골라내는 것입니다.

5. 개선점 세 가지를 3개월간 꾸준히 실천합니다

어렵다면 한 가지를 일주일간 실천한 후 또 한 가지를 추가하는 방식으로 해도 됩니다. 목표를 쉽게 잡고 평가해서 변화를 관찰하는 게 스스로에게 동기 부여가 되므로 실천하고 다시 평가하면서 1주씩 반복 지속하는 것입니다. 3주 후에 다시 항염증 식사 점수를 평가하며 변화 정도를 살펴보면서 계속 1주씩 늘려 갑니다.

내 몸의 소리에 귀 기울이는 일주일

날짜	( )월( )일	( )월( )일	( )월( )일	( )월( )일	( )월( )일	( )월( )일	( )월( )일
아침							
점심							
저녁							
간식							
평가 몸상태와 기분변화							

평상시 무의식, 무계획적인 식단

날짜	5/12 (일)	5/13 (월)	5/14 (화)	5/15 (수)	5/16 (목)	5/17 (금)	5/18 (토)
아침	8:40am 물	7:20am 물	7:20am 물	7:20am 물	7:20am 물	7:20am 물	9:00am 물 11:20am 커피, 빵

평일에는 아침에 아이를 등교시키고 나서 거의 아무것도 먹지 않은 채 집안일을 하고 매일 다른 스케줄을 준비한다
점심때가 돼서야 허기를 채우려고 음식을 먹는다

점심	12:50pm 스파게티 마르게리따 피자, 콜라	1:00pm 열무비빔밥 계란프라이	12:40pm 라면 밥, 김치 커피	1:00pm 김밥 쫄면 커피	12:20pm 성게미역국 밥 열무김치	2:00pm 샌드위치 커피	2:00pm 떡볶이 튀김
				오전에는 초등 학교 미술 수업 준비로 바빠서 간단한 식사로 점심을 때움		아침 일찍 임상처로 출발하니 커피 한 잔 정도 마심	학회수업 (오전 9시~13시) 으로 오전에 아무 것도 먹지 못함

저녁	7:40pm 잡곡밥 된장국 열무김치 생오이 상추, 고추장	7:00pm 돈가스, 밥 파인애플 8:00pm 커피	6:00pm 야채볶음밥 참외	6:30pm 피자 두부 주스	8:30pm 닭찜 맥주 김치	7:40pm 떡 만두국 김치	6:30pm 시금치국 잡곡밥 김치 상추, 된장
		대학원 수업 7시~10시	대학원 수업 7시~10시	수업 후 힘들어 아들과 외식을 자주하게 됨	대학원 수업 6시~8시	학회 수업 6시~10시	

간식	오렌지 주스 빵	커피 비스킷	커피 떡	키위	커피 비스킷		커피 빵

평가 몸 상태와 기분 변화	• 일요일: 아이가 피자를 좋아해서 교회 다녀온 후 밀가루 음식으로 점심을 먹어 소화가 안 됨 • 수요일: 하루 종일 바쁜 스케줄로 세끼를 급하게 먹고 밀가루 음식을 먹으니 소화가 안 됨 • 금요일: 얼굴에 염증 뾰루지가 생기고 피부가 거칠어짐 단순한 식사, 인스턴트 식단, 단품 위주의 한 끼 때우기식 식단 이 모든 식단은 비용도 만만치 않았으며, 매번 소화가 안 되어 더부룩한 상태를 계속 유지하고 몸에 붓기가 늘 있어서 화장도 잘 받지 않고 옷을 입어도 부자연스러웠다

예시 2 항염증 식단 체험

날짜	5/19 (일)	5/20 (월)	5/21 (화)	5/22 (수)	5/23 (목)	5/24 (금)	5/25 (토)
아침	8:40am 기상과 함께 물(우엉차) 토마토 야채 샐러드	7:20am 기상과 함께 물(우엉차) 선식 토마토 야채 발사믹 샐러드	7:20am 기상과 함께 물(우엉차) 선식 키위	7:20am 기상과 함께 물(우엉차) 두유 토마토 야채 발사믹 샐러드	7:20am 기상과 함께 물(우엉차) 10:00am 선식	7:20am 기상과 함께 물(우엉차) 토마토 야채 발사믹 샐러드	9:00am 기상과 함께 물(우엉차) 10:00am 견과류 (호두, 요플레)
	아침 식사를 야채와 곡물 위주의 식단으로 바꿈. 물을 많이 섭취하기 힘들 때는 물에 우엉을 우려서 마심						
점심	12:50pm 미역국 잡곡밥 배추김치 김, 오이 피망피클 브로콜리	1:00pm 초밥 모밀 커피 (외식)	12:40pm 김치 우동 김치 녹차	12:00pm 된장국 잡곡밥 고등어찜 브로콜리 샐러드 녹차	12:50pm 미역국 잡곡밥 열무김치 콩나물무침	1:00pm 콩나물국 잡곡밥 멸치 브로콜리 고등어 김치	1:00pm 콩나물국 비빔밥 김치
	점심시간을 규칙적으로 정하여 식사함. 커피를 차 종류로 대체						
저녁	7:40pm 잡곡밥 된장국 열무김치 생오이 연어 구이 상추 고추장	6:10pm 잡곡밥 된장국 열무김치 고등어구이 오이고추 고추장	6:00pm 콩나물국 카레 김치 키위 토마토	6:30pm 야채 닭죽 참외 오이고추 김치	5:00pm 시금치 장국 잡곡밥 상추쌈 갈치구이 김치	6:00pm 잡곡 빵 삶은 계란 유기농 우유 커피 11:00pm 우동	6:30pm 아욱된장국 잡곡밥 콩나물무침 김치 상추 된장
	단백질을 잡곡밥, 생선과 닭, 우유로 섭취하려고 노력함						
간식	자몽주스 빵 오이	자몽 주스 오이	키위 오이	오이고추 플레인 요구르트	참외 플레인 요구르트	파인애플 요플레 오이	오이 당근

평가
 	
몸 상태와
기분 변화
	• 수요일: 초등학교 수업을 나가는 날이라 오전부터 준비하느라 점심을 거른 적이 많았는데
	  점심을 먹고 가니 저녁에 폭식하지 않았고, 다음 날 몸이 가벼웠다
	• 목요일: 6시에 대학원 수업이므로 매번 저녁을 먹지 않고 야식을 했는데, 저녁을 일찍 먹고 가니 야식을
	  하지 않게 되었다. 또 아침과 점심을 규칙적으로 먹으니 저녁에 폭식하지 않았고, 잠을 잘 자고 다음 날 몸이 가벼웠다
	• 금요일: 임상미술치료 자격 과정 수업 때문에 저녁 먹을 시간이 없었다. 간식을 먹고 집에 늦게 돌아와서
	  야식을 하게 되니, 다음 날 몸이 붓고 아침에 일어나기 힘들었다
	
	  세끼를 시간이 일정하게 먹고 빵이나 밀가루 간식을 줄이려고 노력하였다. 몸이 좀 가벼워진 것 같다						

무의식, 무계획적인 식단과 항염증 식단의 비교 분석

항염증 식습관 프로젝트

	예시1 무의식, 무계획적인 일상 식단	예시2 항염증 식단
기간	2019년 5월 12~18일	2019년 5월 19일~25일
2주 동안 섭취한 음식 중 항염증성 음식 종류와 염증성 음식 종류	탄수화물: 흰 쌀밥, 잡곡밥 밀가루: 식빵, 피자, 스파게티, 라면, 쫄면, 떡볶이 샌드위치, 튀김, 비스킷	탄수화물: 잡곡밥 밀가루: 잡곡빵
	육류/단백질: 돈가스, 만두	육류/단백질: 고등어, 갈치, 연어 견과류, 삶은 계란
	야채/비타민, 무기질: 키위, 참외, 물, 두부, 오이 파인애플, 상추	야채/비타민, 무기질: 콩나물, 시금치, 아욱 미역, 브로콜리, 파인애플, 토마토 야채샐러드, 키위, 참외, 물, 두부, 오이, 상추
	음료: 커피, 주스, 콜라	음료: 커피, 자몽 생과일 주스 유제품: 요플레, 플레인 요구르트
1차와 2차의 차이점	대부분의 음식들이 정제된 음식 밀가루 음식이 식단에 큰 비중을 차지함	불포화지방산 섭취 및 야채와 과일 섭취 증가 밀가루 음식 섭취가 많이 줄어듦
몸 안과 밖의 변화	소화 장애로 인한 변비 거친 피부, 혈색이 탁해짐 몸의 붓기가 심해짐 만성 피로도 높음 짜증과 분노 조절 능력 저하	배변 원활. 몸이 가벼워짐 컨디션이 좋음 피부가 맑아짐. 혈색이 좋음 여유로운 마음가짐 아침에 기상이 좀 더 편안해짐

오늘 내가 먹는 음식이 내일의 나를 만듭니다

예시3 표준 항염증 식단

어떻게 먹느냐에 따라 기분의 변화를 볼 수 있어요

날짜	5/26	5/27	5/28	5/29	5/30	5/31	6/1
아침	사과 1개 단감 1/2 현미떡국 다시마	사과 1개 미역국 현미밥 1/5 공기	사과 1/2개 단감 1/2개 현미떡국	마(갈아서 우유 1컵) 양배추 브로콜리	단감 1개 사과 1개 바나나 곶감 1개 다시마 5잎	딸기 10알 사과 1/2개 굴전 3쪽 현미 떡국 취나물	계란말이 미역국 현미밥 1/5
점심	굴전 4쪽 미역국 돌산갓김치 현미밥 1/5 공기	현미떡국 취나물 갓김치 생무 4쪽	황태구이 된장국 잡곡밥 3/4 야채샐러드 호박죽	김치찌개 깻잎 현미밥 1/2 깍두기	잡곡밥 1/2 돈가스 1/2 떡 1쪽	미역국 조기구이 현미밥 1/4	생선회 된장국 야채 쌈 흰밥 1/2
저녁	바나나 1개 단감 1/2개 미역국 1/2 그릇	김치찌개 잡곡 현미밥 1/5 공기 깻잎 오이고추	바나나 조기구이 사과 하루견과 (아몬드, 호두)	단감 1/2 딸기 호박국 멸치볶음 고사리나물	단감 현미밥 1/3 굴전(쑥가루, 감자가루) 호박국 콩나물	다시마 현미밥 1/4 소고기 200g 상추쌈 깻잎	호박국 소고기 현미밥 1/4
간식	커피 1잔 물 2L 하루견과 (아몬드, 호두)	물 5잔 (킹스베리) 오렌지 1개 커피 1잔	굴전 단감 생강차 우엉차	아로니아 엑기스 커피 1잔 우엉차 3잔	물 2L 우엉차 2컵 견과, 사탕 2개 아로니아 1포	아몬드 호두 물 2L 마, 우유 1컵	커피 1잔 우엉차 3잔 물 3잔
몸상태 평가	과일을 좋아해서 과당이 염려스러움	섬유질 섭취를 위한 저염 나물	친구와 함께 외식하여 과식, 포만감, 이런 날도 필요함	비교적 소식 약 900kcal	설사 예방을 위해 곶감 먹음	이젠 굿바이 생굴~ 산란기 지나면 또 보자!	생선회를 오랜만에 먹으니 맛있지만 중금속도 나의 면역력에 사라짐
기분 변화 평가	양호	편안함	수다로 약간의 피로감 엄습	가벼운 느낌	포만감	괜찮음	기분 좋음

"내 몸의 소리에 귀 기울이는 일주일을 통해 내 식습관을 공개한다고 하니, 처음에는 걱정이 되었다. 평소 외식을 자주 하고 트랜스지방이 많이 함유된 패스트푸드와 인스턴트식품 등을 즐기는 편이라 이런 내용을 적는다는 것이 조금 부끄럽기까지도 했다.

하지만 특별히 신경을 쓴다거나 평소와 다른 생활을 하려고 하기보다는 있는 그대로 먹으려고 노력했고, 있는 그대로 그것을 적으려고 노력했다.

예상했듯이 나의 식습관은 모범적이지는 않은 것 같다. 하지만 이렇게 글로 적어 놓은 일주일 식사는 스스로를 돌아보게 하는 영향력이 있다. 평소에도 내 식습관이 좋지 않다고는 생각했지만, 그것을 나서서 바꿔야 할 필요성은 느끼지 못했다. 말 그대로, 생각하고 한 행동이 아닌 식'습관'이었기 때문에 행동 이후에도 그것에 대해 깊이 생각해 본 적도 없었다. 그러니 음식의 성분과 영양적 측면을 신경 쓰지 않았던 것은 말할 것도 없다.

하지만 건강한 식사에 대해 공부하고 일주일 동안 내 몸의 소리를 들어보니, 내가 지금 당장 아프다 해도 이상할 것이 없겠구나 하는 생각이 들었다. 내가 내 몸을 학대했던 것은 아닐까 하는 생각까지도 들었다. 평소 소화가 잘 안 되는 증상이 있는데, 병이 되기 전에 식습관을 개선하여 예방해야겠다는 다짐을 해 본다."

— 안규석(28세, 학생)

"나의 일주일 식단과 생활 리듬을 돌아보면서 내 신체 기분의 원인이 분명해지는 것을 다시 한번 깨달았다. 지난 한 달은 비교적 건강한 식단을 유지했지만, 이번 달 내내 식단과 리듬이 깨지면서 항상 피곤하고 두통도 잦았다. 지금 내가 할 수 있는 개선 방향은 먼저 마음속에 건강하고자 하는 간절함을 갖는 것이다.

어떤 건강한 식단을 위해 힘겹게 노력하기보다는 건강하지 않은 선택을 하지 않도록 노력하다가, 점차 건강한 식단 쪽으로 향해 가는 것이 현재 나에게 가장 현실적인 방법이 아닐까 한다."

— 이선호(35세, 회사원)

단 것을 많이 찾고
피곤한 30대 여성

나는 달달한 음식을 보통 여자들보다도 유독 더 많이 좋아한다. 초콜릿, 콜라, 과자, 케이크 등 디저트류를 밥보다 더 좋아한다. 그래서 밥은 굶어도 입을 즐겁게 하는 디저트로 곧잘 배를 채우곤 한다. 특히 해외로 여행을 갔을 때는 하루에도 몇 끼를 디저트류로 즐겁게 때운다.

하지만 "달지 않아도 설탕이 들어 있다."는 말을 듣고는 상황의 심각성을 느꼈다. 달지 않은데도 설탕이 들어 있다면 내가 좋아하는 달콤이 무기인 디저트류에는 얼마나 많은 설탕이 들어갔을까. 평소 일주일에 두 캔 정도 마시는 콜라의 설탕은 40g으로 무려 각설탕 10개에 달한다고 한다.

집에서 가족과 함께 먹는 식사 외에는 대부분 밖에서 분식을 먹는다. 특히 저녁 약속에서 먹는 것들은 기름지고 느끼한 음식들이 대부분이다. 튀김, 커피시럽, 과자, 빵에는 생소한 이름의 각종 첨가제가 들어 있다. 과자, 떡볶이의 어묵에는 화학조미료가 들어가 있고, 초콜릿, 콜라, 과자에는 합성착색료, 빵에는 합성보존료가 들어가 있다. 각종 단맛을 내는 합성감미료 등도 있다. 이런 것들이 내가 먹는 간식과 분식에 빠짐없이 첨가되어 있었다.

우리 집 병력을 돌아보면, 어머니는 20년 전 자궁암을, 5년 전에는 유방암을 겪으셨고, 아버지는 만성위염으로 약을 아직까지 지속해서 복용하고 계신데, 걱정이 되지 않을 수 없다.

Recommended by Dr. 힐링푸드

스스로 생활 패턴과 식습관의 문제점, 개선점 등을 훌륭하게 파악하고 있습니다.

케이크, 콜라 등 카페에서 분식류로 한 끼를 해결하는 경향이 많다 보니 당 섭취가 정말 많습니다. 한꺼번에 끊기는 쉽지 않을 테니, 콜라 등 탄산음료 끊기, 커피에 시럽 추가하지 않기부터 실천해 보세요. 음료를 통한 당 섭취가 가장 많답니다.

그리고 달달한 음식을 먹게 되는 상황에 대해 스스로 돌아보는 시간을 가졌으면 합니다. 대부분 배고픔보다는 기분과 많이 관련되어 있는데, 혹시 스트레스를 먹는 것으로 푸는 경향이 있진 않은지 돌아보고, 먹는 것 말고 다른 방법으로 해결할 수 있는지 본인만의 방법을 찾아보는 게 좋습니다.

처음에는 입맛 자체가 단 것을 많이 찾는 데 맞춰져 있어 쉽지 않을 테니, 장기적으로 입맛을 변화시키는 게 필요합니다. 무언가가 첨가되지 않은 깨끗한 물을 많이 드시고, 채소와 과일 자체의 맛을 느껴 보시기 바랍니다. 식이섬유를 많이 드시는 것도 도움이 됩니다.

'내 몸의 소리에 귀 기울이는 일주일' 실천하기

날짜	( )월( )일	( )월( )일	( )월( )일	( )월( )일	( )월( )일	( )월( )일	( )월( )일
아침							
점심							
저녁							
간식							
평가 몸상태와 기분변화							

'내 몸의 소리에 귀 기울이는 일주일' 실천하기

날짜	( )월( )일	( )월( )일	( )월( )일	( )월( )일	( )월( )일	( )월( )일	( )월( )일
아침							
점심							
저녁							
간식							
평가 몸상태와 기분변화							

맺음말

이 책을 읽은 독자 분들은 아마 눈치채셨을 겁니다.
어떻게 먹어야 할지에 대해 말하는 이 책은
음식에 대한 책이 아니라
식습관, 더 나아가 삶의 변화에 대한 책입니다.

가장 좋은 의사는 우리 자신 안에 있습니다.
어떻게 먹고
어떻게 움직이고
어떻게 마음을 쓰느냐에 따라
내 안의 의사, 면역력이 바뀝니다.

이 책을 통해
한 가지의 작은 변화라도 이루어 내셨다면
당신은 이제 더 건강하고 활기찬 삶을 향해 한 발 내디딘 것이며

이 첫 시작이 작지만 큰 걸음이라 확신합니다.

20여 년 전 의대생 때부터 꿈꿔 오던 근본적인 치유를 돕는 의사,
더 건강해질 방법을 환자와 함께 찾고 스스로 실천하도록 돕는 의사,
무서운 진료실이 아니라 자꾸 가고 싶고, 가면 행복한 진료실을
현실 속에서 하루하루 만들어 가며
저는 이제 행복한 의사라고 자신 있게 말할 수 있을 것 같습니다.

세상의 흐름에 맞게
스스로의 가치를 증명하지 못하는
상품과 서비스는 역사의 뒤안길로 사라집니다.
의사는 단지 약 처방을 하고 수술을 하는 사람으로 역할을
제한해서는 안 된다고 생각합니다.
오랜 세월 동안 명칭은 바뀌더라도
치유를 돕는 사람들에 대한 필요성은 늘 존재해 왔고
치유의 방법은 시대와 역사에 따라 변화되었습니다.

"미래의 의사는 약을 주는 것이 아니라
환자 스스로 자신의 체질과 음식, 병의 원인과 예방을 살펴보게
지도해 줄 것"이라는 토머스 에디슨의 말처럼
앞으로 약이나 수술 등의 특정한 방법에만 국한되는 것이 아니라
무엇보다 '근본적인 치유를 돕는 사람'이 의사라고
새로운 정의가 내려져야 합니다.

이 책을 읽은 독자 여러분들과

그리고 동료, 후배 의사들에게도

건강을 증진하고 질병을 예방하며 치유를 돕는

이 새로운 길에 함께할 수 있기를 바라며

이만 글을 마칩니다.

이경미

참고 자료

책

Alan Gaby(2011). Nutritional medicine. Fritz Perlberg

Katz(2015). Nutrition in clinical practice. Lippincott williams & Wilkins, a Wolters Kluwer business

Khalsa(2003). Food as medicine. Atria books.

Pitchford(2002). Healing with whole food. North Atlantic Books.

Sizer and Whitney(2000). Nutrition concepts and controversies. Wadsworth.

미우라 마사요 감수(2010). 우리 몸에 좋은 음식대사전. 그린홈.

아베 쓰카사(2005). 인간이 만든 위대한 속임수 식품첨가물. 국일미디어.

이경미(2015). 내 몸은 치유되지 않았다. 북뱅 출판사

논문

Baccarelli et al. Epigenetics and enviornmental chemicals. Curr Opin Pediatr. 2009. 21(2): 243-251.

Barzi et al. Mediterranean diet and all-causes mortality after myocardial infaction: results from the GISSI-prevenzione trial. European Journal of Clinical Nutrition. 2003; 57: 604-611.

Bastard et al. Recent advances in the relationship between obesity, inflammation, and insulin resistance. Eur.Cytokine Netw. 2006; 17: 4-12.

Bernhard H et al. Nutrition can modulate the toxiciy of environmental pollutants: implications in risk assessment and human health. Environmental health perspectives. 2012; 120(6): 771-774.

Boguniewicz et al. Atopic dermatitis: A disease of altered skin barrier and immune dysregulation. Immunol Rev. 2011. 241(1): 233-246.

Bouchard et al. Attention deficit/Hyperactivity disorder and urinary metabolites of organophosphate pesticides in U.S. Children 8-15 years. Pediatrics. 2010; e1270-e1277.

Chrynohoou et al. Adherence to the Mediterranean diet attenuates inflammation and coagulation process in healty adults. The ATTICA study. J Am Coll Cardiol. 2004; 44: 152-8.

Cinnion. Toxic effects of the easily avoidable phthalates & parabens. Alternative medicine review. 2010. vol15(3): 190-196.

Colman RJ et al. Caloric restriction delays onset and mortality in rhesus monkeys. Science. 2009; 325: 201-204.

Cooney et al. Maternal methyl supplements in mice affect epigenetic variation and DNA methylation of offspring. J. Nutr. 2002. 132: 2393S-2400S.

Cooper et al. Understanding nutrition and immunity in disease management. Journal of Traditional and Complementary Medicine. 2017(7): 386-391.

Crinnion. Environmental medicine, part1: the humane burden of environmental toxins & their common health effects. Alternative medicine review.2000. vol5(1): 52-63.

Curl CL et al. Organophosphorus pestcide exposure of urban and suburban preschool children with organic and conventional diets. Environ Health Perspect. 2003. 111: 377-382.

Daubenmier et al. Mindfulness Intervention for stress eating to reduce cortisol and abdominal fat among overweight and obese women: an exploratory randomized controlled study. Journal of Obesity. 2011: 1-14.

Dolinoy et al. Maternal genistein alters coat color and protects Avy Mouse offspring from obesity by modifying the fetal epigenome. Envioron Health Prospect. 2006. 114: 567-572.

Duruibe et al. Heavy metal pollution and human biotoxic effects. International J Physical Sciences. 2007. 2: 112-118.

Eikelenboom et al. The significance of neuroinflammation in understanding Alzheimer's disease. J Neural Transm. 2006. 113: 1685-1695.

Fabbri et al. A review of the impact of preparation and cooking on the nutritional quality of vegetables and legumes. Int. J of Gastronomy and Food scienc. 2016. vol(3): 2-11.

Foster-Powell K et al. International table of glycemic index and glycemic load values: 2002. Am J Clin Nutr 2002; 76: 5-56.

Franceschi et al. Chronic inflammation(Inflammaging) and its potentional contribution to age-associated diseases. J Gerontol A Biol Sci Med Sci. 2014 June; 69(S1): S4-S9.

Gail C et al. Breakfast habits, Nutritional status, Body weight, and academic performance in children and adolescents. J Am Diet Assoc. 2005; 105: 743-760.

Garcia et al. Consumption of (n-3) fatty acids is related to plasma biomarkers of inflammation and endothelial activation in women. J. Nutr. 2004. 134: 1806-1811.

Giacco et al. Long-term dietary treatment with increased amounts of fiber-rich low-glycemic index natural fods improves blood glucose control and reduces the number of hypoglycemic events in type 1 diabetic patients. Diabetes care. 2000. 23: 1461-1466.

Gonzalez et al. Caloric restriction and chronic inflammatory disease. Oral Dis. 2012; 18(1): 16-31.

Hu et al. Optimal diets for prevention of coronary heart disease.

Jenkins DJA, Jenkins AL. The glycemic index, fiber, and the dietary treatment of hyperglycemia and diabetes. J Am Coll Nutr. 1987; 6: 11-17.

Kastorini et al. The effect of Mediterranean diet on metabolic syndrome and its components. a Meta- analysis of 50 studes and 534,906 individuals. J Am Coll Cardiol. 2011. 57; 1299-313.

Khansari et al. Chronic inflammation and oxidative stress as a majour cause of age-related disease and cancer. Recent patents on inflammation & Allergy drug discovery. 2009(3): 73-80.

Kiecolt-Glaser et al. Depression, daily stressors and inflammatory responses to high-fat meals: when stress overrides healthier food choices. Molecular psychiatry. 2017. 476-482.

Kundu et al. Inflammation: Gearing the journey to cancer. Mutation Research. 2008.

659: 15-30.

Lambert et al. Risk of community-acquired pneumonia with outpatient proton-pump inhibitor therapy: a systematic review and meta-analysis. PLoS One. 2015. Jun 4; 10(6): 1-18.

Libby et al. Inflammation and atherosclerosis. Circulation. 2002; 105: 1135-1143.

Libby et al. Inflammation in atherosclerosis from pathophysiology to practice. J Am Coll Cardiol. 2009; 54: 2129-38.

Lipski E. Leaky gut syndrome: what to do about a health threat that can cause arthritis, allergies and a host of other illnesses. New Canaan(CT): Keats Publishing; 1998.

Lu C et al. Organic diets significantly lower children's dietary exposure to organophosphorus pesticides. Environ Health Perspect. 2006. 114: 260-263.

Lu et al. Dietary intake and its contribution to longuitudinal organophosphorus pesticide exposure in urban/suburban children. Environ Health Perspect. 2008. 116: 537-542.

Mathers J.C. 2008. Seesion 2: Personalized nutrition. Epigenomics: a basis for understanding individual differences. Proc Nutr Soc 67, 390-394.

McCann et al. Food additive and hyperactive behavior in 3-year-old and 8/9 year old children in the community: a randomized, double-blinded, placebo-controlled trial. Lancet 2007; 370: 1560-67.

McKay et al. Diet induced epigenetic changes and their implications for health. Acta Physiologica. 2011. 202: 103-118.

Miller et al. The role of inflammation in depression: from evoluationary imperative to modern treatment target. Nat Rev Immunol. 2016. Jan.; 16(1): 22-34.

Mokdad et al. Actual causes of death in the United states, 2000. JAMA.2004; 291: 1238-1245.

Mozaffarian et al. Dietary intake of trans fatty acids and systemic inflammation in women. Am J Clin Nutr. 2004; 79: 606-12.

Neuroinflammation Working Group. Inflammation and Alzheimer's disease. Neurobiol Aging. 2000. 21(3): 383-421.

Ozawa et al. Dietary pattern, inflammation and cognitive decilne: the Whitehall II prospective cohort study. Clinical nutrition 36.2017. 506-512.

Pahwa et al. Chronic inflammation. StatPearls Publishing; 2018 Jan.

Pasparakis et al. Mechanisms regulating skin immunity and inflammation. Nature review. 2014; 14: 289-301.301.

Pilz et al. C-reactive protein(CRP) and long-term air pollution with a focus on ultrafine particles. International J. Hygine and Environmental Health. 2018. 221: 510-518.

Rakel et al. Inflammation: Nutritional, Botanical, and Mind-body influences. Southern Medical Journal. 2005. vol 98(3): 303-310.

Saks et al. Dietary fats and Cardiovascular disease. Circulation. 2017; 136: e1-e23.

Schulze et al. Dietary pattern, inflammation, and incidence of type2 diabetes in women. Am J Clin Nutr. 2005. 82: 675-84.

Simopoulos et al. The importance of the omega-6/omgea-3 fatty acid ratio in cardiovascular disease and other chronic disease. Exp Biol Med. 2008. 233: 674-688.

Song et al. Association of animal and plant protein intake with all-cause and cause-specific mortality. JAMA Intern Med. 2016; 176(10): 1453-1463.

Spranger et al. Inflammatory cytokines and the risk to develop type 2 diabetes: results of the prospective population-based European Prospective Investigation into Cancer and Nutrition. Diabetes. 2003; 52: 812-817.

Steffen et al. Associations of whole-grain, refined-grain, and fruit and vegetable consumption with risks of all-cause mortality and incident coronary artery disease and ischemic stroke: the Atherosclerosis Risk in Communities(ARIC) Study. Am J Clin Nutr. 2003; 78: 383-90.

Taras. Nutrition and student performance at school. Journal of school health.2005. vol75(6): 199-213.

Taylor et al. A high-glycemic diet is associated with cerebral amyloid burden in cognitively normal older adults. Am J Clin Nutr. 2017. 106: 1463-70.

Thompson et al. Environmental immune disruptors, inflammation and cancer risk. Carcinogenesis. 2015. 36: S232-S253.

Trichopoulou et al. Adherence to a Mediterranean diet and survival in a Greek population. N Engl J Med 2003; 348: 2599-608.

Uribarri et al. Advanced glycation end products in foods and a practical guide to their reduction in the diet. J Am Diet Assoc. 2010; 110(6): 911-16.

Welty et al. Effect of Soy nuts on blood pressure and lipid levels in hypertensive, prehypertensive, and normotensive postmenopausal women. Arch Intern Med.2007;

167: 1060-1067.

WHO techninal report. Diet, Nutrition and the prevention of chronic diseases. JAMA.2002; 288: 2569-2578.

Yang et al. Long-term proton pump inhibitor therapy and risk of hip fracture. JAMA. 2006. Dec27; 296(24): 2924-53.

웹사이트

United States Environmental Protection Agency http://www.epa.gov

식품의약품안전처 http://mfds.go.kr/index.jsp

식품의약품안전처 식품 첨가물 바로 알기 http://www.foodnara.go.kr/foodaddy

질병관리본부 http://www.cdc.go.kr/CDC/main.jsp

한국식품영양학회 http://society.kisti.re.kr/~ksfn

스마트한 관리 앱

BMBL (Beautiful Mind Beautiful Life)

스트레스 정도를 체크하고 매일매일의 감정 변화를 기록할 수 있으며, 이에 대한 의사의 해결 방법 제시를 들을 수 있는 마음 관리 앱. 478 호흡법을 비롯한 다양한 스트레스 솔루션을 담고 있는 앱으로, 스트레스 측정과 관리를 종합적으로 앱 하나로 할 수 있습니다. 의사와 작가, 음악 감독의 협업으로 자체 제작된 스트레스를 줄이는 이미지와 소리가 결합된 동영상들을 무료로 활용할 수 있습니다.

Fatsecret

하루하루 식사 일지를 쓰면 칼로리, 영양 분석까지 해 주는 똑똑한 앱. 식사 일지 및 식사 분석이 가능하며 웨어러블이나 스마트폰과 연동해서 하루 운동량 및 칼로리 소모량까지 분석해 주어 앱 하나로 칼로리 계산, 영양 분석, 운동량까지 한 번에 관리 가능합니다. 바코드를 읽어 주는 화면 인식 기능이 있어 가공식품의 경우에는 스마트폰의 카메라 기능으로 바코드만 인식해도 칼로리, 영양 성분이 자동으로 읽혀 평소 일일이 기록하는 것이 귀찮았던 분들에게 매우 실용적입니다.

만성염증을 치유하는
한 접시 건강법

1판 1쇄 펴냄 2019년 10월 8일
1판 4쇄 펴냄 2022년 12월 8일

지은이 | 이경미
발행인 | 박근섭
책임편집 | 강성봉
펴낸곳 | 판미동

출판등록 | 2009. 10. 8 (제2009-000273호)
주소 | 06027 서울 강남구 도산대로 1길 62 강남출판문화센터 5층
전화 | **영업부** 515-2000 **편집부** 3446-8774 **팩시밀리** 515-2007
홈페이지 | panmidong.minumsa.com

도서 파본 등의 이유로 반송이 필요할 경우에는 구매처에서 교환하시고
출판사 교환이 필요할 경우에는 아래 주소로 반송 사유를 적어 도서와 함께 보내주세요.
06027 서울 강남구 도산대로 1길 62 강남출판문화센터 6층 민음인 마케팅부

ⓒ 이경미, 2019. Printed in Seoul, Korea
ISBN 979-11-5888-571-7 03510

판미동은 민음사 출판 그룹의 브랜드입니다.